[あじあブックス]
075

# 喫茶の歴史

——茶薬同源をさぐる

岩間　眞知子

大修館書店

目次

第一章

# 茶薬同源をさぐる

## 茶は薬？

茶は「薬《くすり》」というと、「本当？」と今の人たちは違和感を覚えるに違いない。たしかに現代の「薬」は病気になったり、具合の悪い時に使う。そこで日常茶飯に飲む茶を、薬とは思えないのである。

二〇〇九年春、『茶の医薬史―中国と日本』を上梓した。その内容について、静岡で話した時である。話し終えるや否や、「茶は薬などではない。僕の妻は薬剤師だが、もし茶が薬だったら、薬局方に掲載されているはずだと言っている。なければ、薬とは言えない」と、ある方がご意見をくださった。

薬局方とは、その国で一般に使用される医薬品の品質・純度・強度の基準を定めた法令である。そこには生薬も化学物質から作られた医薬品も掲載されている。日本には厚生労働大臣が公示した「日本薬局方」があり、中国には『中華人民共和国薬典』という薬局方がある。確かに、いずれの薬局方にも茶の記載はない。

では、茶は「薬」ではないのだろうか。日本や中国で刊行されている『中薬大辞典』や『中国医学薬物事典』などには、「茶」が薬物名として掲載されている。そして歴代の本草書、いわゆる中国起源の薬書には、みな「茶」を薬として一項目を立てて掲載してきた。

「薬」の文字は、漢代の字書『説文解字《せつもんかいじ》』（一〇〇）に既にあり、「病を治す艸（草）」と説明される。薬の文字は「艸」と「楽」からなり、古くは鈴を鳴らして病魔を払ったところから、「楽（ガク）」の文字を充て、病魔を払う草の意であったろう。後に「楽」には（ラク）の意味も出てくる。そこで「（心身を）楽（らく）にする艸」とも理解はできよう。大和言葉の「くすり」の語源には諸説あるが、草煎《くさい》りから転じたともいう（『稜威言別《いつのことわけ》』四、『大言海』）。「薬」も「くすり」も中日の語源には、草の意味がある。一方、西洋の薬「medicine」の語源は、ラテン語の「治療の技術」である。東洋は「艸」、西洋は「技術」と、語源が違った。

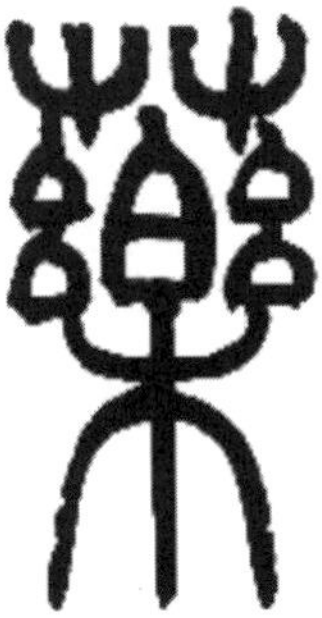
図1　篆書《てんしょ》・薬

もともと中国には、次のような考え方があった。

五穀・五畜・五果・五菜、これを用いて飢えに満つとき、則ちこれを食という。以てその病を療すとき、則ちこれを薬という。（『黄帝内経太素《こうていだいけいたいそ》』巻二　楊上善《ようじょうぜん》注）

『黄帝内経』は秦以前からの伝承を漢代一世紀にまとめた医学書で、唐代に楊上善が注を加えたものが『黄帝内経太素』として伝わる。先の言葉は楊上善の注にある。穀物・肉類・果物・野菜などを「飢え」に充てれば「食」となり、「病い」を治せば「薬」となる。つまり、薬も食も源は同じとなり、食は基本として大事にされてきた。

唐代の名医・孫思邈《そんしばく》は、医書『千金方』で次のように述べる。

医者というものは（中略）病気の原因を知り、まずは食でそれを治す。食事療法で治らない時、はじめて薬を使う（『千金方』巻二六食治）

唐代では、食事療法が薬による治療より優先された。それは宋代でも変らず、宋代の勅撰医書『聖《せい》済総録《ざいそうろく》』は、「人は食で養われる。そこで病気の場合もまず食事で治療し、それでも治らない場合、止むを得ず薬を使う」と述べている（『聖済総録』巻三食治）。

『周礼《しゅらい》』は、周王朝の行政組織を理想化して述べた書という。『周礼』の成立には諸説あり、内容に問題がないとは言い切れないが、周末から漢初にかけての中国の行政や医薬に対する思想を見ることはできよう。『周礼』は官職を天・地・春・夏・秋・冬の六官に分け、天官は国政を所管し、中に冢宰《ちょうさい》（宰相）があり、次の役職も並ぶ。

膳夫《ぜんぷ》・庖人《ほうじん》…医師・食医・疾医《しつい》・瘍医《ようい》・獣医・酒正…

膳夫は皇帝の配膳係、庖人は調理係、その後に諸医があり、酒の係りが続く。料理関係者の間に諸医を置くことについて、唐の賈公彦《かこうげん》は「諸医をここに置くのは、医にも斉和があり、飲食の類。」と注を付ける（唐・賈公彦『周礼疏』巻一）。つまり「医」には、斉和という薬剤の調合・調理があるため、飲食の類というのである。「医食同源」の熟語は、現代日本の造語らしいが、根底にある考え方は、このように古い。

また、『周礼』は、医師について次のように規定している。

医師　医の政令を担当し、毒薬を聚《あつ》め医事に供する（医の行政官。衆医の長）
食医（王の飲食を担当）
疾医（内科医）
瘍医（外科医）
獣医

医師のもとに四種の医があり、王の食事全般を担当する食医を先頭とする。そこに健康には食が基本という思想がうかがわれる。そして医の行政官であり、衆医の長である医師は、疾病に応じて患者を内科外科に分けて治療させ、「毒薬」を集めて医事に提供したという。今日の常識からすると、医師が「毒薬」を集め、提供するとは意外である。それについて、今日知られる最古の薬書『神農本草経』は、薬を上中下に分類し、次のように定めている。

上薬　生命を養う薬　無毒のため長く服用できる。長く服用すると、身体が軽くなり、元気が益し、不老長寿になる。百二十種

中薬　体力を養う薬　使い方次第で薬にも毒にもなるので、注意して服用すれば身体を強くする。百二十種

下薬　病気の治療薬　毒が多いため長期の服用はいけない。百二十五種

病気に強力な効果のあるものは副作用も強い。副作用が多いために、毒薬とも言えよう。毒薬は使

用に最善の注意が必要なため、衆医の長が管理したのであろう。『神農本草経』の規定によれば、今日私たちが「薬」というものは下薬に当たる。上薬は、日ごろ摂取して健康を維持し、体重増加を防ぎ、不老長寿をもたらすものと考えられていたのである。

さらに中国では古来、次のような思想があった。

聖人はすでに病みたるを治さず、いまだ病まざるを治す（『黄帝内経《こうていだいけい》素問《そもん》』四気調神大論篇）

上工は未病を治す。中工は已病を治す（『難経《なんぎょう》』七十七難）

上工は未病を治す。（『金匱要略《きんきようりゃく》』臓腑経絡先後病篇）

『黄帝内経素問（素問とも略称）』は人体の生理・病理を説き、鍼灸などの実践的な治療を説く『霊枢《れいすう》』と共に、現存する中国最古の医学書『黄帝内経』を構成する。それは秦以前からの伝承を漢代一世紀にまとめたものという。『難経』は『黄帝八十一難経』とも称し、医学全般について八一項目の問答形式としてまとめたもので、論旨は『黄帝内経』とほぼ同じである。成立時期、筆者については確定していない。『金匱要略』は、後漢末期（三世紀初頭）に張仲景《ちょうちゅうけい》が編纂した医書である。張仲景は傷寒《しょうかん》という急性熱病を『傷寒論』で、傷寒以外の種々の病気の治療を『金匱要略』（『傷寒・雑病論』の雑病部分とも）で述べたという。こうした『素問』『難経』『金匱要略』で、名医は病気にならないよう予防することが評価された。

中国では古代から養生といって、呼吸・体操・食物などの生活習慣に日ごろから留意し、病気にならないようにして不老長生を図った。いわば予防医学の重要性を認識していた。そうした養生の中でも食は重視され、医も薬も食から始めることが説かれた。その食の中に、茶もあった。

## 茶はスープ

現在、存在が分かる最古の茶書は、唐代の陸羽《りくう》（七三三〜八〇四）が著した『茶経』である。その中に茶具の説明があり、風炉の窓の上には文字「伊公の羹《あつもの》　陸氏の茶」があると書かれている。これは、羹作りでは伊公が、茶では陸羽が一番上手いという意味である。羹はスープ、中華料理のメインディッシュで、伊公とは伊尹《いいん》である。『史記』殷本紀によると、伊尹は羹作りの名人で、鼎俎《ていそ》（なべとまないた）を背負ってうまい料理を作り殷の湯王に気に入られ、ついに

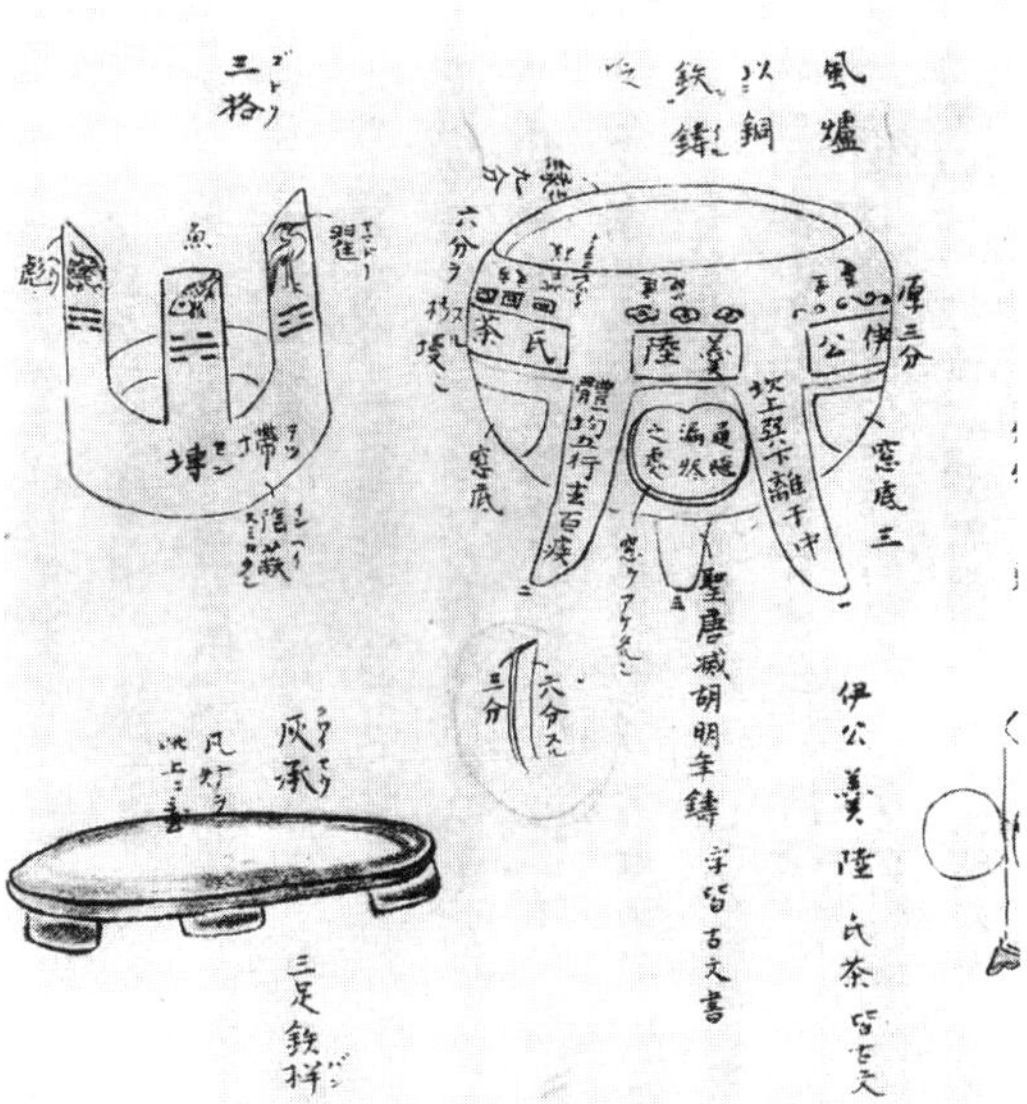


図2　『茶経』の風炉

賢相となり、また湯液を作り、『湯液経法《とうえきけいほう》』を撰したという。湯液とは処方を煮出したスープ、煎じ薬である。

伊尹の『湯液経法』を基にして、後漢の張仲景は医学古典『傷寒論』を著したと伝えられる。この『傷寒論』には、葛根湯《かっこんとう》や小建中湯《しょうけんちゅうとう》など、今日でも用いられる煎じ薬の処方があり、今でもなお生命を保つ漢方医学のバイブルと言われる。そこにある湯液（煎じ薬）には、生姜・桂枝（シナモン）・大棗（なつめ）など、古代から羹（スープ）に使われた調味料が用いられている。そこで湯液（煎じ薬）は、羹から発展したと考えられている。

そして茶は、もともと羹であった。晋の郭璞《かくはく》（二七六〜三二四）が『爾雅《じが》』釈木篇の「檟《か》は苦茶」に、次のように注を付ける。

樹は小さく梔子《くちなし》のようで、冬にも葉がある。それを煮て羹に作って飲むとよい。

茶を煮て羹、スープにするという。唐の孫思邈《そんしばく》の医書『千金方』は、茶を菜蔬《さいそ》に分類する。菜蔬は羹の具（芼《み》）にするものであった。また初の官撰薬書である唐の『新修本草』の茶の項目には「茶を飲むには、茱萸《ごしゅゆ》・葱《ねぎ》・薑《しょうが》を加える」とあり、『茶経』が収録する古文献『広雅《こうが》』にも「（茶に）葱・薑・橘子《きっし》を茶に芼《まぜ》る」とある。北魏の賈思勰《かしきょう》『斉民要術《せいみんようじゅつ》』羹臛《こうかく》法篇（あつもののつくりかた）によると、葱・薑などは羹に必ずまぜるものという。そこで、茶はもともと羹だったといえよう。

スープにはポタージュ状も、コンソメ状もある。茶の場合も、ドロドロのポタージュ状、例えば、老いた茶葉を米膏《べいこう》（のり）で固め、それを粉末にして湯を注ぎ、葱などを加えたもの（『広雅』）と、澄んだコンソメ状、ただ茶の葉を煮て飲むもの（『太平御覧』「茗」所引『広志』）があった。また唐の『崔禹錫食経《さいうせきしょっきょう》』（『医心方』所引）には、茶粥の作り方が述べられている。茶粥は、いわゆるスープ粥といえよう。

### 茶具と製薬道具

このように薬は羹から湯液《とうえき》、煎じ薬へと発展し、茶も同様に発展したとみられる。実際に製茶や喫茶の道具は、製薬道具から転用したとみられるものが実に多い。

まず唐代の茶の製法は、『茶経』によると、摘んだ茶葉を蒸し、蒸した茶葉を臼で搗《つ》き型に入れて成形し、乾燥させる。それに穴を空《あ》け、串にさし、ホイロで火乾した餅茶（固形茶）を保存した。喫茶する時は、餅茶を焙り、碾《てん》（茶研）でひいて粉にし、羅でふるった粉末の茶を鍋の湯に入れて煮出したものを飲んだという（図3・4参照）。

そうした唐代の喫茶に欠かせない茶具に、碾（茶研）がある。これは炙った餅茶を粉にする道具である。図5は、西安（唐の都・長安）の西北（陝西省扶風県）にある法門寺から出土した銀製の碾である。唐代末期の懿宗《いそう》皇帝（八七四年崩御）とその子僖宗《きそう》の寄進品で、茶経が書かれてからおよそ百年後、咸通《かんつう》一〇年（八六九）文思院（宮中の金銀器をつくる工房）で造られ、宮中で使用さ

図3　唐代の製茶

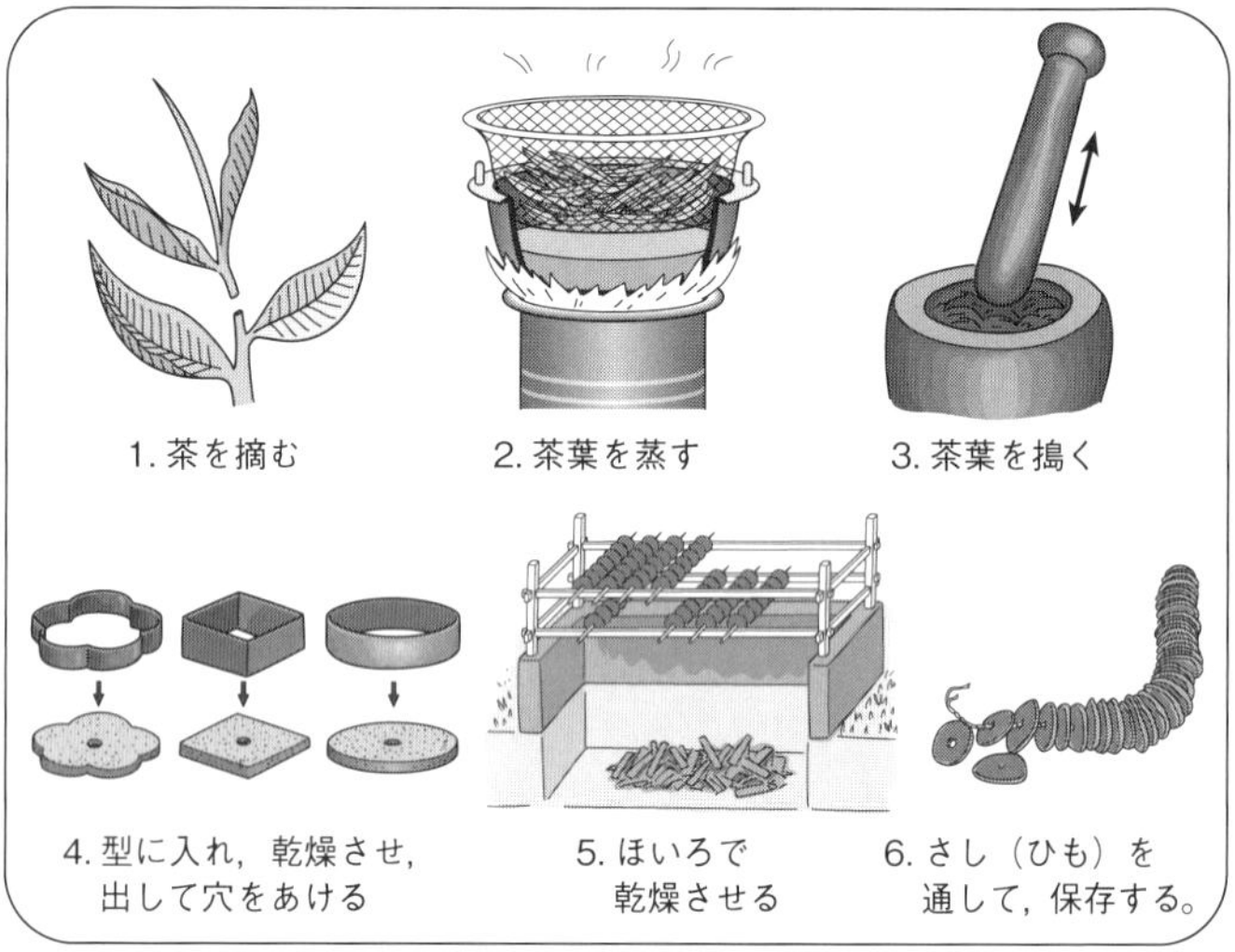
1. 茶を摘む
2. 茶葉を蒸す
3. 茶葉を搗く
4. 型に入れ，乾燥させ，
出して穴をあける
5. ほいろで
乾燥させる
6. さし（ひも）を
通して，保存する。

図4　唐代の喫茶

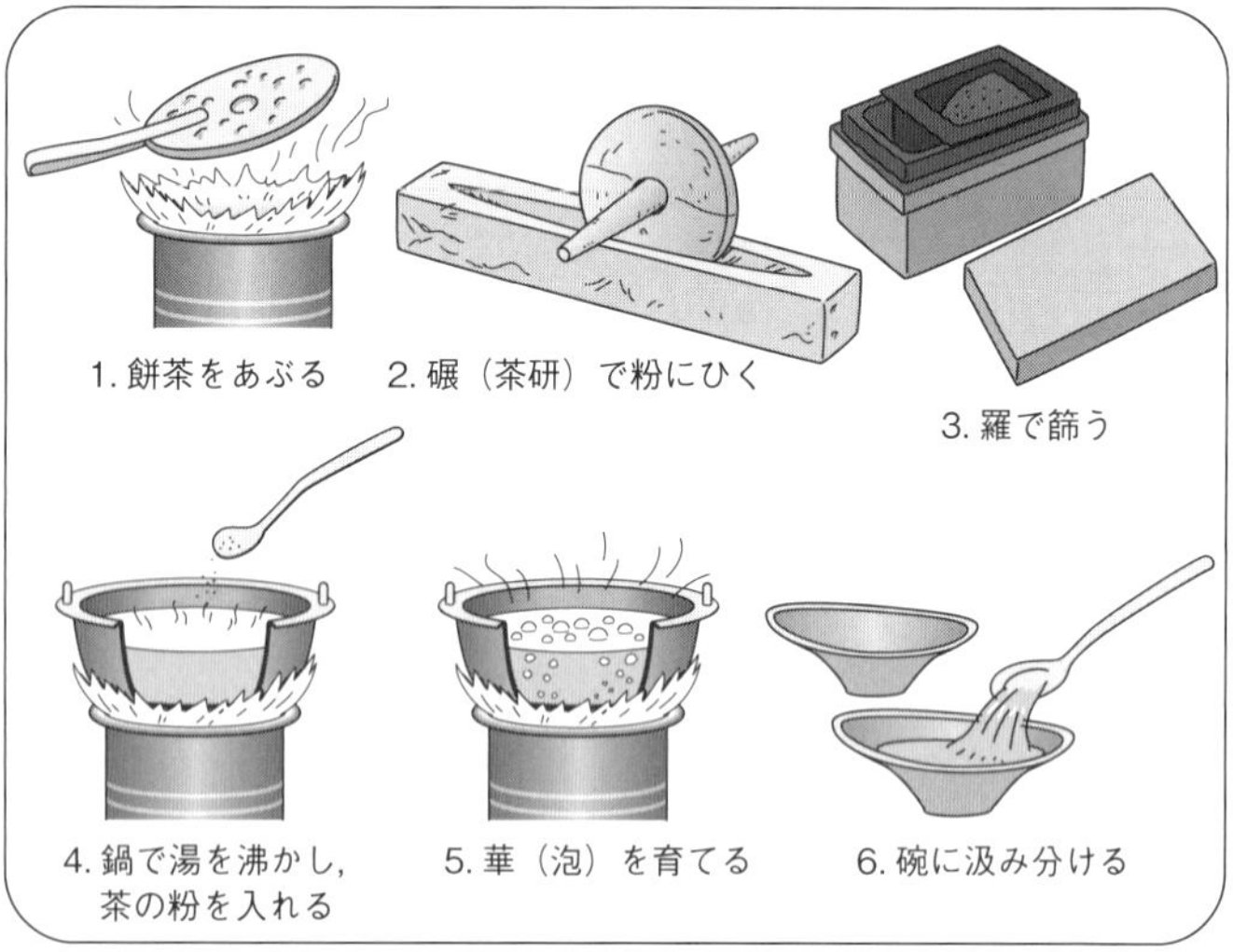
1. 餅茶をあぶる
2. 碾（茶研）で粉にひく
3. 羅で篩う
4. 鍋で湯を沸かし，
茶の粉を入れる
5. 華（泡）を育てる
6. 碗に汲み分ける

れた碾と考えられている。大きさは、座長二七・五㎝、高さ四・五㎝と、一般の薬研《やげん》より小さめである。碾には石製や陶製の唐代の遺品も出土しているが、寸法は法門寺のものと同じくらいのものが多い。

陸羽は『茶経』で、碾を橘《たちばな》・梨・桑・桐などの木で作るとしている。木は腐食しやすいためか、木製の碾の残存例は未見だが、『茶経』の記述を基に図示したものが、次の図6である。そして一般的な木製の薬研は、図7の通りの形状である。

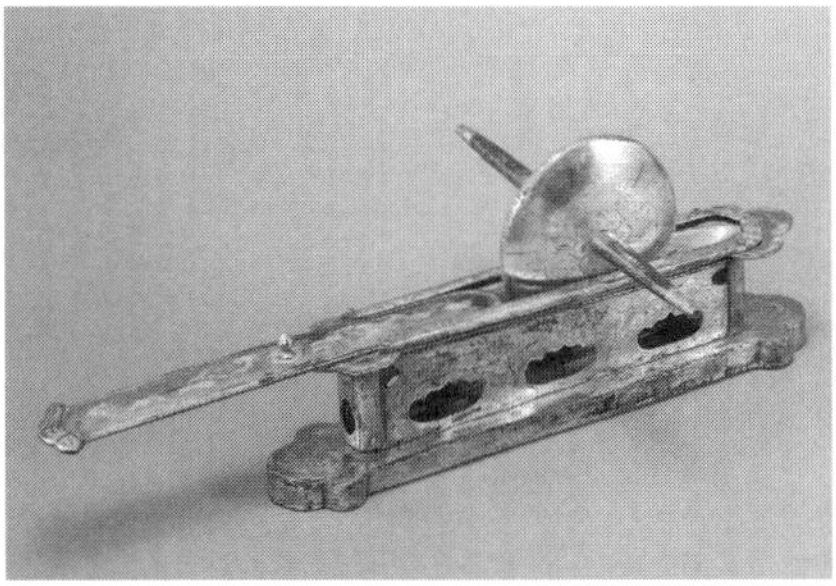

図5　銀製の碾（法門寺出土品）

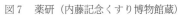

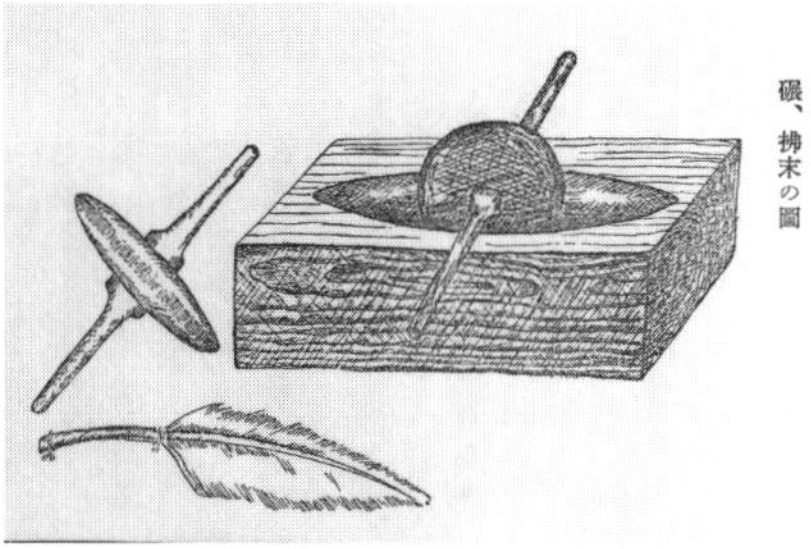


図6　木製碾（諸岡存『茶経評釈』より）

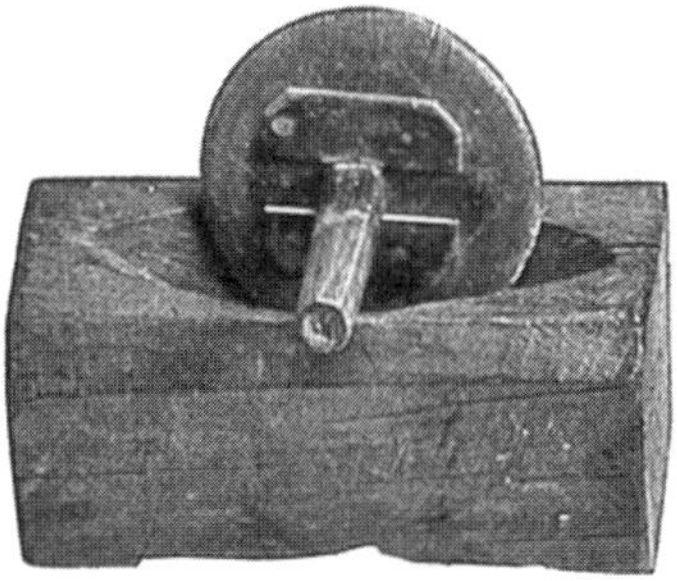

図7　薬研（内藤記念くすり博物館蔵）

日本の平安時代の『仁和寺御室御物実録《にんなじおむろごもつじつろく》』には、椹木《さわらぎ》や高松といった木製の茶研が記される。平安時代の字書『和名類聚抄《わみょうるいじゅしょう》』にも「茶研」があり、訓を「岐之流《きしる》」とする。日本では『仁和寺御室御物実録』でも『和名類聚抄』でも、碾ではなく「茶研」と表記する。「碾」よりも「茶研」の方が、「薬研」の転用と分かり日本人には用途や形状が理解しやすかったのであろう。訓もあるのは、それだけ日本に広まっていた証しと言えよう。

次に羅合（ふるいと蓋物のセット）である。『茶経』の茶器を図示したものでは、円筒形に描かれる（図8）。法門寺から出土した唐代の遺品は、箱型（図9）である。

今日でも茶の湯の口切の茶事で、抹茶を篩う茶ふるい箱は、箱型（図10）で、法門寺の出土品と構造は非常によく似ている。そして薬のふるい（図11）も、同じ構造である。

唐代では、ふるって粉にした茶を鍋で煮た。その様子は、唐の伝・閻立本《えんりっぽん》「蕭翼賺蘭亭図《しょうよくたんらんていず》」（図12）に見ることができる。この図を、清の呉其貞《ごきてい》は『書画記』巻五で、「陸羽点茶図」と称している。そのような名称が生まれるほど、唐代の喫茶の様子をよく伝えるとされる。図で茶を煮ている鍋と同様の唐代の銀製の鍋（鍑《ふ》）が、西安から出土している。

その西安出土の唐代の銀製鍋（図13）は、次の薬箱（図14）と共に出土している。この薬箱（薬《やく》盒《ごう》）には、丹薬と呼ばれた朱砂や琥珀《こはく》が入っていた。朱砂は硫化水銀からなる鉱物で、丹砂ともいい、丹薬の主成分であった。古代の中国人は、不変の鉱物を丹薬として体内に取り込むことで、有

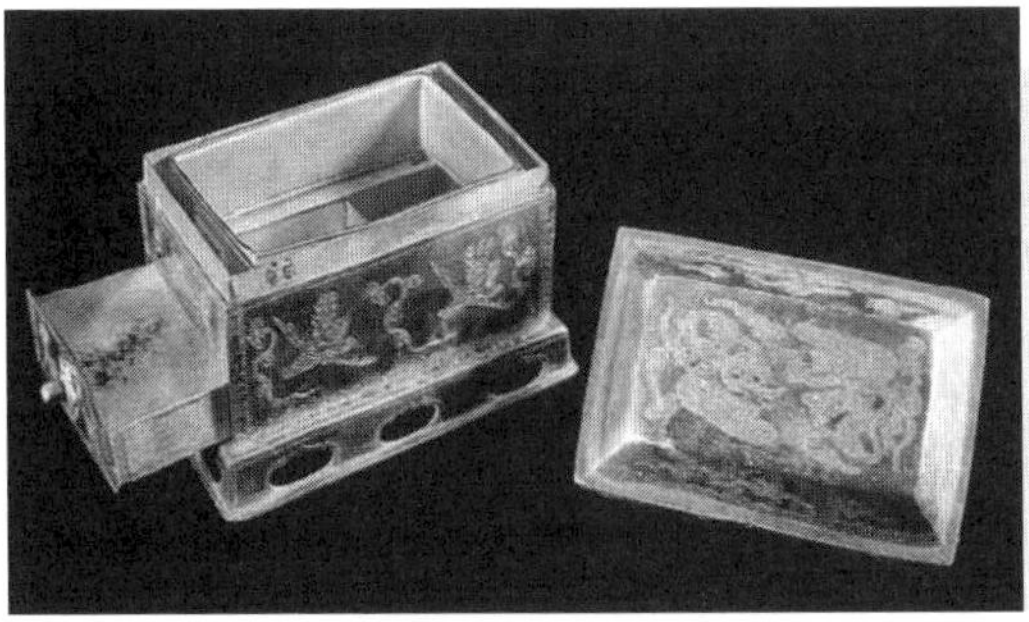

図9　銀製の羅合（法門寺出土品）

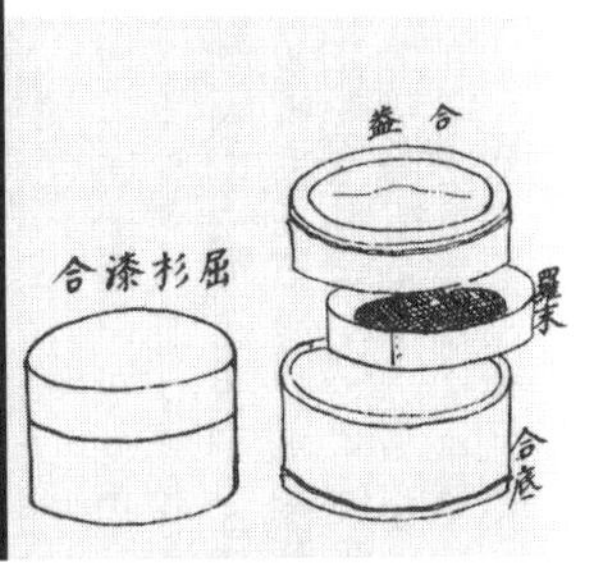


図8　羅合（春田永年『茶経中巻茶器図解』より）

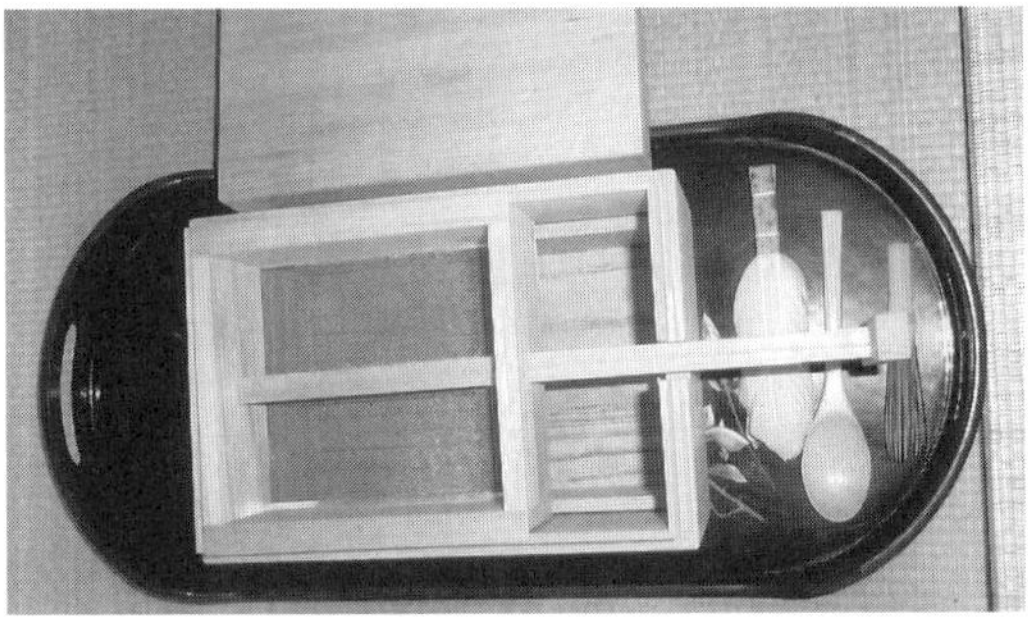

図10　茶篩い箱

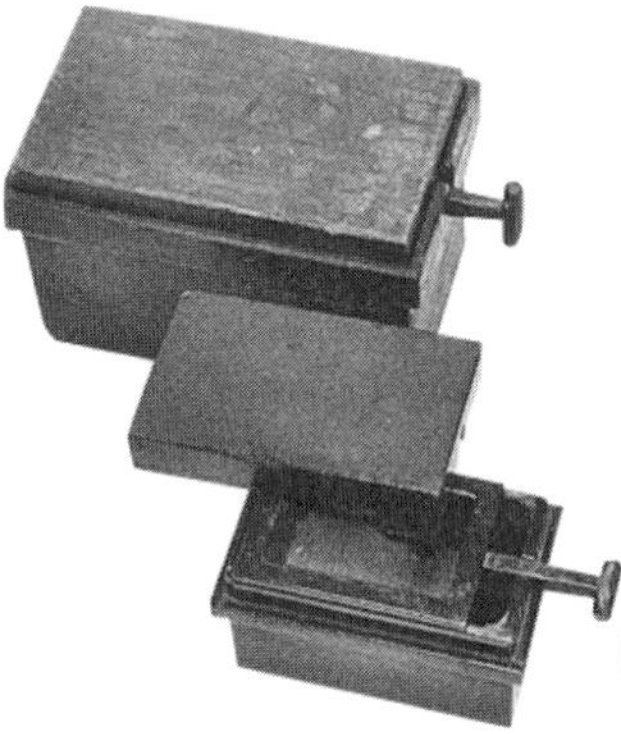

図11　薬のふるい
（内藤記念くすり博物館蔵）

限の生も不変になると考えた。つまり丹薬とは不老不死を図る霊薬であり、仙人になる仙薬であった。その丹薬を、この鍋で煮たのであろうと推察されている。

ところが丹薬は水銀を含むため、不老不死どころか実際はひどい薬害で健康を害し、命を縮めた。そこで丹砂などに代わる丹薬や仙薬が求められていき、やがて茶は不老長生の仙薬とみなされるようになった。そして仙薬の茶を煮る鍑（鍋）と丹薬を煮る鍋は、ほぼ同形である。

法門寺出土の亀の盒（蓋付きの箱）は、茶の容器と考えられている（図15）。唐代、茶には不老長生の仙薬の機能があると考えられていた。そのため茶の容器を長生の亀の形としたのではないだろうか。

次に法門寺出土の唐代の銀の匙（図16）は、『茶経』にいう則《そく》（計量スプーン）である。『茶経』では、方寸匕《ひ》（則）一杯で茶を計り、それを水（湯）一升に入れるとする。方寸匕（匕は匙の意、匙の旁《つくり》匕から）とは、一寸四方の匙に散薬（粉状の薬）を載せてこぼれない量をいい（陶弘景《とうこうけい》『本草集注《ほんぞうしっちゅう》』序）、もともと薬量を計る物差しであった。つまり薬量と茶を計る容量の物差しが同じなのである。宋の蔡襄《さいじょう》『茶録』には「一銭匕」という茶匙で茶の粉をすくい取ると書かれる。「一銭匕」とは、漢代の五銖銭《ごしゅせん》銅貨で薬物を計ってこぼれない程度の量をいう（陶弘景『補闕肘後《ほけつちゅうご》百一方《ひゃくいっぽう》』序）。栄西の『喫茶養生記』でも、「方寸匕」や「銭大匙二三匙」と、茶の量をいわゆる漢方薬の容量で表現している。

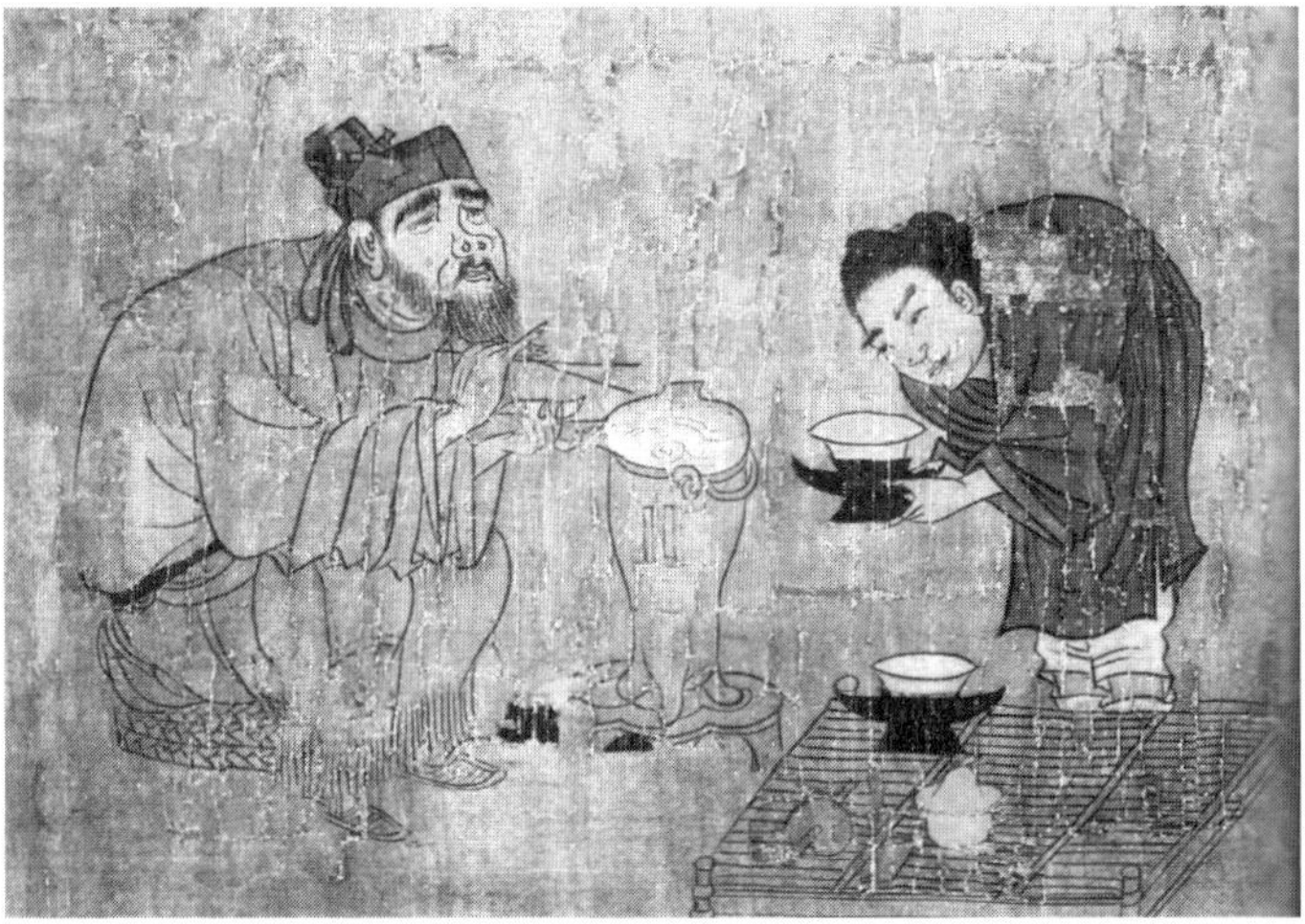

図 12　伝・閻立本「蕭翼賺蘭亭図」部分（台湾・国立故宮博物院蔵）

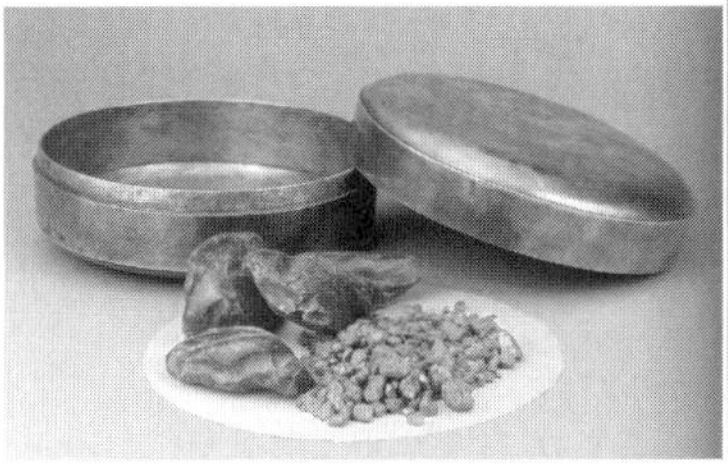

図 14　銀薬盒（唐・西安出土品　陝西省歴史博物館蔵）

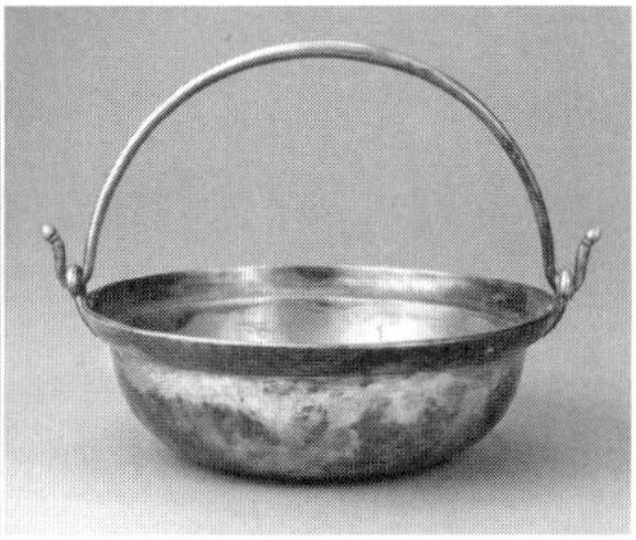

図 13　銀提梁鍋（唐・西安出土品　陝西歴史博物館蔵）

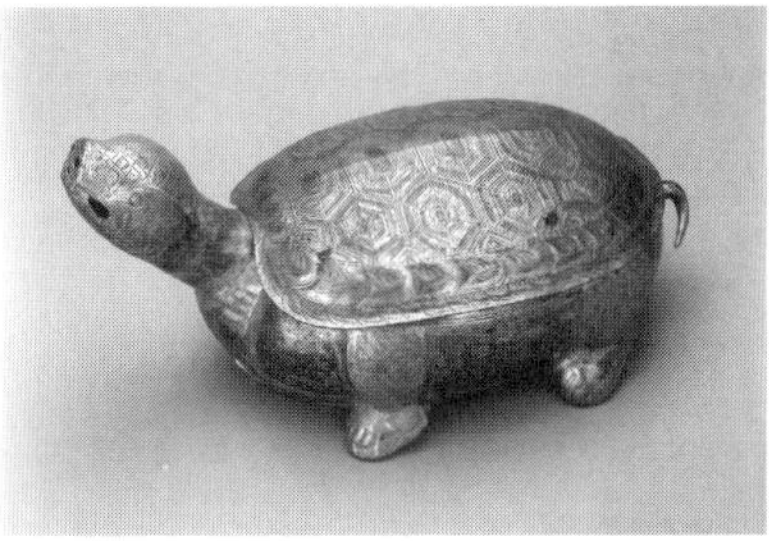

図 15　鍍金亀形銀盒（法門寺出土品）

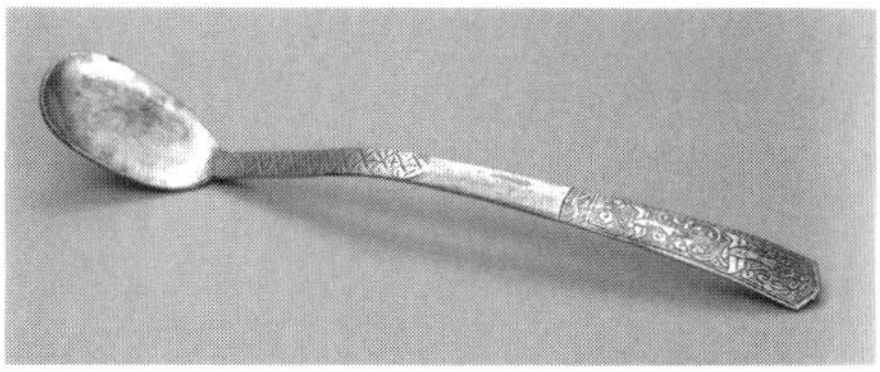

図16　則（法門寺出土品）

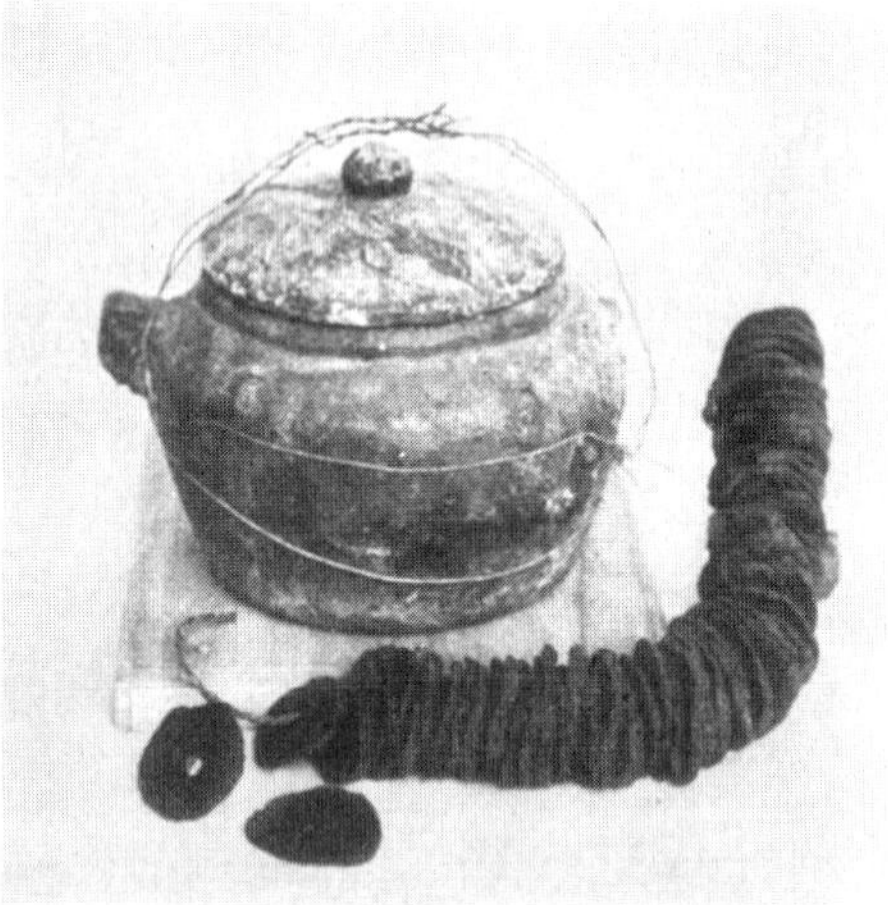

図17　朝鮮半島の銭茶と薬湯器

日本の鎌倉時代末ころ、門前や街角で茶を飲ませる「一服一銭」といった茶売りが現れた。この「一銭」は値段と思われやすいが、吉村亨氏によると、茶という薬を一服服用するために一銭（一銭匕）という容量の茶が適当という、薬としての茶の分量を意味したという。確かに、毒薬を盛る場合など、「匙加減」というから、匙で量る容量が薬であったことは、納得がいく。

朝鮮半島には唐時代の餅茶の製法と形を残した銭茶というものが昭和一〇年代まで残っていた。その銭茶を煮た容器（図17）を、「薬湯器」と称したと諸岡存は伝えている。朝鮮半島でも、茶を薬とみなしていたのであろう。

## 平安時代の茶と典薬寮

日本で茶園は平安時代に宮中に存在した（『西宮記』）。陽明文庫に伝わる「平安京大内裏図」（図18）を見ると、東北隅に茶園が見える。もと鍛冶司のあった地で、鍛冶司は八〇八年に廃止された。そこで茶園は、嵯峨天皇が各地に茶の栽培を奨励した弘仁六年（八一五）年六月（『日本後記』）ころに出来たと推察される。宮中の茶園は典薬寮《くすりのつかさ》が、薬園、枸杞《くこ》園、御井、乳牛院、明堂《みょうどう》殿《でん》などの施設と共に管理していた（二条良基《にじょうよしもと》『百寮訓要抄《ひゃくりょうくんようしょう》』）。茶園は薬園などと共に、薬の管理者が管理していたのである。

平安時代の朝廷では、年中行事として季御読経《きのみどきょう》があった。それは春秋に百僧を集めて国家の安泰を祈り経を誦《とな》える法会である。その季御読経の三日目の夕食後、「引茶」と称して僧侶に、甘葛《あまずら》煎《せん》・厚朴《こうぼく》・生姜などを好みで加え、僧の疲れを癒やすために茶を出したという。その茶は宮中で造られた。

平安中期の貴族・源高明《みなもとのたかあきら》の故実書『西宮記《せいきゅうき》』巻三に「三月一日造茶使を差《つかわ》す。毎年三月一日に承和の例により造茶使と食料、雑物を遣《つか》わす。内蔵寮《くらりょう》に行く者は使い一人と侍医、校書殿《きょうしょでん》の執事一人で、共に茶を造る。校書殿の使いが摘んだ茶の葉は、薬殿の薬生《やくしょう》が升《ます》で量る。茶を造る方法は例文を見るように」とある。「承和の例」は、茶を栽培する勅が出されてから、嵯峨天皇が承和九年（八四二）に逝去するまでに作られたものであろうという（新村拓『古代医療官人制の研

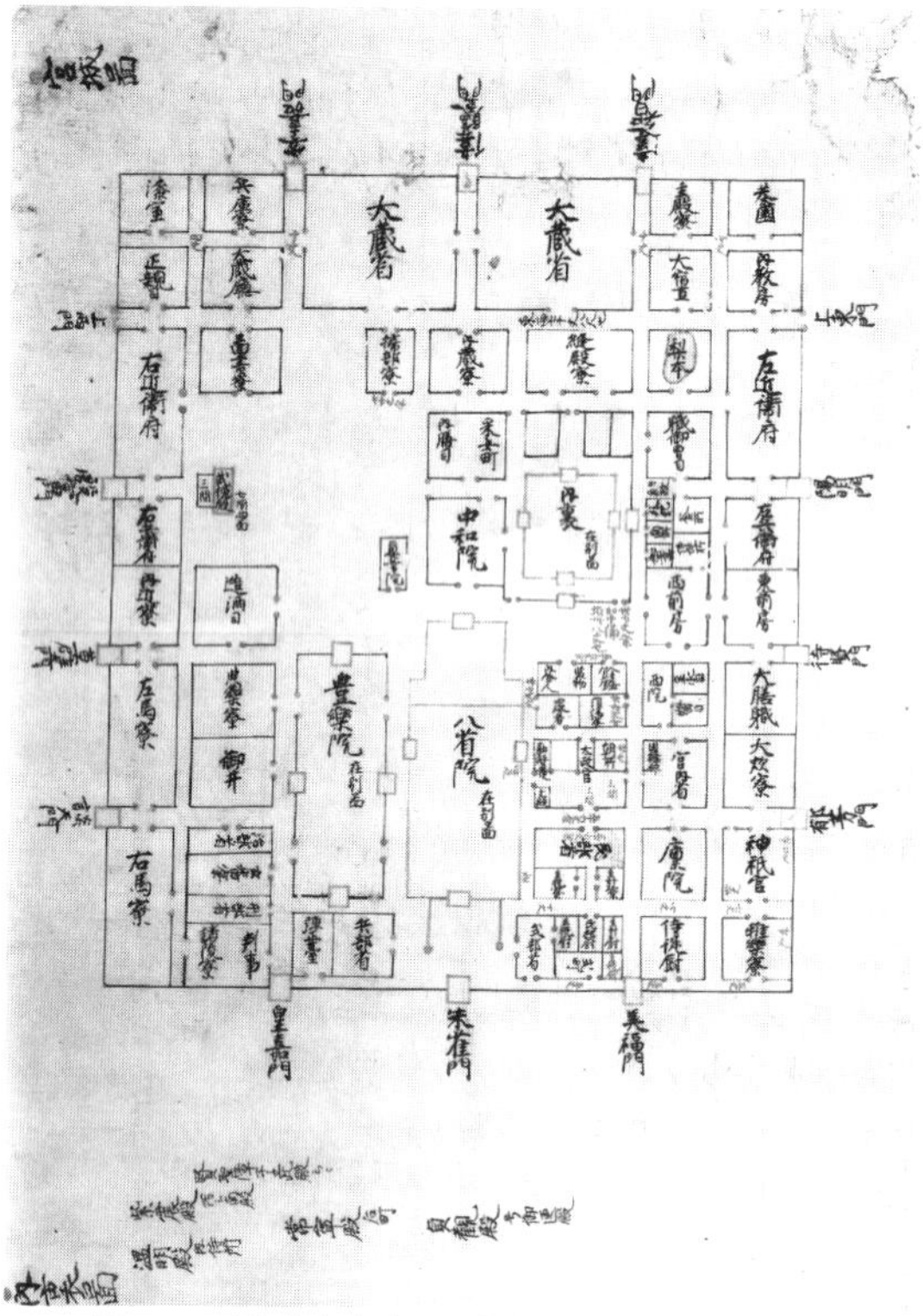

図18　平安京大内裏図（「宮城図」陽明文庫蔵）

究』）。茶を造る方法は例文が現存しないため分からないが、茶の製造にかかわったのは造茶使、校書殿の執事、侍医と薬殿の生つまり医者や薬剤師で、製造の場は内蔵寮の薬殿であった。

　そして平安時代最末期、イロハによって初めて配列した最古の国語字典に、橘《たちばな》忠兼《ただかね》撰『色葉《いろは》字類抄《じるいしょう》』がある。その平安末書写の三巻本（前田育徳会尊経閣文庫蔵）の「チ」の植物の項に、次のように書かれる。

　茶　チャ　また梂に作る　薬名

その『色葉字類抄』を鎌倉初期に写した『伊呂波字類抄』（図19）でも「チャメイ　薬名なり」と

ある。このように「薬名」とあり、平安時代の日本では茶を薬とみなしていたことが確認できる。

以上から、茶は薬とみなされていたことを、ご納得いただけただろうか。薬といっても、古代と今日、東洋と西洋では

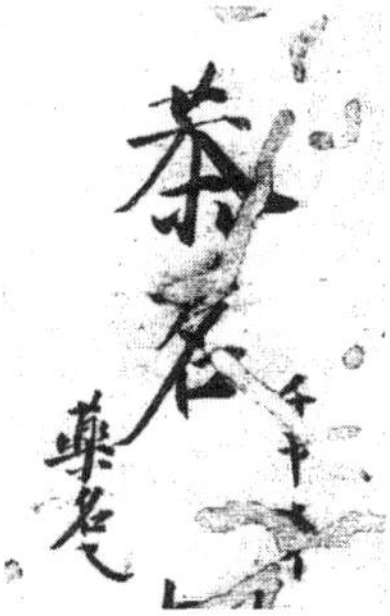

図19　『伊呂波字類抄』「茶」（学習院大学蔵）

概念が違う。人類が茶を飲みはじめた契機は何であったかは、明らかではない。しかし茶の効能は古くから注目され、効能が常に一役買って、茶は普及している。日本でも、茶の効用を説く栄西の『喫茶養生記』が茶書の先駆けとなった。ヨーロッパでも普及には、その効能が宣伝に用いられた。今日ですら普洱《プーアル》茶やウーロン茶の痩身効果、西欧では緑茶カテキンの効能が宣伝に利用されている。

そうした茶の効用は、古くから中日の医薬書に記述されてきた。残された古代の医薬書は、古代の人々の経験知の宝庫である。また医薬書には効能ばかりでなく、茶の産地や飲み方、製法なども記されるため、茶の歴史をたどることもできる。中日の医薬書資料を中心に、その周辺資料も含め、そこから見える茶の歴史をたどっていきたい。

## 【本草書の系譜】

本草とは中国起源の薬学である。薬学といっても「生薬」いわゆる漢方薬についての学問であり、書物である。後漢・許慎の『説文解字』に「薬、病を治す草」とあるように、生薬には草類がもっとも多いため、「本草」と称するようになった（後蜀・韓保昇《かんほしょう》の説。図20『重修政和経史証《じゅうしゅうせいわけいししょう》類備用本草《るいびようほんぞう》』巻一の巻頭、五行目「序例上」以下「直《ただ》ちに本草と云うは諸薬中草類最も多きがためなり」を参照）、などの説がある。

本草は、もともと山東半島あたりにいた神仙道を奉じる方士たちが、各地を訪ねて不老長生の仙薬を求めたことから始まると言われる。「本草」という言葉は、班固が前漢の歴史を記した『漢書』に見え、遅くとも紀元五年には学問の一分野となり、本草待詔という官職もあった。そのため本草の成立は漢代とみなされる。そうした知識を集め書物が作られ、現在その存在を窺い知ることので

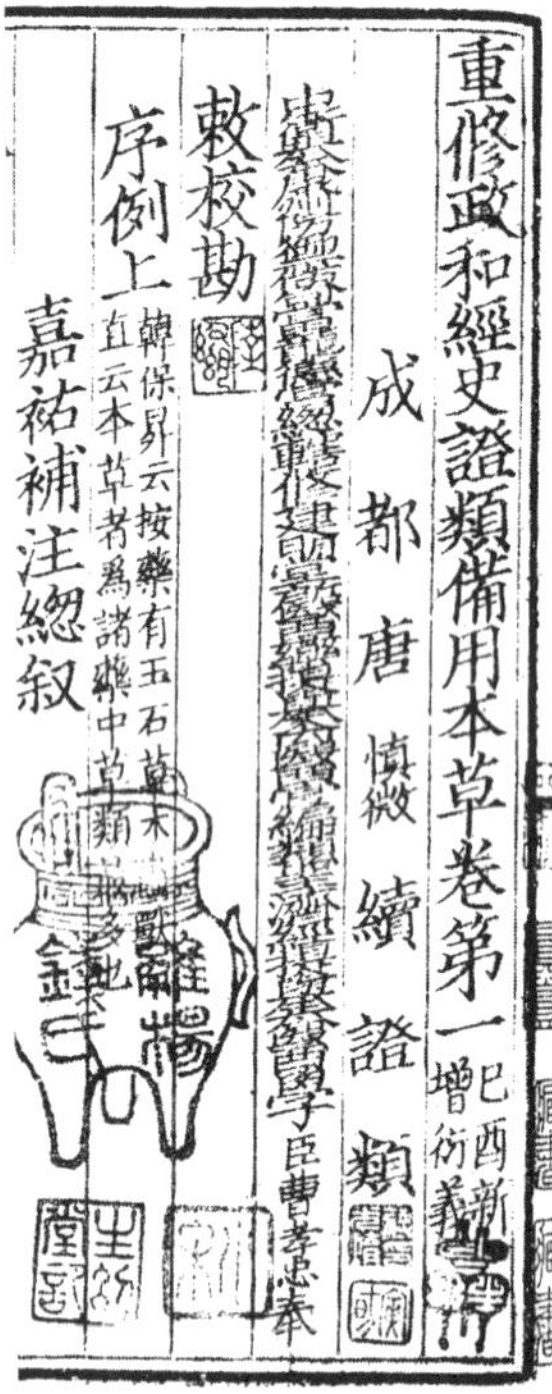


図20『重修政和経史証類備用本草（晦明軒本政和本草）』巻一　巻頭

きる最古の本草書が『神農本草経』四巻で、後漢末一〜二世紀に成立したとされる。『神農本草経』の上薬には不老長生や軽身を謳《うた》った薬がきわめて多い。それは方士たちの求める仙薬の条件に合致している。仙薬とは、仙人になるための薬で、仙人は不老不死であるから、老化を防がなくてはならず、羽化登仙するには軽身でなくてはならないから、太らない薬でなくてはならなかった。

五〇〇年ころ処士・陶弘景は『神農本草経』四巻を基に、その後に著された医薬書から抜粋した薬と文からなる『名医別録（副品）』を合わせ、自注を付け『神農本草経集注（本草集注と略称）』を編纂した。この『本草集注』が宋代までの主要本草書の基となる。以後の本草書はいずれも『本草集注』に新薬と文を順次増補していった。そうして増補を重ねて最大となったものが、蒙古時代・張存恵《ちょうそんけい》の『重修政和経史証類備用本草』（晦明軒本政和本草　一二四九）である。こうした改訂増補版が現存するため、『本草集注』の文をその中に見ることができ、さらにそこから『神農本草経』の文を見出せるため、『神農本草経』の復元も可能となる。

なお、宋代に唐慎微が前代までの本草を集大成した『経史証類備急本草』は、『経史証類大観本草（大観本草と略）』と『政和新修経史証類備用本草（政和本草と略）』に引き継がれ、これらを『証類本草』と総称している。明代からは編集方法が変わるが、歴代の主要な本草書の流れを、茶に関連するものを中心に表としてみよう。

## 主要本草書系統表

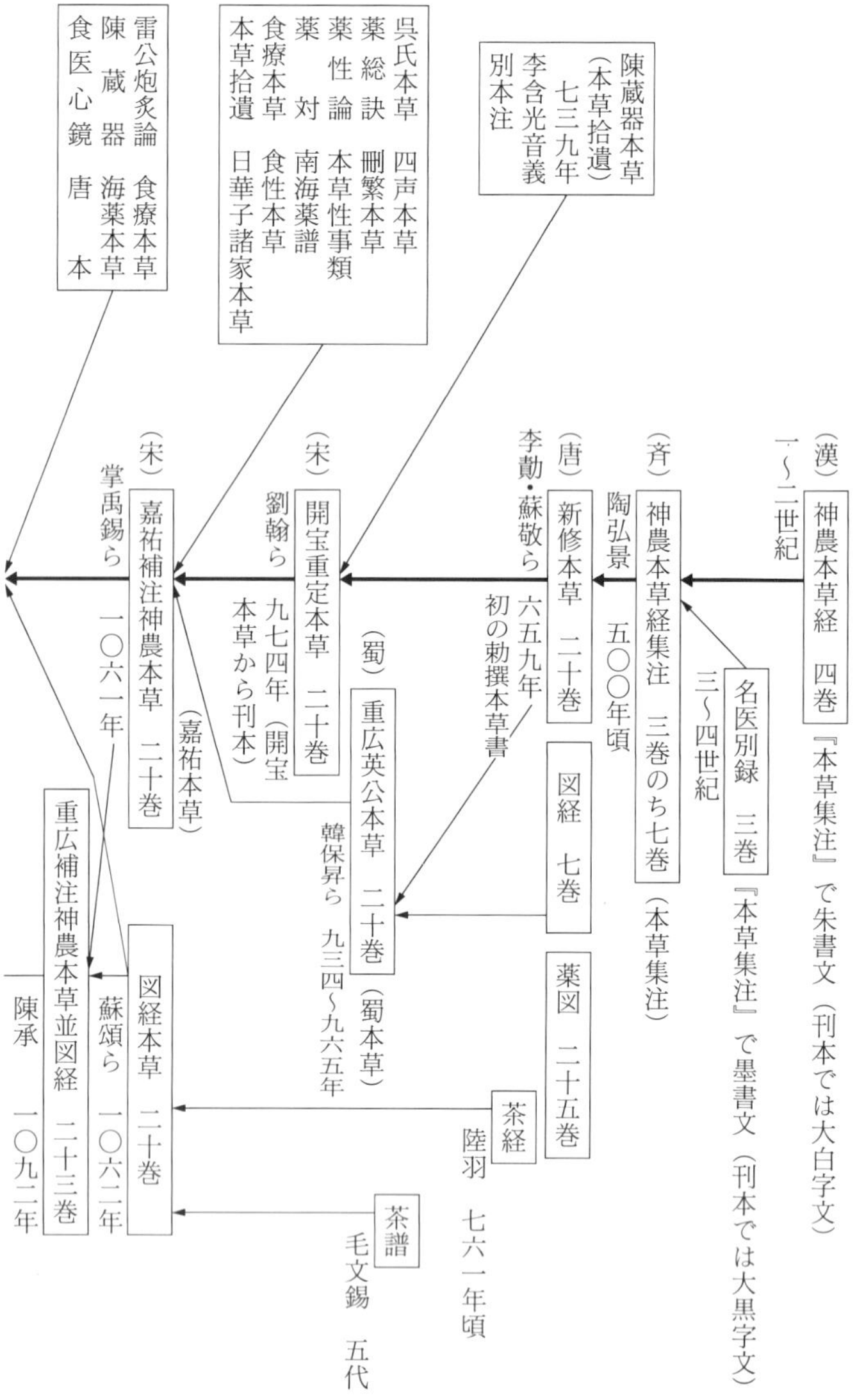


「主要本草系統表」（岡西為人『本草概説』、創元社、一九七七）をもとに、薬書の編者名・成立年・時代名・略称および茶書を加えて作成。

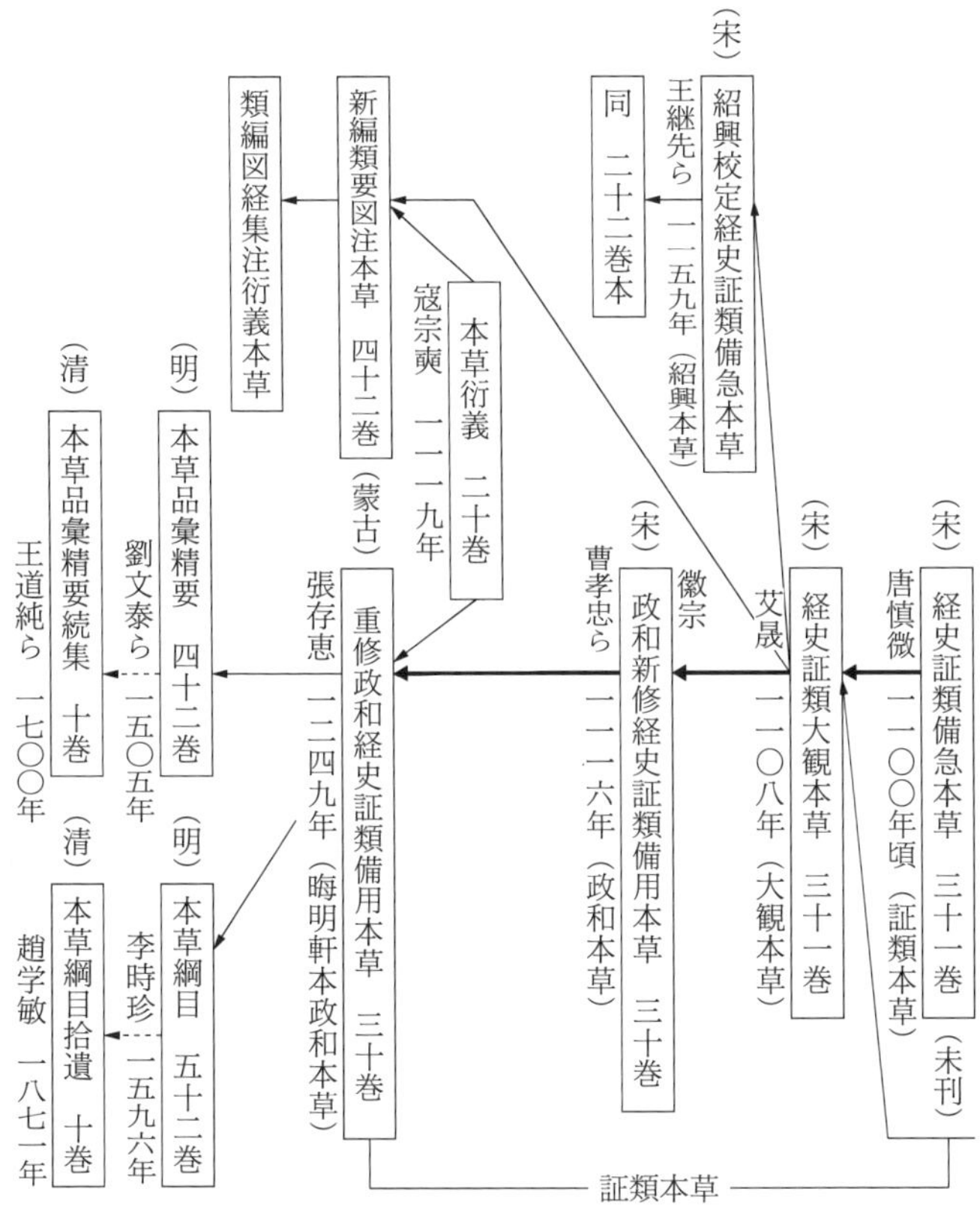
（宋）
経史証類備急本草　三十一巻
唐慎微　一一〇〇年頃（証類本草）（未刊）
（宋）
経史証類大観本草　三十一巻
艾晟　一一〇八年（大観本草）
（宋）
紹興校定経史証類備急本草
王継先ら　一一五九年（紹興本草）
同　二十二巻本
（宋）
政和新修経史証類備用本草　三十巻
徽宗
曹孝忠ら　一一一六年（政和本草）
本草衍義　二十巻
寇宗奭　一一一九年
新編類要図注本草　四十二巻
類編図経集注衍義本草
（蒙古）
重修政和経史証類備用本草　三十巻
張存恵　一二四九年（晦明軒本政和本草）
（明）
本草品彙精要　四十二巻
劉文泰ら　一五〇五年
（清）
本草品彙精要続集　十巻
王道純ら　一七〇〇年
（明）
本草綱目　五十二巻
李時珍　一五九六年
（清）
本草綱目拾遺　十巻
趙学敏　一八七一年
証類本草

第二章

# 中国　漢代から魏晋南北朝

## 神農伝説への疑問

『神農本草経』は、後漢一～二世紀の成立とされ、今日存在の分かる最古の本草書である。『神農本草経』に「神農は一日に七十二毒に当たるも茶で解毒した」と書かれていると、現代中国や日本の多くの茶書が記している。一方、本草書に初めて茶が採録されるのは、初の勅撰本草である唐の『新修本草』（六五九）と記すものもある。『神農本草経』に神農が茶で解毒したとあるなら、なぜ『新修本草』が初めて茶を薬として採録したというのだろうか。謎である。

そこで『神農本草経』に茶の記事を探した。『神農本草経』の原書は存在しないが、明代以降に復元されたものが数種ある。それらを端から見ていったが、茶の文字すら見当たらない。けれども、著名な筆者の煎茶テキストや美術館の紀要論文には、やはり『神農本草経』に神農が茶で解毒したとあると書かれている。すると、復元本には無くとも古写本にあるのだろうかと、次は本草書の古い写本を調べた。

現存最古の本草書の写本は、トルファン出土の『本草集注（神農本草経集注）』断簡（図21）である。早くて隋末、唐初（七世紀初頭）の筆写とされ、ベルリン国立図書館に所蔵されるが、この最古の写本に、茶の記事は無い。

『本草集注』は、南北朝時代の陶弘景《とうこうけい》（四五六～五三六）が五〇〇年ころに編纂したもので、序文に、『神農本草経』の薬品と文は朱で大書し、『名医別録（名医副品ともいう）』の薬品と文は墨で大書し、陶弘景自身の言葉は細字で二行に分け、注としたとある。序文の通り、写本は朱墨で書き分けられ、序文の内容が事実であったと分かる。こうした『本草集注』の形式は、出典が一目瞭然となる見事なものである。その形式を、唐代の勅撰『新修本草』以降宋代の『証類本草』までは踏襲し、後世は順次、そこに薬品や文を増補していった。

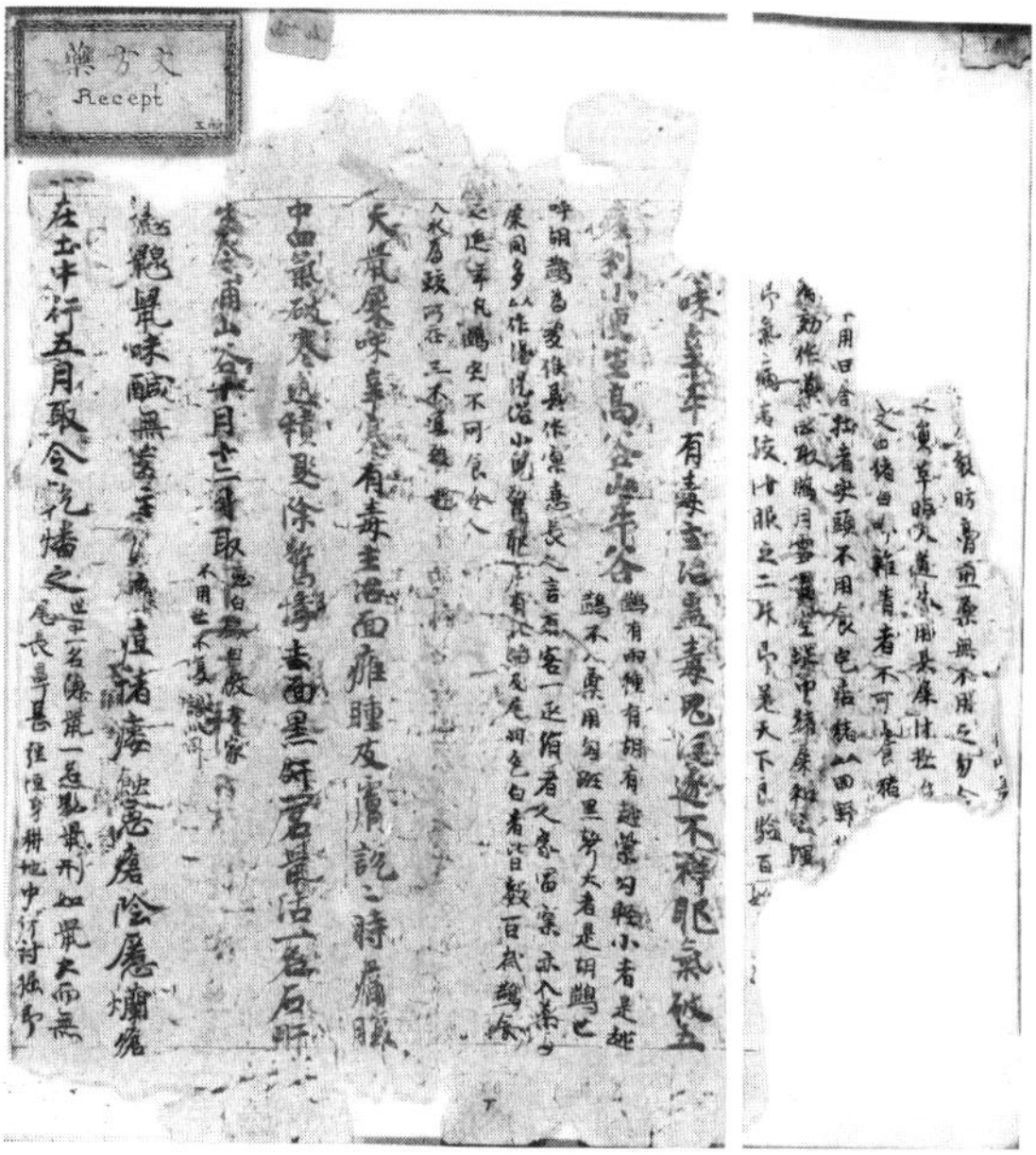

図21　トルファン出土『本草集注』(ベルリン図書館蔵)

## 『本草集注』の茶

次に古い写本は、大谷探検隊が敦煌《とんこう》からもたらした『本草集注』序録である。その影印本を、図書館の書庫で端からたどっていった。すると、「茶茗《とめい》」の文字（図22）が目に飛び込んできた。五三三行目の頭である。

茶茗は茶に相違ない。しかしこれま

で『本草集注』序録に茶が記されていると言った人はいない。一五〇〇年も時を経ながら、なぜ誰も『本草集注』序録の茶に気づかなかったのだろう。

まず「茶茗」が茶である、と確認しよう。「茶」は後漢の許慎の『説文解字』にあり、宋の初めに徐鉉《じょげん》らが「茶」は「即ち今の茶字」と注を付けた。「茶」文字は、「茶」から一本取って、唐代中期に作られたとされている。

次に中国古代の字書『爾雅《じが》』「檟《か》は苦茶」に、東晋の郭璞《かくはく》が「早く採る者は茶と為し、晩に採る者は茗と為す」と注を付けている。つまり「茶」も「茗」も茶であるが、採摘時期の早晩の違いを表すために「茶」と「茗」に分けたことになる。すると「茶茗」は、早晩いずれでも摘採した全ての茶葉を表す言葉となろう

陸羽の『茶経』七之事は、資料集として古文献を多数収録する。その最初に挙げられた資料『神農食経』に「茶茗、久しく服すれば、人をして力有らしめ志《こころ》を悦《よろこ》ばしむ」とある。この『神農食経』のほか、『異苑』『宋録』『夷陵図経《いりょうずけい》』などの『茶経』収録の古文献に「茶茗」がある。現伝の『茶経』はすべて宋代以降の版本のため「茶茗」となっているが、『神農食経』などの文献は、いずれも『茶経』より古いため、本来は「茶茗」と書かれていたと考えられる。そこで茶は古代、「茶茗」とも言っていたと推定できる。

この「茶茗」は、『本草集注』序録の中で、どのような文脈で記されたのだろう。「好眠　通草

孔公孽《こうこうげつ》　馬頭骨《ばとうこつ》　牡鼠目《ぼそもく》　茶茗　不得眠…」となっている。ここは諸病の特効薬を列挙したところで、「通草（アケビノカヅラ）、孔公孽（鍾乳石の床）、馬頭骨、牡鼠目、茶茗」は「好眠」の治療薬であった。「好眠」を嗜眠症（寝てばかりいる症状）とすると、「茶茗」は眠りを醒ます効能つまり覚醒作用のある薬であった。唐の『新修本草』より約一六〇年も前の本草書『本草集注』に茶があり、覚醒作用があると認識されていた。これは思いがけない事実であった。

更に敦煌出土の『本草集注』序録には、開元六年〔七一八〕の識語がある。そのため、明確にお茶を記す最古の書物となる。これまで「茶」文字のある遺物には、開元一一年〔七二三〕の李邕《りよう》撰「娑羅樹碑《さらじゅひ》」（荼毘《だび》）、天宝九年〔七五〇〕の崔琪《さいき》撰「霊運禅師功徳塔碑」（茶椀）、大暦一四年〔七七九〕の王円題名之碑文（茶薬）、建中二年〔七八一〕徐浩書の「不空和尚碑」（荼毘）、貞元一四年〔七八九〕の任要題名之碑文（茶宴）などが知られていたが、いずれも敦煌出土『本草集注』序録より後代のものである。「荼」と刻字のある漢代の甕もあるが、「荼」には苦菜《にがな》・荻の穂・ツバナなど多様な意味があり、「荼」一字では「茶」と確定しがたい。荼毘も火葬や葬式を意味し、茶では

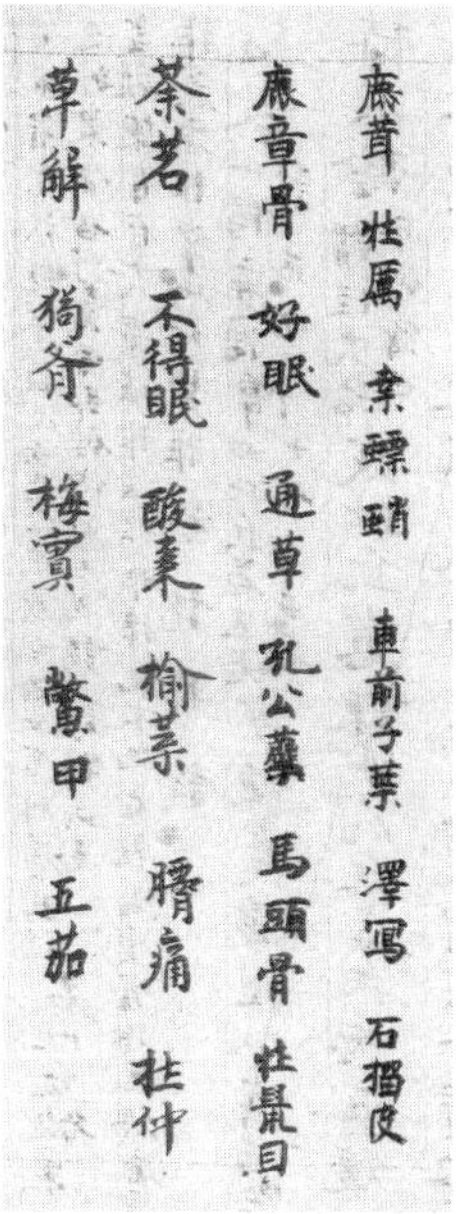
図 22　敦煌出土『本草集注』序録（龍谷大学図書館蔵）

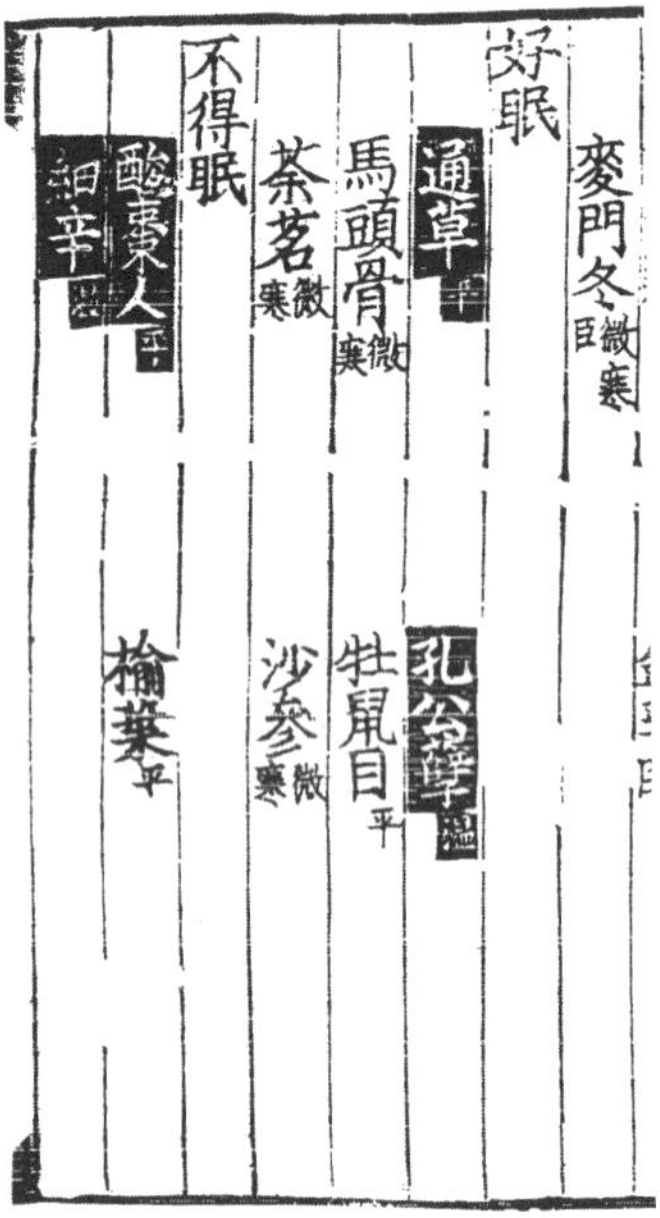

図23　『経史証類大観本草』（宋・嘉定版）

ない。こうした点からも「茶茗」と記された敦煌出土『本草集注』序録の価値は大きい。

ところで、この「茶茗」は敦煌本だけに記された特異な例なのだろうか。前述したように、唐から宋までの本草書は『本草集注』の増補版である。そこで現存する宋代の本草書、例えば『大観本草』を見ると、『本草集注』序録のこの部分を踏襲し、収録していた。時代が下った明の『本草綱目《ほんぞうこうもく》』ですら、百病主治薬という諸病の特効薬を列挙したところに「多眠」の治療薬「茶」として書き継いでいた。

それにもかかわらず、『本草集注』序録の茶は見過ごされ、茶を初めて採録したのは唐の『新修本草』と、今日まで一般に認識されてきたのである。

さて、右の『大観本草』に白抜きの文字（白字）の通草や孔公孽がある。前述のように『神農本草経』所載薬は朱書したが、版木で印刷する際は朱書できないため陰刻し白抜きの文字とした。「茶茗」は黒字のため、『神農本草経』所載薬ではなく、『名医別録』所載薬となる。

『名医別録』がどのような書であるかについては諸説あるが、『神農本草経』成立後、『本草集注』成立までの間に出来た医薬書から薬と文を抜粋し集録したものである。すると、「茶茗」は具体的に何時の、何の医薬書から『名医別録』に採録されたのだろう。

### 『葛氏方』の茶

日本の現存最古の医書に、平安時代の『医心方《いしんぽう》』三〇巻がある。宮廷医・丹波《たんば》康頼《やすより》が編集し、永観二年（九八四）に献上した医学全書で、平安末期に書写された半井《なからい》家本（国宝）が現存する。『医心方』は、唐代とそれ以前の医薬書を大量に記録し、出典も明示し、しかも宋代に改変して刊行される前の旧態を保持する。つまり『医心方』は日本の医書だが、唐以前の中国医薬書の古態を残す、実に貴重な文献である。その『医心方』巻第一三の嗜眠症の処方の中に『葛氏方《かっしほう》』を出典と

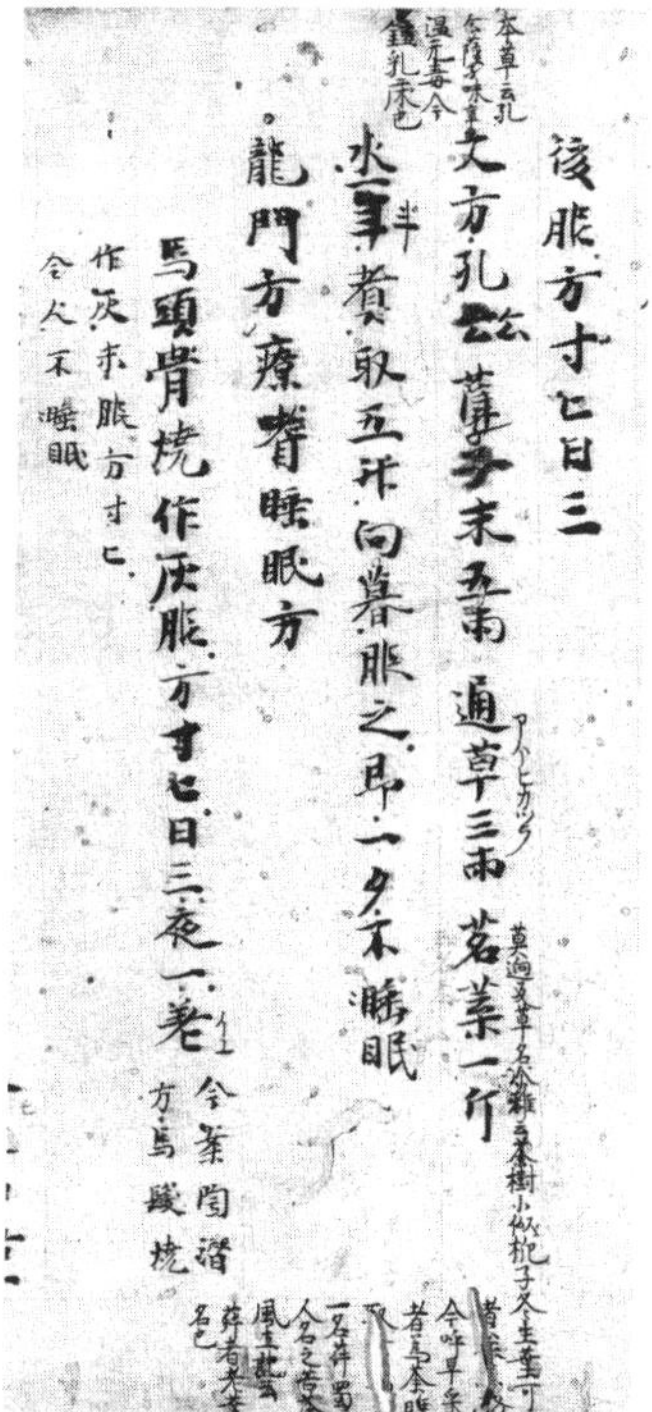

図 24　国宝『半井家本医心方』巻 13（東京国立博物館蔵）

した処方があり、中に「茗葉」と見える。

『葛氏方』の嗜眠症治療薬を、『本草集注』の「好眠」の治療薬と並べてみよう。

・『葛氏方』の「嗜眠症」処方薬

　孔公孽、通草、茗葉

・『本草集注』序録「好眠」治療薬

　通草、孔公孽、馬頭骨、牡鼠目、茶茗

『葛氏方』の「孔公孽」と「通草」そして「茗葉」は、『本草集注』序録の「好眠」の治療薬中の三点と一致している。「通草」と「孔公孽」の順番は逆、「茶茗」も「茗葉」と表記が異なるが共に茶葉である。いずれも眠りを覚ます効能を示す薬として挙げられている。すると『本草集注』序録の「茶茗」の出典は、『葛氏方』ではないだろうか。『葛氏方』の著者は、東晋の道士・葛洪（二八三〜三四三頃）と考えられ、『名医別録』は『葛氏方』も採録していたと推察される。『葛氏方』が葛洪の著したものならば、四世紀の初め、茶には覚醒作用があると認識されていたことになる。たとえ葛洪の『葛氏方』でなかったとしても、『名医別録』の成立した五世紀末には、医薬書に茶の効能が書かれていたこととなる。唐代七世紀の『新修本草』が茶を初めて採録した医薬書とは言えない。

## 『本草集注』本文の中の茶

『本草集注』の序録には、茶が確かに記されていた。では『本草集注』本文に、茶の記事はないのだろうか。『本草集注』には、江戸時代の考証学者・森立之らが復元したものがあるので、その復元稿本の巻七・菜部「苦菜」を見てみよう。白抜きの文字は本来、朱で書かれた『神農本草経』の文、黒字は『名医別録』の文、そして一字下げて書かれたところが陶弘景の注である。陶弘景の注を通釈してみよう。

これは今の茗ではないか。茗は一名荼という。また人を眠らせず、冬を凌いで枯れず。止を嫌

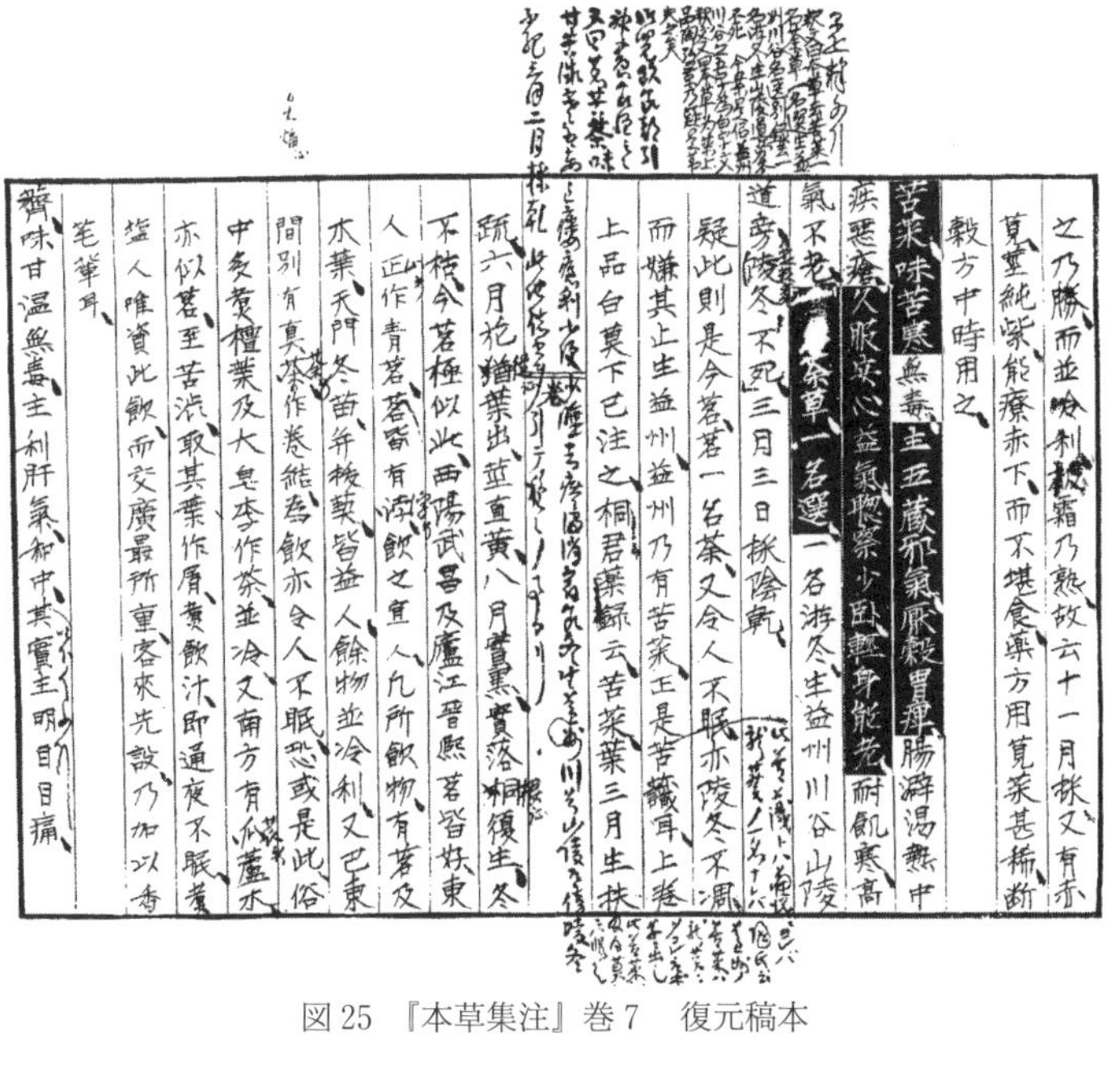
之乃勝而並除刹殺霜乃熟故云十一月採又有赤
莧莖純紫能療赤下而不堪食藥方用莧菜甚稀斷
穀方中時用之
苦菜味苦寒無毒主五藏邪氣厭穀胃痺腸澼渴熱中
疾惡瘡久服安心益氣聰察少臥輕身耐飢寒高
氣不老一名荼草一名選一名游冬生益州川谷山陵
道旁陵冬不死三月三日採陰乾
疑此則是今茗茗一名荼又令人不眠亦陵冬不凋
而嫌其止生益州益州乃有苦菜正是苦蘵耳上卷
上品白英下已注之桐君藥録云苦菜葉三月生扶
疏六月花從葉出莖直黄八月實黒實落根復生冬
不枯今茗極似此西陽武昌及廬江晉熙茗皆好東
人正作青茗茗皆有浡飲之宜人凡所飲物有茗及
木葉天門冬苗并菝葜皆益人餘物並冷利又巴東
間別有真茶火煏作巻結為飲亦令人不眠恐或是此俗
中多煮檀葉及大皁李作茶並冷又南方有瓜蘆木
亦似茗至苦澁取其葉作屑煮飲汁即通夜不眠煮
鹽人唯資此飲而交廣最所重客來先設乃加以香
芼輩耳
齊味甘温無毒主利肝氣和中其實主明目目痛

図25 『本草集注』巻7 復元稿本

い、益州に生える。（今の）益州にも苦菜があり、まさにこれは苦蘵《くしょく》ばかりだ。そのことは、上巻上品の白莫《はくばく》の注に既に書いた。

桐君薬録《どうくんやくろく》に云う。苦菜の葉は三月に生じて茂り、六月花が葉から出る。茎は直く花は黄。八月実は黒く、実が落ちると根がまた生え、冬枯れない。

今の茗は極めてこれに似る。西陽・武昌および廬江《ろこう》・晋熙《しんき》の茗は皆好い。東人は青茗を作り、茗にはみな浡《あわ》がありこれを飲むと人に宜しい。飲むべき物は茗や木の葉、天門冬《てんもんどう》の苗や抜葜《ばっかつ》があり、皆人に益があり、さらに共に冷利だ。また巴東《はとう》の間には別に真茶がある。巻結《かんけつ》を作り、飲むと人を眠らせない。恐らくこれを苦菜と言ったのだろう。俗世間では檀葉《たんよう》や大皁李《だいそうり》を煮て茶とし、ともに冷である。

また南方に瓜蘆《かろ》木があって、茗に似て極めて苦く渋い。その葉を取り屑《こな》に作り煮て汁を飲む。すると夜通し眠らない。塩を煮る人は、唯《ただ》これを飲んで資《たす》けとする。交州・広州で最も重んじ、客が来れば先ずこれでもてなし、香草類などを加える。

陶弘景は『神農本草経』上薬「苦菜」を茗（茶）と考えた。ただ「苦菜」と称するものは他にもあることを認め、当時の益州で「苦菜」というのは、苦蘵ばかりという。苦蘵はナス科のセンナリホオズキ、次の白莫は「白英」ともいうナス科のヒヨドリジョウゴという。どちらもナス科のため冬は枯れる。またいずれの植物にも覚醒作用があるとは現在まで、報告されていない。

次に陶弘景は、『神農本草経』の上薬「苦菜」を茗（茶）と考える理由を三点あげる。

㈠名称　苦菜は茶といい、茗も一名茶という。

㈡効能　苦菜も茗も人を眠らせない。

㈢植物特性　苦菜も茗も冬でも枯れない。

そしてこの『神農本草経』の上薬「苦菜」が茶であると証明するため、陶弘景は『桐君薬録（桐君採薬録とも）』の「苦菜」を引用する。『桐君薬録』の「苦菜」と実際の茶を比較して、『神農本草経』の「苦菜」はやはり茗（茶）に似ていると、陶弘景は言いたいのである。

ここで『桐君薬録』の文はどこまでかが、問題となる。従来、多くの研究や解説は「『桐君薬録』に云う」以下すべて（『茶経』などは「西陽・武昌…」以降）を、『桐君薬録』の文として引用してきた。しかし一部の研究者（森鹿三・赤堀昭・林左馬衛氏ら）は、「苦菜の葉は三月に～冬枯れない」までを『桐君薬録』の文と指摘した。

また『桐君薬録』の成立期を、『茶経』の研究者は、西陽・武昌などの地名の成立時期から、東晋の四世紀以降・五世紀以前としている。しかし医史学では、魏の『呉普本草』（二〇八～二三九）に『桐君薬録』が引用されるので、後漢末頃の成立とする。陶弘景も『本草集注』序録で、『桐君薬録』の桐君は雷公と共に最も古く、『（黄帝内経）素問』と同時期とする。すると『桐君薬録』の成立は、漢代になろう。

再び注を見ると、「苦菜の葉は三月に〜冬枯れない」までの文に、「苦菜」はあるが「茗」はない。その文以外は「茗」を用いて語る。「茗」は、後漢の字書『説文解字』にはない。「茗」を『説文解字』にあると書く研究書もあるのだが、宋の徐鉉が増補した『説文解字』「新附字」の誤りであろう。「新附字」には漢代からあった文字も含まれるが、「茗」は魏晋より前には確認できないため、魏晋以降に成立した文字である。そのため『桐君薬録』を後漢の成立とするならば、『桐君薬録』は「茗」を使用できない。

次に陶弘景は、『本草集注』序録で、『桐君薬録』は花葉の形や色を説くと記す。確かに『桐君薬録』として残る文は、いずれも簡潔に花葉の色や形状を記している。例えば、天門冬（『政和本草』巻六）は、次のようである。

桐君薬録にまた云う、葉に刺《とげ》あり。蔓生。五月に花白く、十月実は黒く、根は連なり数十枚。

このように簡潔である。すると『桐君薬録』の「苦菜」についての文も「苦菜の葉は三月に〜冬枯れない」までの短文と考えられる。文章の流れからも、次のようになろう。

(問題提起)『神農本草経』の「苦菜」は「茗」ではないか。

(傍証)『神農本草経』と時代の近い『桐君薬録』「苦菜」の文章を例として引用。

(結論)やはり『神農本草経』「苦菜」は、今の「茗」に似る。

そして「今の茗」以降は、陶弘景の文となるのではなかろうか。『桐君薬録』が漢代の成立ならば、そのころ西陽や武昌の地名は成立していない。陶弘景の時代ならば問題はない。つまり「今の茗」からは陶弘景の文であり、五〇〇年ころの茶の状況を詳細に語ったものである。

陶弘景が語る六世紀初頭の茶の状況を見ると、良好な茶産地は、西陽（湖北省黄岡市黄州区―『茶経』の蘄州《きしゅう》）、武昌（湖北省武漢市武昌区―『茶経』の鄂州《がくしゅう》）、廬江《ろこう》（安徽省巣湖市廬江県）、晋熙《しんき》（安徽省安慶市潜山県―『茶経』の舒州）であった。いずれも揚子江流域の茶産地である。

東人とは、秣陵《まつりょう》（南京）の陶弘景から見て東の方、今の浙江省だろうか、彼らの作る茶は青茗というから緑茶であろう。その勃《あわ》は体に良く、冷薬であった。

巴東《はとう》（四川省重慶市奉節県―『茶経』の瀘州）には、別の真茶があり、巻結を作る製法があった。巻結とは揉捻を想起させるが、それが巴東の茶の特徴で、巴東と西陽・武昌などとは、製法に違いがあると言うのだろう。そして巴東の真茶こそ『神農本草経』の「苦菜」、つまり茗（茶）だという。陶弘景のこの意見は、四川省を喫茶の起源とする説（布目潮渢『中国喫茶文化史』など）とも一致する。

一方、唐の勅撰『新修本草』が記す茶産地は、山南道の金州（陝西省安康市）、梁州漢中（陝西省漢中市）のみである。『新修本草』より約百年後に成立する『茶経』に比べ、茶の産地があまりに少ないことに対して、布目潮渢氏は疑問を投げる。

（『新修本草』が）茶産地としては北限になる陝西省南部の金州・梁州だけを挙げ、四川はじめ長江流域の唐代の茶の主要産地を挙げないのは、不可解である。（『中国喫茶文化史』）

『新修本草』の著者・蘇敬は荊襄《けいじょう》間の人（湖北省・湖南省の間、『大観・政和本草』巻二〇石密の白字「臣禹錫等謹按陳蔵器」云）で、右監門《うかんもん》府長史（『唐会要』巻八二）として宮殿の門の警戒で長安に居住したためか、長安近くの陝西省の茶産地のみを記して「茗」の項を終えている。すでに晋の杜育《といく》（『荈賦《せんのふ》』の作者）、斉の陶弘景らが四川省や湖北省の茶を記していたにもかかわらず、それを取り上げない。蘇敬は、茶に対する関心も、知識も少なかったため、茶産地を殆ど知らなかったのではなかろうか。

陶弘景の注に戻ると、茶の薬効は、人を眠らせないという覚醒作用であった。覚醒作用は序録とも符合し、晋の張華（二三二～三〇〇）の『博物志』にも『葛氏方』にも記載されるので、早くから茶の薬効として、よく知られたのであろう。

民間では檀葉（センダン）や大皁李（シナサイカチ）を、南方では瓜蘆《かろ》木を茶にした。この場合の「茶」は、後の「茶」という剤型（薬の形）につながるだろう。剤型には「湯・酒・丸・散・膏・茶」などがあって、「茶」という剤型は、粗い粉末にした薬剤を塊にして湯でとかすか、煎じ汁として飲むもので、薬剤は茶葉でなく別な植物でもよい。ここでは梅檀《せんだん》などの葉のエキスを抽出した、お茶のような飲み薬である。他の植物から作ったものもあるために、茶葉から作るものはことさら「真茶」と表現して区別したのだろう。

瓜蘆の葉にも覚醒作用があり、塩作りの人々は夜通し作業するため利用し、またベトナム北部や広東地方では瓜蘆を大切にして、来客時には必ず香草などを加えてもてなした。瓜蘆でもてなすことは茶に準じた風習であろうから、茶も薬効を活用すると共に、人をもてなし生活を潤す飲み物として既に利用していたと分かる。

陶弘景がここで語った茶の様相は、『茶経』以前に、茶がどのように飲まれ、広がっていたのかを示す貴重な史料である。陶弘景が『本草集注』で茶の項目を新たに設けなかったのは、『神農本草経』を尊重していたためである。その文を朱で大書して残した態度から、陶弘景の姿勢がうかがえる。『神農本草経』に「苦菜」として茶がある以上、新たに項目を加える必要はないと判断したのであろう。そして「苦菜」の注に、陶弘景は当時の茶の様相を記録した。

しかし陶弘景の説は、唐代の勅撰『新修本草』で反駁を受ける。茶は木類で菜類ではない、『神農本草経』の「苦菜」は茶と認められないと。この考えが支持を得たのか以後の本草書も、苦菜にナス科やキク科のノゲシなどを当てる。近代の日本でも矢野仁一氏は、陶弘景は学者だが実際の茶樹を知らないと、その説を誤りとした。そして唐の顔師古（五八一〜六四五）の「本草では茶が主に疾病を治療して、効力が非常に多いと説くが、茗草にどうしてそれだけの効き目があろうか」という主張を紹介し、陶弘景の説の誤りを補強した。

薬といえば、今日の私たちはすぐに効果の見える薬剤を連想する。しかし薬効が大きければ、副作用も大きくなる。そうした薬は『神農本草経』や陶弘景にとっては、下薬であった。「苦菜」が分類された上薬について、陶弘景は序録で「久服（長期服用）」の必要性と大益を説く。世人は効果があればすぐ服用を止めるがそれは間違いである。薬は体を強壮にし、病気を癒やすだけではない。寿命を延ばす目的があるので、長期にわたる服用が意味を持つのだという。あるかなきかの効用が体のバランスを整え、心身ともに健康に保ち、天寿を全うするよう貢献するのが上薬である。

昨今、一五〇〇年前の陶弘景の『本草集注』諸説の正しさが見直されつつあるが、『神農本草経』上薬「苦菜」を茶とする説についても、間違いないと確信できるのではあるまいか。

## 『神農本草経』に茶は書かれているか

では、陶弘景が指摘する『神農本草経』上薬「苦菜」は、茶なのだろうか、違うのだろうか。『神農本草経』の復元本として、最も評価の高い森立之によるものの「苦菜」を、次に挙げよう。

苦菜は、一名茶草、一名選。味は苦く寒。川谷に生ず。五臓（肝・心・脾・肺・腎）の病気、食べ過ぎによる胃もたれを治す。長く服用すると気分を安らかにし、元気を増し、頭の働きを聡《さと》く察しをよくし、眠りを少なくし、身体を軽くし、老化にも耐えられるようにする。

この『神農本草経』上薬「苦菜」を整理すると次のようになろう。

別名　茶草・選

気味　苦・寒
産地　川谷
効能　消化促進。元気回復。眠りを少なくする。肥満や老化を防ぐ。

「苦菜」の別名は「荼《と》草」と「選」である。「荼草」の「荼」は、横一線取ると「茶」になるように、茶文字成立まで荼をも表した。ただ「荼」に草の付いた「荼草」までも茶を示したとすると、茶は草でなく木とする今日の常識からすると奇異である。

ところが唐の類書『芸文類聚《げいもんるいじゅう》』で、茗（茶）は「草部」に分類される。『茶経』が記す茶を表す五文字のうちの四文字「荼・茗《めい》・蔎《せつ》・荈《せん》」は草カンムリで、木ヘンは「檟《か》」だけである。

また「荈草」（晋・杜育『荈賦』）、「茗草」（唐・『千金方』、唐・顔師古『匡謬正俗《きょうびゅうせいぞく》』巻八　苦菜）と、唐初まで茶を表す文字に「草」を付けた表現が見られる。すると、茶を「荼草」と表現したとも十分に考えられる。

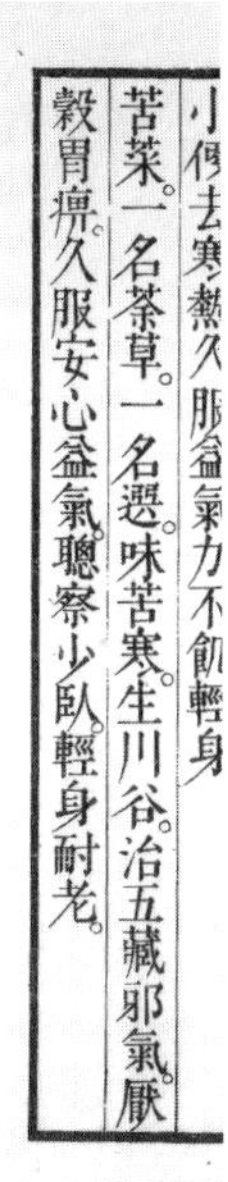
小便去寒熱久服益氣力不飢輕身
苦菜一名荼草一名選味苦寒生川谷治五藏邪氣厭
穀胃痹久服安心益氣聰察少臥輕身耐老

図26　『神農本草経』苦菜（森立之輯『重修神農本草経』巻上）

もう一つの別名「選」について、森立之は次のように言う。

「選」これ「荈」の字。『説文解字』に「荈」の字無ければ、「選」と「荈」は古今の文字。荈と梌と茗、それ実は一なり。(『本草経攷注』「苦菜」)

選は即ち荈の古字、茶樹これなり。(『本草経薬和名攷』)

森立之は「選」が茶を表す「荈」の古字だという。後漢の字書『説文解字』には「荈」の文字が無い。ということは、漢代の『神農本草経』成立時に「荈」はなかった。そこで「セン」と呼ぶ茶を表すのに「選」の文字を充てたというのである。

また『茶経』が記す茶を表す五文字のうち、「荼」はニガナなど、「檟」はキササゲ、「蔎」は香草、「茗」は酔った様子など別の意味を持つのだが、「荈」だけは茶の意味しかない。他の意味がないのである。そこで「苦菜」の別名「荼草」も、荈の古字「選」も茶を表すといえよう。

次に気味の苦と寒である。茶は言うまでもなく、苦い。抹茶を一口飲むと、飲みなれない子供や外国人はまず「苦い！」と言う。それほど、苦味が茶を特徴付けている。この苦味は、人間にとって魅力的らしい。例えば、コーヒーやビールはいずれも苦味が強い。そのため飲み始め、飲み続けてきたとも言われる。苦味によって、疲労回復し、消化促進を図り、また習慣性を呼ぶことになった。

寒は、沈静の効果また身体を冷やす作用をいう。後代の本草書も『茶経』も、茶の作用を寒といい、熱を去り、暑気あたりを治す薬としてきた。

「苦菜」の産地の川谷とは、川沿いの傾斜地をいうのであろう。それは今日でも茶の栽培最適地である。水はけがよく、しかも朝、霧が出て茶を潤す。

苦菜の効能「消化促進、元気回復、眠りを少なくする、肥満や老化を防ぐ」のうち、覚醒作用は『本草集注』など古くから知られた茶の効能と一致し、そのほかの効能も後代の本草書に書かれたものや、今日の科学が明らかにした茶の効能と一致する。

さらに「苦菜」を歴代の薬書で見ていくと、『名医別録』は遊冬、『本草集注』は苦蘵《くしょく》（センナリホオズキ）・白英（ヒヨドリジョウゴ）・龍葵《りゅうき》（イヌホオズキ）などナス科の植物、『新修本草』は苦苣《くきょ》菜（ノゲシ）とキク科の植物を当てる。しかし、それらナス科やキク科の植物が、『神農本草経』に記された「苦菜」の薬効を目的として使われることは無いという（浜田善利・小曾戸丈夫『意釈神農本草経』）。次に、『名医別録』にある遊冬は他の文献には見えず、具体的に何を意味するのか不明だが、「遊」とは斿《はた》（旗）が水に流れるように自由に動く様を表す。すると冬でも斿＝葉が枯れない様子をいうのだろうか。今日でも茶の芽と若葉を一槍一旗という。茶の葉を旗に例えることは、発想が同じである。

そして「苦菜」の「菜」は『説文解字』では「食べられる草」と説明される。前にも述べたように、唐初まで茶は羹（スープ）の実としたしたため「菜蔬」に分類（唐の『千金方』）されていた。また時代も地域もはるかに隔つが、江戸時代の上田秋成も、「茶の字、艸にならい、余に从《したが》うは、上古苦菜とも呼びて、炙り煮る食菜なりし故也。」と記している。(『清風瑣言』「考古」)このように苦い菜として、茶は「苦菜」と称するようになったと考えられるのである。そこで『神農本草経』の「苦菜」を茶とする陶弘景の意見にも賛同でき、また漢代から薬としても認識されていたと考えられる。

### 神農伝説成立の経緯

『神農本草経』の上薬「苦菜」は茶と考えられる。だが『神農本草経』に「神農は一日に百草を嘗め七十二毒に中《あた》るも茶で解いた」とは書かれていなかった。『神農本草経』の復元本は明の盧復《ろふく》以降、現在に至るまでいくつもあるが、神農が茶で解毒したという文は、いずれの復元本にも見えない。管見では、清朝までの医薬書にも見出だせない。さらに『神農本草経』成立当時、唐代中期に成立した「茶」という文字すら無かったはずである。ではなぜ、現代一般に流通する多くの茶書などに、神農伝説はあるのだろう。いつごろ、生まれたのだろうか。

### 農業神、理想の古帝王・神農

神農を記す最古の文献は、戦国時代の『孟子』と言う。そこでは、君主も民とともに農耕に従事すべきという神農の教え(君主並耕説)を、諸子百家の農家の人々が広めていたとある。

戦国時代の最末期、秦国の宰相・呂不韋《りょふい》が学者や思想家の論説を集めた書『呂氏春秋《りょししゅんじゅう》』になると、神農は理想の古帝王として記される。神農や黄帝は徳と義によって理想の政治を行い、賞罰を与えずとも民は邪《よこしま》なことはせず、勤労に励んだ。また神農は「耕さなければ飢え、紡《つむ》がなくては寒さに震える」と教えたとも記される（『呂氏春秋』離俗覧上徳、開春論愛類）。

漢初の成立とされる『易』は、本来占筮《せんぜい》（うらない）の書である。ここでは易の八卦《はっけ》を作った伏羲《ふっき》に続いて神農が起こり、神農は農具を開発して農耕を教え、市場を開設して交易を教えた農業神と記される（『易経・繫辞伝』下）。

神農は炎帝とも称されるが、焼畑農業に由来して、農業神・神農に付された名称と言う。炎帝の名称は、漢代・司馬遷の『史記』五帝本紀にすでに見える。

## 医薬の祖・神農

神農は、やがて医薬の祖ともみなされるようになる。それは『淮南子《えなんじ》』から知られる。

古く民は草を茹《くら》い水を飲み、樹木の実を采《と》り、蠃《ら》（タニシ）蠬《ぼう》（ハマグリ）の肉を食《くら》う。その当時、疾病毒傷の害が多かった。そこで、神農は始めて民に教えて、五穀を播種させ、土地の良し悪しと燥湿《そうしつ》肥墝《ひぎょう》高下とを鑑定し、百草の滋味、水泉の甘苦を嘗《な》め、民に避け就《つ》く所を知らせた。この時に一日にして七十毒に遇《あ》った。（『淮南子』修務訓《しゅうむくん》）

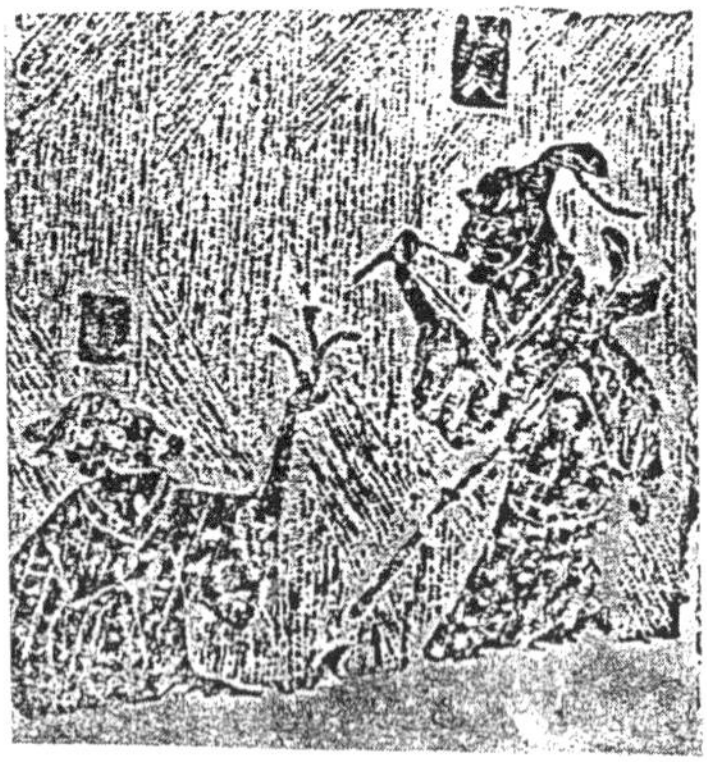
図27　神農像（画像石　漢代・四川省）

『淮南子』は漢の初め、淮南王《わいなんおう》・劉安（紀元前一七九〜一二二）が多くの賓客や方士たちと編纂した書という。この文によると、神農は百草を嘗め、その滋味や甘苦を認識して、人々に取るべきものと、避けるべきものを知らせたという。避ける、つまり食べてはいけない「服食禁忌」を教えたことを表す書名が、『神農黄帝食禁』七巻として、『漢書』藝文志にみえる。同書は経方に分類され、経方とは病気の治療法であり、薬の処方である。すると漢代から神農は農業神であると同時に、医薬に関わるとも見られていたと言えよう。

後世、神農像は薬草を嘗める姿で描かれる。後漢時代の画像石（図27）に、草を嘗める像があり、上部の文字は磨滅しているが、神農とみなされている。

西晋になると、『帝王世紀』（『太平御覧』721所引）に、炎帝神農氏は姜水《きょうすい》（陝西省岐山県）で成長し、初めて農業を教えて、殺生を減らし、草木を嘗味して、その薬効を明らかにし、病気を治し若い命を救ったとある。農業と同時に、医薬の教授者として、神農は描かれる。

東晋になると、神農が赭い鞭《むち》を使って、百草の効能を見分け、百穀を播いたと描かれる（『捜神記』巻一)。

唐代になると、司馬貞が司馬遷の『史記』巻首に「三皇本紀」を補足し、炎帝神農は農具を工夫して農業を教え、赭鞭で草木を鞭打ち草を嘗め、薬としての適否を見定め医薬を始めたと述べている。唐代では、明らかに医薬の祖と謳《うた》う。しかしながら、ここまで辿っても、「神農が茶で解毒した」という文は見えない。

### 神農の毒

元末明初に著され、以後の日中の伝統医学に強い影響を与えた医書に、『医経溯洄集《いけいそかいしゅう》』(王履《おうり》一三六七年ころ)があり、その巻頭第一に「神農百草を嘗《なめ》るの論」がある。この書は小曽戸洋氏によると、明の医界において神農を大きくクローズアップする先駆けをなした書という。そこに、神農が毒に中ったことについて、疑問が呈せられる。

どうして毒に中たること、日々に必ずしも七十であったろうか。もしその七十の毒が偶《たま》ま一日に見《あらわ》れてこれを記したとしても、毒が小さければ死なずに解毒できよう。毒が大ならば死のう。どうしてよく解毒できよう。またどうしてよく生き返れようか。先正(昔の賢人)は、淮南の書に寓言が多いと謂う。

『淮南子』では、神農が毎日七十毒に遇ったというが、大きい毒ならば、神農は死んでしまったのではないか、どうして解毒したのか、蘇ったのかと疑問が発せられる。やがて神農の毒を解く、答えが求められていく。

明代になると、周游《しゅうゆう》『開闢衍繹《かいびゃくえんえき》』に明の王黌《おうこう》（子承）が施した注解に、神農の解毒の新たな説が現れる。

王子承が言うには、後世の伝によると、神農は玲瓏《れいろう》の玉体のため、其の肝肺五臓を見ることができた、と言う。これはまことの事である。もし玲瓏の玉体でなければ、薬を嘗めて一日に十二毒に遇い、どうして解毒しよう。ただ伝えられる、炎帝が諸薬を嘗め、毒に中ってもよく解毒できるのは、嘗《かつ》て百足虫が腹に入り一足と成り、遂に千変万化を致した場合だけである、と。

神農の体は玉のように透き通った透明なものだったため、五臓の様子がよく見えた。そこで毒に中っても、すぐに見ることができ、百足虫を腹の中に入れると、それぞれが一足となりさらに千変万化して、毒を消したという。ここでは、七十毒ではなく十二毒となり、また毒を消すのは百足虫である。しかしこの解毒説は、いかにも荒唐無稽である。

清朝に至ると、ようやく「神農は茶で解毒した」という文章が見える。清・陳元龍《ちんげんりゅう》（一六五二～一七三六）の『格致鏡原《かくちきょうげん》』に「〔本草〕神農、百草を嘗めて、一日に而して七十毒に遇うも茶を得て以て之を解く」とあり、清・孫壁文の『新義録』にも、「本草に則ち曰く、神農百草を嘗め、一日に而して七十毒に遇うも茶を得て以てこれを解く」と見える。

すると「神農が茶で解毒した」という伝説は、清代になって作られたものではないだろうか。伝説成立の経緯をたどると、漢代には『淮南子』で神農が七十毒に中ったと記される。元末明初になると、『淮南子』の文に、神農は毒に中って死んでしまったのではないか、死なないとしたら解毒したのか、と疑問が呈せられた。明代になると、神農の体は透明で毒の行き所が分かり、百足虫が体内に入って毒を消す答えが発想された。しかしその答えは荒唐無稽であったため、清代には合理的な答えが求められ、諸毒を消す茶がその役割を担い、神農の毒を消すものとして登場したのであろう。

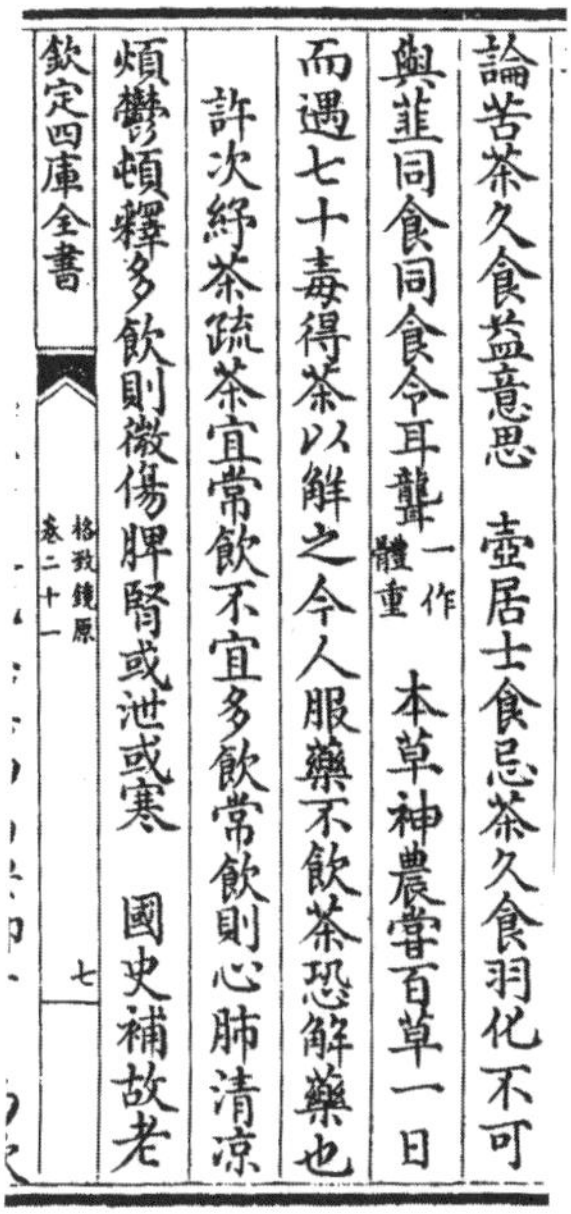
論苦茶久食益意思　壺居士食忌茶久食羽化不可
與韮同食同食令耳聾一作體重　本草神農嘗百草一日
而遇七十毒得茶以解之今人服藥不飲茶恐解藥也
許次紓茶疏茶宜常飲不宜多飲常飲則心肺清涼
煩鬱頓釋多飲則微傷脾腎或泄或寒　國史補故老
欽定四庫全書　格致鏡原 巻二十一　七

図 28　『格致鏡原』巻 21（内閣文庫蔵）

### 喫茶の始祖・神農

最古の茶書『茶経』で、陸羽は「茶が飲料となったのは、神農氏に始まる」と、神農を喫茶の始祖とした。神農を茶の飲用の開始者とする古文献は、管見では『茶経』以外にはない。陸羽はなぜ神農を喫茶の始祖と位置付けたのだろう。

『茶経』六之飲（六、茶の飲み方）に、このようにある。

茶が飲料になったのは、神農氏に始まる。魯の周公の時に知られるようになった。斉《せい》には晏嬰《あんえい》があり、漢代には揚雄《ようゆう》・司馬相如《しばそうじょ》があり、呉《ご》には韋曜《いよう》があり、晋《しん》代には劉琨《りゅうこん》・張載《ちょうさい》があり、わが遠祖の陸納《りくのう》・謝安《しゃあん》・左思《さし》などの人があり、みな茶を飲んだ。

次の『茶経』七之事（七、茶の資料集）は茶を記す文献を収録し、最初の引用は次の文である。

神農食経。茶茗　久しく食せば、人を元気にし、心を悦ばせる、と。

この『神農食経』に続けて、『爾雅《じが》』（陸羽は『爾雅』の編者を周公とする。実際は選者不明）、『広雅』、『晏氏春秋《あんししゅんじゅう》』と続ける。それぞれの古文献の著者の順序は、『茶経』六之飲で茶を飲んだとする人名の順と一致する。神農（『神農食経』）、周公（『爾雅』）、晏嬰（『晏氏春秋』）という具合である。つまり歴代の文献中で、最初に茶が記される書を、陸羽は『神農食経』とした。その著者を神農としたため、陸羽は神農を最初に茶を飲んだ人物、つまり喫茶の始祖としたのだろう。

**『神農食経』**

『神農食経』の書そのものは今日に伝わらない。しかし陸羽が『神農食経』の文とした「久しく食せば、人を元気にし、心を悦ばせる」と同文が、唐代の医書『千金方』（六五〇〜六五八年ころ成立）にある。

茗　味苦く、酸。体を冷やす。無毒。久しく食せば、人を元気にし、心を悦ばせる。

黄帝曰く、韮と一緒に食べてはいけない。体重を重くする、と。

『千金方』は唐代、孫思邈《そんしばく》が数々の医薬書から文を抜粋し収録した医書で、『茶経』の約一〇〇年前に成立した。そこで唐初の孫思邈の時代に、この文は伝えられていたと分かる。『千金方』は出典を明記しないが、おそらく出典は『神農食経』であったろう。つまり唐代に『神農食経』と伝えられた文を、陸羽は『茶経』に茶を記す最古の文献として収録し、神農を茶の飲用の始祖と位置付けたということになろう。

ところで『神農食経』は、いつごろ成立したのだろう。真柳誠氏は、『日本国見在書目録』や正史芸文志、経籍志に『神農食経』は見えないが、『神農食経』の文と酷似した文が『千金方』や『金匱要略《きんきようりゃく》』にあるので、唐以前からあるとされた。確かに、『茶経』の『神農食経』引用文と同じ文が『千金方』にあった。しかしその文は斉の『本草集注』にも、漢の『神農本草経』にも引用されない。すると、『神農食経』の「茶茗」の「茗」がキーワードになるのではないだろうか。「茗」は魏晋以降に見える文字である。漢代に茶は「苦菜」「荼」「苦荼」「選」と称され、「茗」ではなかった。また『本草集注』に『神農食経』の引用文がないのは、同書が陶弘景以降に成立したものだからではないか。ただ漢代の『金匱要略』に『神農食経』酷似文のあることは解せないが、現伝の『金匱要略』は宋代に改変を経たものである。すると同書の『神農食経』酷似文が漢代からあったことは確実ではない。『神農食経』は、魏晋以後おそらく『本草集注』以後『千金方』以前の成立ではないだろうか。

神農は、唐代すでに医薬の祖と見なされていた。陸羽が神農を茶の飲用の始祖としたということは、茶が単なる飲み物や嗜好品ではなく、薬として評価し、薬として飲用を開始したということも示しているのであろう。『茶経』四之器の風炉の脚には「百疾を去る」と、茶が病気を除くという言葉を記している。今日でも茶はただの嗜好品ではない。その味わいと共に、日々飲むことによってもたらされる効能が、茶を私たちの生活になくてはならないものとしている。神農伝説は、茶に天与の薬効があることを見事に表現しているために、多くの人に引用され、瞬く間に広まったのであろう。

### 茶をうたった杜育「荈賦」

魏晋南北朝から隋代まで、茶の効能を記した文献は多くはない。しかし『茶経』以前の茶を知るのに欠かせない文献が二点ある。一つは前述の『本草集注』の「苦菜」の注（陶弘景の記したもの）、そしてもう一つが杜育《といく》「荈賦《せんのふ》」である。「荈」は、茗と同じく遅くに摘んだ茶葉である。「賦」は詩の一形態で、事物を並べて描写し、豊かな景観を作り、朗誦するものという。今日、「荈賦」は完全な形では残っていないが、青木正児氏が唐の類書『芸文類聚』から詩文を拾い集めて注釈し、後に関剣平氏が隋の類書『北堂書鈔』と『芸文類聚』に残る詩句を集めて論考し、唐代の『茶経』の雛形となったと評価している。両氏の解釈を参照して、次に挙げてみよう。

【訓読】

霊山　惟《こ》れ嶽
奇産の鐘《あつ》まる所
彼の巻阿《おか》を瞻《み》れば
実に曰《ここ》に夕陽す
厥《そ》の荈草を生ずる
谷に弥《わた》り岡を被《おお》う
豊壌の滋潤を承《う》け
甘露の霄《しょう》降を受ける
月は惟《こ》れ初秋
農功少しく休む
偶を結び旅を同じくし
是れ采《と》り是れ求む

【通釈】

神聖なる山岳（仙山）こそは
珍奇な産物の集まる所。
かの曲がりくねった大陵《おか》を見れば
げに　さても夕日は輝く。
そこに茶の木が生え
谷にはびこり、岡を覆い、
肥えた土壌の潤いを承け
甘い　夜露の恵みに育つ。
月は今、初秋
農事は少し閑《ひま》。
組をくんで仲間と一緒に
捜しつつ茶を摘んできた。

水は則ち岷《みん》方の注
彼の清流を挹《く》む
器は澤《たく》し陶は簡なり
東隅より出づ
之を酌《く》むに匏《ほう》を以てす
式を公劉に取る
惟れ茲《ここ》に初めて成る
沫は沈み華は浮ぶ
煥《かん》として積雪の如く
曄《よう》として春敷《ふ》の若《ごと》し
神を調え内を和し
倦《う》みを解き慵《よう》を除く

水は岷山（四川省）の方から注ぎ
かの清流を汲み取る。
器は光沢があり、焼物は簡素
東の果てから出たものである。
ひさご（ひょうたん）の杓で茶を汲み
公劉（周王の先祖）の古式に法《のっと》る。
さてこれで　やっと茶が点てられる。
沫（をどみ）は沈み、華（あわ）は浮ぶ。
ぴかぴかと積もる雪の如く
きらきらと春の花の若し。
精神《こころ》を調え、身体《からだ》を和す。
疲労《つかれ》をとり、物憂さを除く。

杜育は河南省の出身で、また洛陽の都で官に就いたため、ほとんど河南省で暮らしたらしい。しかし詩に詠んだのは四川省の茶であった。魏晋南北朝でも薬としての効能（神を調え内を和し、倦みを解き慵を除く）を尊重しつつ、人々は賦に詠むほど、喫茶の抒情性を認めていたようである。神秘的な自然の恵みを受けた茶を、艶やかな器で、清い水でゆったりと淹れて飲む。まさにティーブレークの幸せなひとときである。

茶を摘むのは秋。これも今日の常識からすると意外に思われよう。今日、お茶は春摘むものだからである。しかし『爾雅』に郭璞が「早く採《と》るものを茶、遅く採るものを茗、一名荈」と注を付けたことからも、荈は遅摘みの茶なのである。秋の茶葉の方が、日光を良く受けてカテキン量も増え薬効も期待でき、収量も多いことを経験から理解していたのかもしれない。それでも仲間と一緒に探して摘む茶の収量は、多くはなさそうである。やっと点てた茶は粉になった葉が沈み、あわは浮かび、積もる雪のような輝きは、きらきらと春の花のようだ。それは末茶を煮ることによってできた泡の形容という。

そのほか魏晋南北朝で、晋の張華は『博物志』に「真茶を飲めば人の眠りを少なくする」と、南朝の任昉《じんぼう》は『述異記《じゅついき》』(偽書か)に「巴東には真の香茗あり、その花は白くバラのようで、煎じて服すと人を眠らせず、よく記憶して忘れないようにする」と、茶の効能を述べている。

# 第三章
# 中国　唐代

## 唐代の茶

中国唐代（六一八〜九〇七）になると、茶は世俗に浸透し、都の長安や洛陽、荊州《けい》（湖北省荊州）や渝州《ゆ》（重慶市）で、軒並み飲まれるようになったという（陸羽『茶経』六之飲）。盛唐の詩人・李白や杜甫らも茶を詩に謳《うた》い、茶の産地は、四川・重慶・陝西・湖北・河南・安徽・江西・浙江・江蘇・湖南・貴州・広西・広東・福建・雲南など十五の省・市・自治区におよび、近代のそれとほぼ匹敵する規模となったという。

飲茶の拡大に従い、朝廷に献上する貢茶も公的に運営されるようになった。陸羽は「顧渚紫《こしょし》筍《じゅん》（顧渚山産の上質の茶）」を貢茶にするよう勧め（『義興県重修茶舎記』）、湖州長興と常州義興（現在の宜興）に接する顧渚山に、顧渚貢茶院が唐の大暦五年（七七〇）に設立された。それは明の洪武八年（一三七五）まで六〇五年間続き、唐朝には労働者三万人、職人千人以上、製造工場三十室、焙煎のための竈百数か所があり、朝廷は毎年一万串以上（一串五〇〇グラム）の貢茶を生産したという。唐代に貢茶を行ったところは十六郡あり、およそ有名な茶産地は茶を献上しなくてはならなかった。貢茶は蒸し製の団子状の餅茶で、丸形も四角形もあり、サイズの異なるものもあったと考えられている（程啓坤「唐代における茶葉の種類およびその加工に関する研究」）。そうした茶の消費と生産の拡大につれて、医薬書にも茶は姿を見せてくる。

## 『千金方』

現存最古の医学全書は、唐初の『千金方』三〇巻である。内容は医学・薬学・鍼灸・養生などの広い分野にわたり、さらに医学の修業についての心構えと、医師の倫理を説いている。著者・孫思《そんし》邈《ばく》は、隋代に京兆華原（陝西省）に生まれ、医学に秀で、神仙にも仏教にも通じ、たびたび皇帝に召されても応ぜず、位階を授けられても受けず、医学に専念し百二歳の天寿を全うしたと伝えられる。『千金方』の序文には、「人命こそ最高至上であり、一処方が人命を救う徳は千金を超える。そこで『千金方』と題し、広く庶民の家に伝え、多くの人命を助けることを願う」とある。成立は六五〇〜五八年ころ、『茶経』成立のおよそ百年前である。『千金方』は転写により伝本には異同が多かったが、宋代に官命で林億らの儒臣グループが大幅に改訂刊行（一〇六六）した。今日に伝わる『千金方』のうち基準となるテキストは、宋改を経た南宋刊本『備急千金要方《びきゅうせんきんようほう》』三〇巻（重要文化財）である。その巻一八に、茶を用いた処方が見える。

急に破れるような頭痛におそわれ、冷えでもなく、ショック症状によるものでない場合、その痛みは胸膈《きょうかく》にある過剰な水分によって症状が出たもので、厥頭痛《けつずつう》という。吐き出して、すぐに治す処方

ただ茗だけを煮て作って飲む。二、三升を適度な熱さにして飲め。二升も飲めば、すぐ体を震わせて吐く。吐き終わればまた飲み、このように数回以上して、ひどい場合は胆汁まで吐いて

止める。体を損なうことはなく、喉が渇けば治る。

多量の水分が体内に滞って起こる頭痛は、多量の茶を飲み水分を吐かせて治すという処方である。

孫思邈は北方の京兆華原在住にもかかわらず、茶による治療法の知識があった。七世紀半ばには陝西省でも、治療に使用する茶があったことが分かる。

巻第二六は食治である。孫思邈は健康の基本は食事にあるとし、医師は病気の原因を判断して、先ず食事療法から始めるよう勧め、食材について述べる。食材の「菜蔬」第三の中に「茗（茶）」がある。

茗　味苦く、酸。体を冷やす。無毒。久しく食せば、人を元気にし、心を悦ばせ、生き生きさせる。

黄帝曰く、韮《にら》と一緒に食べてはいけない。体重を重くする。


この文の中の「久しく食せば、人を元気にし、心を悦ばせる」は、前述のように『茶経』七之事にある『神農食経』と同文である。

「黄帝曰く」の黄帝は、漢民族の始祖とも言われる伝説上の帝王で、その名を冠した医書『黄帝《こうてい》内経《だいけい》』がある。現伝の『黄帝内経』にこの文は見えないが、「〜を食べてはいけない」という「食《しょく》忌《き》」は、隋以前の古い食療本草に見られる。孫思邈の時代に、黄帝の言葉と伝える別な書か文があったのだろう。この「韮と共に…」の文は、『茶経』七之事では壺居士《ここじ》『食忌』として引用される。

いずれにしても『千金方』以前に、『神農食経』や「黄帝」、壺居士『食忌』などと称した医薬書が、茶の効能を述べていた。薬用としての茶の歴史は、『新修本草』より古い時代に確実にさかのぼろう。

## 『千金翼方』

孫思邈は晩年『千金方』を補足するために、『千金翼方』三〇巻を撰述した（六五九〜六八一成立）と言う。『千金翼方』の最善最古のテキストは宋改を経た元刊本のため原書から隔たったものとは考えられるが、そこに茶の記事がある。

『千金翼方』巻之一「薬を採る時節」で、生薬は採取すべき時節が重要で、それを誤ると、薬とは名ばかりで実を失ってしまうという。そこに「茗　春採る」とある。本来、茗は遅摘みの茶葉であったから、採る時期が春では矛盾する。本来「秋」とあったものを宋代に「春」と改めたか、あるいは茗が茶の総称となり春摘みのものも含むようになったのであろう。

同じく巻之一薬の産地に、「山南東道　襄州《じょうしゅう》　茗草」とある。襄州は『茶経』八之出でも茶産地となっている漢水流域の中間、湖北省襄陽《じょうよう》にあたる。ここで茶は「茗草」と、草の文字が与えられている。

巻之三は、唐代の勅撰本草『新修本草』「茗」の文を収録する。

巻之二二は、鍾乳石《しょうにゅうせき》や寒食散《かんしょくさん》の服用について述べたところである。鍾乳石も寒食散も不老長生や補虚益精《ほきょえきせい》の効能があると信じられ、隋・唐時代に神仙思想を奉じる人々が盛んに服用した。寒食散は五石散《ごせきさん》とも言い、五種の石薬を練成して作る。五石散を飲用する際、酒だけは温めても良いが、他の一切は寒食（冷たいまま飲食）しないと百病が生ずるとして、寒食散とも言った。不老長生を目的とする石薬や寒食散であったが、鉱物を服用するために、副作用で苦しみ、命さえ落とす人が、実は多かったのである。その副作用を治す処方に茶が利用されていた。

「石薬による下痢に効く処方」

淡く煮た真の好茶の汁を二～三升服用する。重い者は三服、軽い者は一～二服すれば、すぐに差《い》える。

「真好茶」は、『本草集注』で陶弘景が「真茶」と表現したと同様、ほかの植物でない良好な茶葉を煎じたものと思われる。

孫思邈には『枕中（神枕）方』の著書もあったと、『新唐書』に記録がある。同書は現存しないが、『茶経』に『枕中方』の一処方が採録されている（後掲『茶経』参照）。

**『南海寄帰内法伝』**

孫思邈とほぼ同時代に、高僧・義浄《ぎじょう》（六三五～七一三）はインドへ行き、仏典と共にインドの医療を伝えた。その『南海寄帰内法伝《なんかいききないほうでん》』巻三に、インドの絶食療法の予後に、「熱があれば、苦参《くじん》湯《とう》をよく煎じて飲むと良いが、茗もまたこの時期の飲み物として良い」と、茶を勧めている。インド医学の長所を説く中で、発熱の時の飲み物として、茶を推奨した点は、興味深い。その茶は中国産であったろうか。

## 『外台秘要方』

『千金方』から、およそ百年後の天宝一一年（七五二）、王燾《おうとう》の『外台秘要方《げだいひようほう》』四〇巻が成立する。唐を代表する医学全書で、その編集様式は各項目のはじめに病気の原因と病態（隋の『諸病源候論《しょびょうげんこうろん》』から引用）を述べ、ついで治療法を各医薬書から引用する。このスタイルは、後の医学全書の模範となり、中国はもとより日本や朝鮮の医薬書にまで踏襲された。

著者・王燾（生没年不詳）は、医師ではなく官吏として長らく国家図書館で書籍に接し、そのため数多くの医薬文献資料を整理編集することができたと言う。内容のほとんど全ては自説でなく、他の文献からの引用で、唐代までの医薬書に載る処方を『千金方』の倍近く六五〇〇も収録する。処方の多くは既に失われた書物を出典とし、文献名と出典箇所の巻数まで明らかにしている点から、比類のない史料価値をもつと評価される。現伝本『外台秘要方』の最善最古とされるものは、宋代に国家事業として林億らにより改定され、南宋の紹興年間に刊行されたと推定されるもの（静嘉堂文庫所蔵）である。

『外台秘要方』で茶が見えるところは、「茶碗」（巻五）、「消化の時の痛みや不調を治療する処方」の「桔梗散を茶で飲む」（巻七）、前述の『千金方』頭痛の処方（巻八）、「南中の〔温〕茶は、多く喫してはいけない。桑を熱く煮て、これに代える」（巻一一）である。南中は、現在の雲南省とされ、茶は南中の特産品であった（『茶経』七之事所引　魏・傅巽《ふそん》「傅巽七誨《しちかい》」）。唐代の雲南の茶は、〔温〕茶と記される。身体を暖める温の茶というのは、どのようなものだったのか、発酵茶だったのだろうか。この記事だけでは明確にならないが、興味深い。

巻一八脚気の治療法には、「空腹時に茶湯のように、羹粥《こうしゅく》（スープがゆ）のように、（薬を）毎服半大升飲め」と茶湯が喩えに使われる。羹や粥のように、茶湯が生活の中で一般化したということだろう。巻一九の脚気の治療法にも「檳榔《びんろう》殻汁の中、または茶飲の中、豉汁《しじゅう》（みそ汁）の中に入れて、檳榔仁散を服用」とある。茶の薬効も含む薬の飲み方であろう。

巻二二の「歯の出血が止まらない場合の治療法」（『千金方』）には、「茗草（茶）の濃い煮出し汁を口に含んで漱《すす》ぐことを終日せよ」とある。この処方は、現伝の『千金方』には見えないが、茶を「茗草」と言っている点は注意される。なお、今日の科学が明らかにする茶の薬効に、止血作用は見えない。しかし濃い茶でうがいすることは、殺菌効果も期待でき、容易に利用できよう。

巻二六では男女の前陰のデキモノの治療に、「紫芽茶末と荷葉《ハスのは》を焼き灰にしたものを粉末にする。

塩入りの湯冷ましで洗い終えたら、粉を塗り付ける。三〜五回もすれば治る」とある。デキモノに効くことは、『新修本草』でも述べられるので、茶に抗炎症・抗菌作用のあることが知られ、既に活用されていたようだ。

## 唐代の製茶法を示す資料

『外台秘要方』巻三一では『千金翼方』から茶（茗草）の産地名を引用、そして「茶に代わる新しい飲み方（代茶新飲方）」として、興味深い記事が見える。概要を述べよう。

生薬十四種の良いものを選び、分量を量り、それぞれ別に搗《つ》いて細かくする。次に馬の尾で作った羅《ら》で篩《ふる》い、均一になるよう混ぜ、ふたたび篩《ふる》い、煮て臼《うす》で搗いて硬軟を調える。次に竹製の棬子《まげもの》、周囲の闊《ひろ》さは二寸半（七・七㎝）、厚さは二分（六㎜）以下で、大小厚薄は臨機応変に作る。手で練ったものを摸《かた》に入れて餅子を作り、中心に孔《あな》を穿《うが》ち、日に曝《さら》して乾かす。百余りの餅を一穿《せん》（ひと繋《つな》ぎ）とし、葛《くず》の蔓《つる》を縄にして通す。竹を薄く長く割いたもので貫いてもよい。これを掛けて風を通し陰干しするのが妙《よ》い。

煮る場合、炭火の上で炙《あ》ぶり香りを熟させ、焦がすな。臼の中で搗いて粉末にし、随時取っては足す。煎じて茶に代え、濃くも薄くもこれを量り、少し塩を入れて煮る。頻繁にカス（煮た生薬）を掻《か》き揚げて垂らすと滑らかで美味しくなる。塩、橘皮《きっぴ》、蓽撥《ひはつ》（コショウ科のヒハツの未成熟果穂）を入れてもまた佳い。

この処方は、病気の原因を除き、丹石中毒を治し、腰脚を強くし、耳目を聡明にし、骨肉を堅長にし、筋を緩め、皮膚を滑らかにし、脚気、呼吸困難、急な腹痛、咳《せき》、糖尿病など、多くの症状に効き、ことに座禅をする高士が飲めば心力を益すなど、素晴らしい効果があると言う。

茶に代わる新しい飲み方というが、ここには唐代の茶の製法や飲み方（第一章図3・4参照）が詳しく描写されていると言える。型の円周は七・七㎝なので直径は二・四五㎝となり、厚さは六㎜以下と明確になる。朝鮮半島に昭和一〇年代に遺存した銭茶（第一章図17参照）は、竹幹を輪切りにした型を用いて固形茶を制作したと報告されている。まさに同様のサイズである。おそらくこのようなサイズの餅茶が唐代の餅茶の標準だったのではないだろうか。もし餅茶を大きく厚くすると、古代では乾燥が非常に難しかったと想像される。乾燥が十分でなければ、保存も困難になる。そこで薄く小さい餅茶を百個以上クズの蔓でつなぐ、あるいは竹を細長く割いた棒を通して、風通しの良いところで保存したのであろう。すると、有名な唐の盧同《ろどう》の茶歌に、手紙と共に頂戴した「月団三百片」と丸い餅茶三百片を詠んだことも理解できる。また煎じ方、座禅をする高士に勧める点なども、唐代の茶を考察する上で良き史料となる。

唐代も八世紀半ばとなると、茶は医薬でも、食生活でも浸透した様子が窺われる。王燾は黄河流域の陝西省の出身であるが、茶の効用を認めている。飲茶の習慣は一層広がっている。

## 『崔禹錫食経』　茶粥の作り方

「蜀《しょく》の嫗《おうな》の茶粥」、蜀つまり四川省のおばあさんの茶粥について述べた西晋の「司隷教」が『茶経』に引用される。この「茶粥」はどのようなものか、これまで議論されてきた。江戸時代の大典禅師は「茶屑を煎飲したもの」(『茶経詳説』)、諸岡存氏は「茶の煮たもの、種々の野菜の入ったもの」(『茶経評釈』)、中国の呉覚農氏は「茶の煮たもの」(『茶経述評』)、布目潮渢氏は「穀物の粥にどのような形かわからないが、茶が入っている」(『茶経詳解』)、中村喬氏は、「粥汁のようにとろりとし、ポタージュ式の羹で調味料が入っていた」とする。

さて、唐の崔禹錫《さいうせき》が編纂した食物本草『崔禹錫食経《しょくきょう》』に、「秋は茗水を摂ると良い。茗の苗の葉を採り、蒸して曝《さら》し、米と雑ぜて擣《つ》き、粥をつくる。これを食べると、神に良い」とある。すると、この「茶葉を蒸して乾燥し、米と一緒に擣いて作る粥」が、西晋の蜀の嫗の茶粥を明らかにしているのではないだろうか。「秋」に摂ると良いというのも、薬用の茶(茗)はやはり秋に作られ飲まれたと推察させる。またこの茶の飲食法は、『茶経』が引用する『広雅』の「荊・巴の間では、茶の葉を採んで餅にする。葉の老いたものは、餅にするのに米膏を入れてつくる」とある茶の利用法に、おそらく次ぐ古い記録であろう。

この『崔禹錫食経』の文は、平安時代の『医心方』巻二九の養生を説くところに引用され、茗(茶)を養生に良い飲食物としている。『崔禹錫食経』は現存せず、中国でも早くに失われ、成立年なども不明だった。しかし日本の『日本国見在書目録』をはじめ『医心方』・『本草和名』・『和名類聚抄』などに多くの引用文があることから、唐の六五九〜八九一年の間に成立した、崔禹錫が編集した食物本草書とされている。

『医心方』巻二九には、唐代と考えられる次の二点の資料もある。

『本草食禁』に云う、熱い茶を飲んだ後、水漿を飲んではいけない。心痛になる。大いに慎め。

『膳夫経《ぜんぷきょう》』に云う、どんな食べ物も茶で飲み込んではいけない。のぼせて咽《むせ》び咳き込む。

『本草食禁』の詳細は不明だが、『神農黄帝食禁』（『漢書』）・『神農食忌』（『宋書』）などと同じように古い禁忌形式の食物本草であろう。

『膳夫経』は唐・楊華《ようか》の『膳夫経手録』一巻が知られるが、現伝本にこの文は見えない。『唐書芸文志』などに『膳夫経手録』は四巻とあるため、失われた部分にあったのかもしれない。こうした資料を見ると、唐代ではタブーが言われるほど茶は食事と結びつき、生活の中に根付いていたのであろう。

**初の官撰本草『新修本草』**

唐の顕慶二年（六五七）右監門府の長史・蘇敬は、陶弘景の『本草集注』には誤りがあり、また時代と共に新薬が増えたため、本草書を補正するよう皇帝に願い出た。皇帝は諮問の後、李勣《りせき》を総監として蘇敬らに編集を命じ、同四年（六五九）正月一七日『本草集注』を増補・訂正した『新修本草』二〇巻、新たに編集した『薬図』二五巻・『図経』七巻と目録が上奏された。初の勅撰本草書である『新修本草』は、日本にも奈良時代に伝えられ、平安時代には陶弘景の『本草集注』に代わって、正式の薬書として広く使用された。

『新修本草』の古写本には、敦煌から出土した大英博物館本など三種のほか、日本には国宝に指定された仁和寺本がある。仁和寺本は、天平三年（七三一）の奥書があるが、以上の古写本に茶に関する記述は見えない。しかし仁和寺旧蔵本として江戸末期に発見された別な残巻を、小島宝素が天保一三年に謄写したもの（原本は不明）があり、そこに茶と苦菜の記事がある。

茶は『新修本草』木部中品巻一三にある。

茗苦梌。茗、味は甘苦。微寒。無毒。瘻瘡《デキモノ》を主《なお》し、小便を利し、痰（胃内停水）や熱、渇きを去り、人の睡りを少なくする。秋にこれを採《つ》む。

苦梌は気分を下《おちつ》かせるのに主《き》き、消化不良を解消する。飲を作《な》すには、茱萸《ごしゅゆ》・葱《ねぎ》・薑《しょうが》を加える。

（注）案ずるに爾雅《じが》・釈木に云う。檟《か》は苦梌。春秋これを採む。榛音、一名荈。山南道の金州（陝西省安康市）、梁州漢中（陝西省漢中市）に出る。新附。

『新修本草』という言わば国定薬局方で、茶の効能が示された。茶は木部中品に分類され、冷薬として解熱・沈静に効果があり、消毒・利尿・覚醒作用・消化促進などの効能も明記された。注の『爾雅』は前漢ころの字書で、その釋木編にある「檟」を茶と解釈して引用する。当時の茶産地も明記するが、産地名は陝西省内二箇所のみである。末尾の「新附」は、『新修本草』で新たに加えられた薬品であることを示す。『新修本草』以降、明朝に至るまで本草書は、すべて「茗苦梌（宋代では茗苦𣘻）」あるいは「茗」という項目名で茶は書かれることになる。

「茗苦梌」の「梌」は木偏で草冠がない。この字形は「茶は木類で草ではない」（巻一八苦菜の注）とする『新修本草』の編者・蘇敬の主張と一致する。また『茶経』一之源に『新修本草』の茶を表す文字は「木に従う」つまり木篇とするという記述とも合致する。当時は茶を表す文字がまだ確定していなかったため、ここで創作された、あるいは既に存在した「梌」を用いたのであろう。ただし、この「梌」文字は江戸末期に発見された『新修本草』の残巻を小島宝素らが謄写したものを、更に写したもの（森立之旧蔵・羅振玉所蔵『新修本草』本、清・傅雲龍《ふうんりゅう》『籑喜廬《せんきろ》叢書之二』本の二種）にのみ見える。

『新修本草』の茶の項目名は、「茗苦梌」である。これは「茗」と「苦梌」の二語からなる。『新修本草』の他の薬名は一語を項目名とするため、非常に特異である。

なぜ項目名を「茗」としたのだろう。まず文中にあるように、唐代では秋に茶葉を摘んで薬用に供したからではないだろうか。『爾雅《じが》』郭璞《かくはく》の注に「晩《おそ》く採る者は茗となす。一名は荈《せん》」とあるように、晩くに摘む茶葉が茗であり、荈である。西晋・杜育の「荈賦」も、茶を初秋に摘んでいるので「荈」の賦なのである。おそらく古代の茶樹は一本植えで、枝も疎放に広がり、芽数も少ないため、夏過ぎて茶葉が成長し繁茂した時期に摘む方が効率的だったろう。茶の効用の中心・カテキンは、十分な日射を受けたほうが多くなる。苦くはなるが薬効も期待できたため、秋採みの葉を利用したと考えられる。

次に、茶という漢字が確立する前、漢代から茶を表す文字として「荼」が用いられた。「荼」は茶も表すが、苦菜・荻の穂・ツバナなど多様な意味を持つため、荼を茶と即断することは難しい。一方、「茗」は晋代から確実に使用され、南朝宋の『世説新語』や東魏の『洛陽伽藍記』、陶弘景の『本草集注』で用いられ、唐初の李白・杜甫・白居易らも詩に「茗」を使用する。「茶」文字が普及するまで、「茗」は茶の通称となった。そのため勅撰書である唐初の類書『芸文類聚』や、『新修本草』も項目名に使用したと推察される。

### 蘇敬は茶に関心があったか

主要本草書は次代の本草書に収録される。唐の『新修本草』も、宋の『証類本草』に収録される。現存する『証類本草』（大観本草、政和本草）所収の『新修本草』を見ると、「秋摘む」が「春摘む」となっている。飲茶が盛んになると効能より味が求められ、主流は春茶となり、秋摘みは廃れ忘れ去られ、「秋」が「春」に書き換えられたのではないだろうか。

『新修本草』を著述したのは、主に蘇敬であった。蘇敬は「苦菜」の注に、茶は木類で菜類ではないから、「苦菜」を茗（茶）とする陶弘景の説は誤りとした。確かに今日の常識から見れば、茶は野菜や草ではなく木である。しかし茶が嚢の実となる蔬菜に分類されていたことは、前に見た通りである。また蘇敬は茶の産地を陝西省南部の金州と漢中の二か所しか記さないが、そこは約一〇〇年後に成立した『茶経』では評価の低い北限の茶産地であった。唐代の茶の主要産地である長江流域をはじめとする『茶経』にある約五〇か所近くの茶産地も記さない。蘇敬は右監門府長史、長安の門の管理者として長安に住まい、実際に茶樹そのものを見たかどうか、十分な茶の知識があったかどうかは、極めて疑問である。

### 『本草拾遺』

始めての勅撰本草書『新修本草』が完成してから八〇年後の開元二七年（七三九）、陳蔵器《ちんぞうき》は『本草拾遺』を著した。「拾遺」とは、『新修本草』の遺逸を拾う意味である。勅撰でなく、民間人の陳蔵器によるものだが、陳蔵器の薬物の鑑識・薬効・薬用についての知識は、たいへんに広く深く、薬用となるもの、薬療に関する記録は出来る限り幅広く採録し、唐代の薬物や医療の実情を詳しく伝えた。原書は失われたが、茶の記事は宋の勅撰『開宝重定本草《かいほうじゅうていほんぞう》』（九七四）に採録されたものが『証類本草』で見られる。また宋の類書『太平御覧』、明の『本草綱目』、日本の『喫茶養生記』にも収録され、今日に伝わる。

茗苦㮈は、寒のため熱気を取り、マラリアなどの熱を治し、大小腸のお通じを良くする。これを食すには熱いものが良く、冷たいと体内に余分な水分をあつめてしまう。㮈は茗である。軟らかい若芽を擣《う》って餅とし、一緒に炙ると良い。長く食すと、人を痩せさせ、人脂を去り、睡らせない。唐の『新修本草』から附された薬品。

この文を見ると、柔らかい若芽を使い、また㮈《ちゃ》と茗は同義としているので、当時には、薬用でも既に春茶が主流となっていたとわかる。陳蔵器は四明（浙江省）の出身というから、茶の環境には恵まれていただろう。『新修本草』より茶の薬効が詳細に記される。ここの痩身効果、体脂肪を減らす効果は、現代の茶関係の書でもよく引用される。

**『食療本草』商品としての茶**

唐の長安年間（七〇一～五）に孟詵《もうせん》は『補養方』を著し、それを張鼎《ちょうてい》が開元九～二七年（七二一～三九）に増補して『食療本草』としたという。その茶の記事は、宋の『証類本草』に見える。

茗葉は便通・解熱・去痰に効果があり、煮汁で粥を作ると良い。茶は気を落ち着かせ、眠気をとり、消化不良を治す。茶は摘み立てが良く、蒸して搗き固めて寝かせる。古くなったものを用いると、めまいや動悸を起こす。

商人は槐《えんじゅ》や柳の若芽を混ぜる。

茶の効能と共に、茶粥が記される。これは茶の煮汁で作るとあるから、現代の茶粥に近い。固形茶の製法もあり、古くなったものの使用はめまいなどを起こすとある。興味深い事柄は、商人が儲けるために、エンジュや柳葉を茶に混ぜ、売ったということである。茶を売る時に、廉価な植物の葉を混ぜカサを増やしたのであろう。八世紀には、このような茶の商売が行われていたことも分かる。

**『食医心鏡』**

九世紀半ば、昝殷《さんいん》は食品の効能や食べ方を記し「食医心鑑三巻」を編纂した。『証類本草』では、宋の太祖の祖父の名「鑑」を避け「鏡」に変えた『食医心鏡』の名で収録される。

赤白痢と熱毒痢には、好い茶一斤を炙《あぶ》って粉末にして濃く出し一〜二杯喫む。慢性の下痢にもこれを服すと良い。また気鬱を治す。腰痛が酷くなって動けないときは、煎茶五合に酢二合を入れて服用する。

下痢・気鬱・それから腰痛にも効果があるという。腰痛にはどうして効くのだろう。

**『経験方』**

『経験方』と称する書は多い。そのため『証類本草』の茶の項目に引用された『経験方』が何かは不明である。しかし『証類本草』は年代順に引用文を並べたとみられるため、『食医心鏡』と『兵部手集』の間の『経験方』も唐代の書と考えられる。また蠟茶とせず、蠟面茶と表記することからも、唐末の著作であろう（「蠟茶と香茶」参照）。

陰嚢の上のデキモノは、甘草の煎液で患部を洗い、粉末にした蠟面茶を付けると良い。

蠟面茶はそれ以前の固形茶より緻密に作られたが、デキモノの治療に使用されたことが分かる。

**『兵部手集』**

『兵部手集方《へいぶしゅしゅうほう》』は、唐代に兵部尚書《しょうしょ》であった李絳《りこう》（深之）の処方を、薛弘慶《せつこうけい》が選出したもので、原本は失われ、『証類本草』に引用されたものが残る。

忍び難い心痛が五年十年続いたときは、湖州茶を煎じて上等の酢を混ぜて飲むと良い。

心痛は狭心症に近い症状と考えられている。湖州は現在の浙江省湖州市で、唐代の湖州には皇帝にも献上した顧渚紫筍《こしょしじゅんちゃ》茶という名茶があった。

## 『茶経』に記された茶の効能

『茶経』は『新修本草』が成立してから、およそ百年後の七六一年ころ、陸羽によって著された。茶を語るうえで欠かせない古典『茶経』は、茶の効能を述べ、古い医薬書の引用文も多い。『茶経』一之源には、次のように書かれている。

茶の効用は極めて寒（体を冷やす性質）のため、行い精《すぐ》れ倹の徳のある人に最適の飲み物である。熱が出てのどが渇き、気鬱になり、頭痛がしたり、目が渋《しぶ》き、手足が重たく、ふしぶしがだるいときに、とりあえず四〜五口も啜れば、醍醐《だいご》（牛乳から作った最上の飲み物）や甘露（良い政治が行われた時に点が降らせる甘い露）にも匹敵するほど素晴らしい。けれども、茶を摘む時期を誤り、丁寧に製造せず、他の草木の葉と雑ぜて飲めば病気になる。

『茶経』は茶を極めて寒とした。寒は体を冷やす薬性といい、『新修本草』で「茶は微寒」であったが、陸羽は茶の寒の性質を重要視したのか、「極めて寒」とした。茶の性質が寒であるため、行いすぐれ、倹の徳のある人にふさわしいとする。そして「倹（つつましく、控えめ）の徳」こそ、陸羽の茶の精神であると考えられてきた。

確かに、『茶経』の茶具は、茶を美味しく淹れることを目的としたもので、決して華美で高価なものではない。また唐の封演《ふうえん》の『封氏聞見記《ふうしぶんけんき》』巻六飲茶にも、こんなエピソードがある。常伯熊《じょうはくゆう》が陸羽の茶論を広げ潤色すると、茶は大いに行われた。あるとき、御史大夫《ぎょしたいふ》（官吏を監察する機関の長官）の李季卿《りきけい》が伯熊の噂を聞き、茶を淹れるように頼んだ。すると伯熊は富貴な人の着る黄被《おうひ》衫《さん》をまとい、茶名を言い区別して淹れたので、周囲は皆、感心した。次に陸羽が野服を身にまとって淹れると、李公は卑しみ下僕に命じて銭三十文を陸羽の報酬とした。この恥辱を受けると、陸羽は「毀茶論《きちゃろん》（茶をそしる）」を著したという。身なりで人は判断しがちであるが、陸羽は贅沢で派手な身なりはせず、野服を着る隠士であり、その精神は倹であった。倹は、茶の寒の性質と関わるという。それは、気持ちを大きくする効能の酒とは対極である。また遥かのちに、日本の茶の湯に「冷え枯れ、さび」といった言葉が生まれるのも、やはり茶の寒の性質につながると考えられる。

## 『茶経』所収の効能を記す古文献

『茶経』七之事は、茶にまつわる資料集である。始めに人名を列挙し、続けて四七ヶ条の古文献を引用する。そのうち医薬や効能に関するものは、一一ヵ条ある（全文ではなく効能の部分のみ記載）。

1　『神農食経』茶茗を長く服用すると、人に力をつけ、気分が楽しくなる。
2　『広雅《こうが》』茶を飲めば酒の酔いを醒まし、人を眠らせない。
3　劉琨《りゅうこん》（西晋から東晋にかけての武将）の手紙「兄の子・南兗州刺史《みなみえんしゅうしし》の演に与える書」私は体中がつぶれそうに悶々となると、いつも真茶に頼っている。おまえも真茶を手元に置くとよい。

4　華佗《かだ》（後漢末の名医）『食論』苦茶は、長く食すと意思を益す。

5　壺居士《こじ》『食忌』苦茶は久しく食すと羽が生えて仙人になり、韮と食べると、体重を重くする（羽化登仙できなくなる）。

6　陶弘景『雑録』「苦茶は身を軽くし、普通の骨を仙人の骨に換える。昔、仙人の丹丘子《たんきゅうし》、黄山《こうざん》君《くん》がこれを服用した。

7　『桐君録（『桐君薬録』）』茗には餑《ぼつ》（泡、茶の華）があり、これを飲めば人に良い（中略）巴東（四川省）には別に真の茗茶があり煎て飲むと、人を眠らせない。俗世間では、梅檀（センダン）や大皁李《だいそうり》（シナサイカチ）を煮て茶にする。いずれも冷（体を冷やす）である。

8　『本草木部』に「茗苦梌。味は甘く苦い。微寒。無毒。デキモノを主《なお》し、利尿作用があり、体内の余計な水分・のどの渇き・熱を去り、人を睡《ねむ》らせない。秋に摘んだ茶は苦い。気を落ち着け、消化不良を治す。注に「春秋これを採る」とある（『新修本草』巻一三「茗苦梌」の文）。

9　『本草菜部』苦菜、一名は茶。一名は選。一名は游冬。益州（四川省）の川沿いの谷や山の峰や道ばたに生える。冬を越しても枯れない。三月三日に摘んで乾燥する。

（陶弘景が）注に言う「この苦菜こそ今いう茗（茶）であろう。一名は茶といい、人を眠らせない」と。（『新修本草』の）注、「『詩経』に「誰が茶を苦いというだろう」」、「菫茶《きんと》は飴のようだ」とある「茶」は、いずれも苦菜である。陶弘景は苦菜を苦茶というが、茶は木の類で菜の仲間ではない。茗は春に採り、これを苦梌という（『新修本草』巻一八「苦菜」の文）。

10『枕中方《ちんちゅうほう》』積年のデキモノを治療するには、苦茶とムカデを並べて炙り、同量まぜて、搗《つ》き砕いてふるい、粉にする。甘草を煮出したもので、デキモノを洗い、その粉末をつける（枕中〈または神枕〉方は、唐の孫思邈の著作。佚亡）。

11『孺子方《じゅしほう》』小児が理由《わけ》もなく逆上して倒れた時に治療するには、苦茶と葱のヒゲを煮て、これを服《の》ませる（孺子方とは、小児科の処方集。未詳）。
8、9の『新修本草』以外の史料は、いずれも散逸した書からの引用である。それだけに時代と内容などそのまま資料と認識することはできないが、陸羽の時代まで、茶がどのような効能を持つと考えられていたのかは推察できよう。
『茶経』の資料から分かる茶の効能は、身体を冷やす、覚醒作用、酔い覚まし、元気回復、デキモノを治す、解熱作用、消化促進、気持ちを落ち着ける、利尿作用、軽身羽化である。このうち「軽身羽化」は、羽化登仙の神仙思想を表現している。そして茶は、宋代の医書でも神仙思想と結びついて語られる。

# 第四章　日本　喫茶の始まりから平安時代まで

## 日本の茶はどこから来たか

茶樹は日本に自生していたか、あるいは渡来したものであったか、長らく論議されてきた。山口聡氏は日本における茶樹の渡来を調べ、アジア各地の茶の花の形質の違いに着目した。すると日本

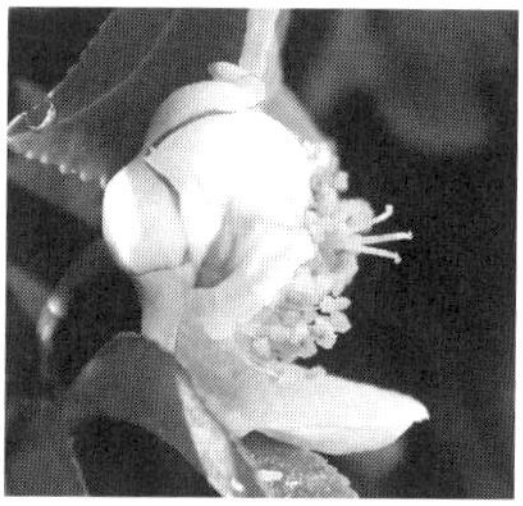
図29　雌蕊の長い茶の花
(撮影：山口聡)

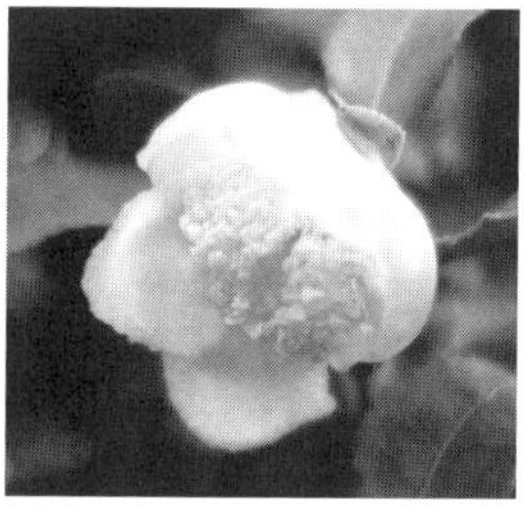
図30　雌蕊の短い茶の花
(撮影：著者)

にある茶樹の花は、雌蕊《めしべ》が雄蕊《おしべ》にくらべて長く突出しているもの(図29)と、雌蕊が短く雄蕊の中に埋まるもの(図30)の二通りに大別できるという。雌蕊が雄蕊群より長いものは古くからの茶産地・九州の脊振山《せぶりやま》や宇治そして韓国の在来茶集団に多く、雌蕊が雄蕊群より短いものはその他の日本種に多く、それは中国浙江省の径山辺りで見られるという。日本で見られる形質は、いずれも中国で見つかり、また遺伝子解析の結果と合わせて検討すると、茶樹は中国から渡来したもので、現時点では杭州近辺が日本の茶樹の故郷《ふるさと》と見なせるという。更に日本に茶樹が将来された時期は、一度目は遣唐使らによって中国との交流がさかんになったころ(奈良時代末期から平安時代にかけて)、二度目は鎌倉末期から室町時代であり、後者のものが広く日本に分布したと考えられるという。

出土資料からも、日本で茶の飲用が開始されたのは、奈良時代末

期と考えられるようになった。奈良興福寺一乗院跡から、釜・火舎《かしゃ》（風炉）・椀のセットで緑釉陶器が出土しており、それが当時の喫茶具ではないかと推察されている。一乗院の創建は平安時代だが、その遺構より下層の奈良時代末期の土坑から出土し、また平安初期の山崎離宮とされる遺跡からも同様の茶具とみられるセット（図31）が出土、滋賀県にある崇福寺あるいは梵釈寺跡ともいわれる遺跡からも同様のものが出土している。

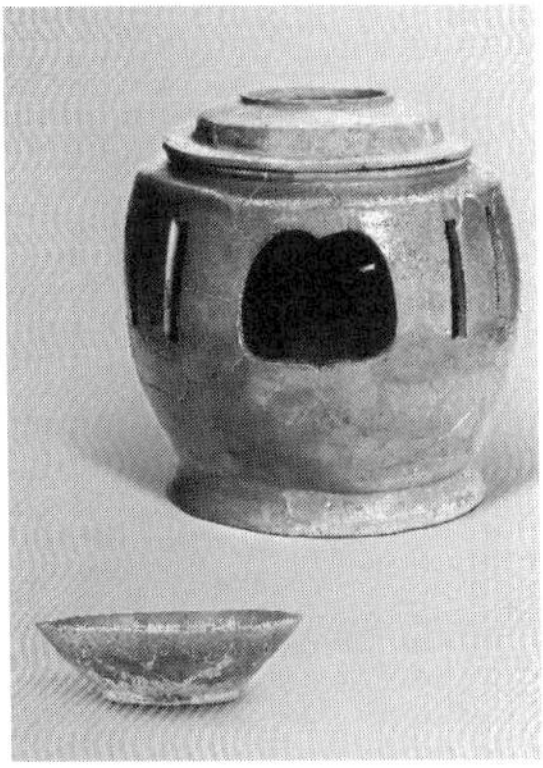

図31　釜・火舎・椀（緑釉陶器　大山崎町歴史資料館）

　これら緑釉陶器は中国越州窯の青磁を模して作られたと考えられている。手本である越州窯系の青磁碗は、平安京や大宰府の遺跡からも出土している。越州窯の青磁茶碗といえば、陸羽が『茶経』で茶の飲用に最もふさわしいと評価したものだ。越州の青磁碗が日本でも喫茶に用いられていたとするならば、緑釉陶器のこれらも喫茶に使用されていた可能性は非常に高い。すると緑釉陶器が喫茶具として作られる以前から、越州の青磁碗で喫茶が行われていたと推察される。

　言葉の上からも、茶は中国から平安時代までに将来されたと考えられる。日本最古の医書『医心方』（九八四）は、中国の薬名それぞれに和名を付けている。中国の薬名「茗」に、和名を「茶」と付ける。ほかの薬物の和名は、大和言葉を真仮名で書く。「茶（チャ）」は本来、大和言葉ではない。にもかかわらず、大和言葉の位置に茶（チャ）を置く（九一ページ『医心方』参照）。

このことについて、江戸時代に来日したドイツ人ケンペルが、鋭い指摘をしている。茶には「チャ・サ」の音読みだけで、訓が無いというのである。確かに「チャ・サ」は、訓でも大和言葉でもない。ということは「茶」という漢字が渡来するまで、日本には茶が無かった証になろう。茶は言葉と共に中国から伝わったもので、日本にもたらされた時期は、中国でチャを「茶」という文字で表し、「チャ」と発音するようになってから、つまり中国唐代以降になるだろう。

## 茶を将来したのは誰か

日本の正史の上で茶が登場するのは、『日本後紀』弘仁六年（八一五）四月二二日の条に、嵯峨天皇が近江国韓崎《からさき》へ行幸したおり、梵釈《ぼんしゃく》寺を訪れたところで、大僧都《だいそうず》・永忠《えいちゅう》（七四三〜八一六）が手ずから茶を煎じて奉ったというものである。永忠の在唐時期（七七三ころ〜八〇五）は、唐代でも『茶経』が著された後の喫茶の盛んな時期にあたる。そこで茶を日本に将来したのは永忠とも、あるいは滋賀県大津市坂本に最澄が植えたという茶園のあることから最澄とも、空海とも言われる。また遣唐使とともに帰朝した僧侶が「雑密《ぞうみつ》」と呼ばれる密教経典とともに、茶を持ち帰ったのではないか（永井晋氏「中世のお茶こぼれ話」）とも推測されている。「雑密」とは、最澄・空海らによって将来される純密以前の、雑然と未整理の呪術性の高い雑部密教をいう。茶は禅との結びつきがすぐに想起されるが、じつは密教とのつながりも深い。

最澄や空海、また永忠も茶や茶樹、喫茶用具をもたらしたかもしれないが、唐代に盛んになった茶文化に接した僧侶や商人ら複数の人々が、製品としての茶も茶器も、また茶樹ももたらしているのではないだろうか。

### 『仁和寺御室御物実録』

永忠から茶を献じられた嵯峨天皇は、同年の六月三日に畿内と近江・丹波等の諸国に茶を植え、毎年献上するよう命じたと『日本後紀』は伝える。それだけの地域に植えられるほど、多くの茶の種がすでに国内にあったのだろう。『日本後紀』の茶の記事の二年前には空海、一年前には嵯峨天皇の漢詩に茶が詠まれている。すでに茶は存在し、飲まれていたのである。後に最澄や菅原道真らも漢詩文などに茶を詠み込んでいる。唐風文化への憧憬は平安時代を通して強く、漢詩文では殊のほか白居易（白楽天）が日本人に愛好された。白居易は茶を好み、茶を詠じた詩も多く作り、僧たちとも交流した。そうした白居易の影響もあったと考えられる。

『仁和寺《にんなじ》御室《おむろ》御物《ごもつ》実録《じつろく》』は、平安前期の宇多法皇が承平元年（九三一）仁和寺宝蔵に納めた品々の目録である。宇多天皇は退位すると、仁和寺で仏教に没頭した。『実録』には、法皇の仏像・経

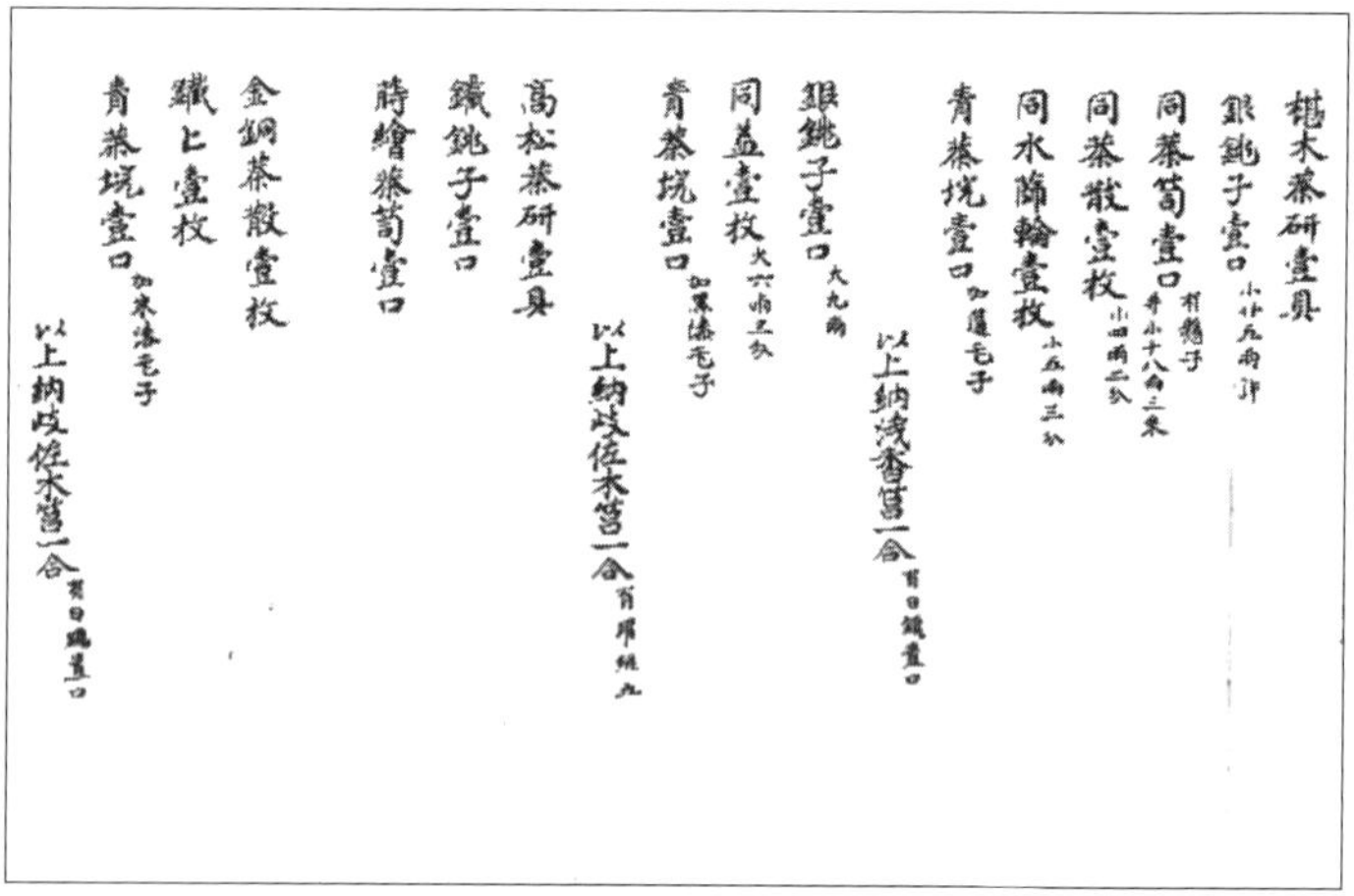

椹木茶研壹具
銀銚子壹口
同茶笥壹口
同茶散壹枚 小四両二分
同水篩輪壹枚 小五両三分
青茶垸壹口
以上納浅香筥一合
銀銚子壹口 大九両
同盖壹枚 大六両二分
青茶垸壹口 加黒漆毛子
以上納岐佐木筥一合
高松茶研壹具
鐵銚子壹口
蒔繪茶笥壹口
金銅茶散壹枚
鐵匕壹枚
青茶垸壹口 加朱漆毛子
以上納岐佐木筥一合

図32　仁和寺御室御物実録

典・仏具などと共に茶具も記録され、平安前期の皇室にどのような茶具があり、また何と呼ばれていたのかを今日に伝えている。

茶具は三つの箱に納められている。最初は白鑞《しろめ》(錫《すず》)の置口の付いた朝香《あさか》(沈香《じんこう》)で作った筥《はこ》。そこには、椹木《サワラギ》の茶研(碾)、銀製の銚子(鍋)、銀製の茶笥《ちゃし》(笥は蓋が閉まる竹製の四角い容器。懸子《かけご》は中蓋だろうか、茶入れであろう)、銀製の茶散、銀製の水篩輪《すいしりん》(水漉《こ》し)、青茶碗が納められる。茶散は茶匙《さじ》と推定されてきたが、ほかの箱に鉄匕《てっぴ》(鉄製の匙)があるので、匙ではあるまい。散は散らすとすると、粉にした茶を篩うもので、銀製のため法門寺の羅合(第一章図9)のようであったかもしれない。

残り二つは岐佐木《きさき》(未詳)の箱で、銀製の銚子の蓋、高松の茶研、鉄製の銚子、蒔絵(漆塗り製)の茶筒、鉄製の匕（匙）なども見える。

これらの中には、宇多法皇の五十御賀に用いられた煎茶具も含まれていたと、院政期の藤原長方の日記『禅中記』から判明する（和田英松・木村栄美・大槻暢子氏論文）。宇多法皇五十御賀の様子は、『西宮記』巻一二の延喜一六年（九一六）三月七日に記される。宇多法皇は銀の茶盃を醍醐天皇の皇子・克明《よしあきら》親王に託し、親王は醍醐天皇に奉り、敦実《あつみ》親王（宇多法皇の第八皇子）が銚子を持ち、醍醐天皇は「万寿無彊《むきょう》（幾久しく長寿をお祈りします）」と寿ぎ、茶盃を受けたと記録されている。

### 茶托について

『仁和寺御室御物実録』にある青茶碗は、青磁の茶碗と考えられている。その青磁の茶碗それぞれに、黒漆の茶托や朱漆の茶托が添えられていたことも、ここから分かる。というのは、「青茶垸《わん》壱口《いち》」各々の後の文字は「托」である。従来の翻刻では「毛子」と読まれてきた。「毛子」は「けご」と読み、孵化したての稚魚を意味するが、ここで稚魚では意味が通じない。「托子」と読めば、それぞれ

加蓮托子（加うるに篕（蓮）の托子）

加黒漆托子（加うるに黒漆の托子）

加朱漆托子（加うるに朱漆の托子）

となり、いずれも青磁の茶碗に付属するものと理解できる。なお「筩」は中が空洞の節のない竹である。すると竹製の托であろうか、あるいは「蓮」文字の書き間違えだろうか。

托子とは茶碗を載せる（茶）托である。平安時代の文献『和名類聚抄』に、托子の記載はないが、中世の『文明本節用集』には「托子　タクス　天目台也」と出てくる。中世では托子というより、天目台と言う呼称のほうが一般的であったようだ。そのことは、現在の状況からも判断できる。

奈良平安時代の遺品として漆塗りの木製の托は知られていないが、陶製の出土品がある。八世紀と推定される福島県小浜代《こばまだい》の寺院跡から出土した三彩托、千葉県八千代市の三彩托、一〇世紀と推定される山口県の周防鋳銭《すおうちゅうせん》司跡《しあと》の緑釉托と群馬県前橋市総社町の山王廃寺跡から出土した緑釉の椀と段皿があり、段皿は托の役割で図録写真に収まっている（五島美術館『天平に咲いた華　日本の三彩と緑釉』展図録）。いずれも高さがあり、天目台と言っているものに近い。ということは、日本にも奈良時代以降に托盞《たくさん》（托と茶碗又は酒杯）のセットがあったと考えられる。

唐の閻立本《えんりっぽん》作と伝えられる「蕭翼賺蘭亭図《しょうよくたんらんていず》」に描かれる煮茶の場面（図33）は、唐代の茶の煮方を伝えると見られている。同図に描かれる托は漆塗りの木製品と見え、おそらく唐代にも漆塗りの木製の托があったと推定される。遺品としては、法門寺出土のガラス製をはじめ陶製、金属製の托がある。

日本においても「托」があり、平安時代の宇多天皇は青磁茶碗を托に載せて使用した、その托は「蕭翼賺蘭亭図」に図示された漆塗り木製の、いわゆる天目台のようなものであったと考えられる。

そこで宇多天皇はじめ平安期の喫茶法の多くは、中国唐の方法に倣うもので、『禅中記』でも「煎茶具」と書いているため、餅茶（固形茶）を茶研（碾）で粉末にし、それを茶散（羅）で篩い、茶筍（茶入れ）に蓄え、匙で茶末の量をはかってすくい、銚子（鍋）で煎じて、茶托に載せた青磁の茶碗で飲んだと考えられる。

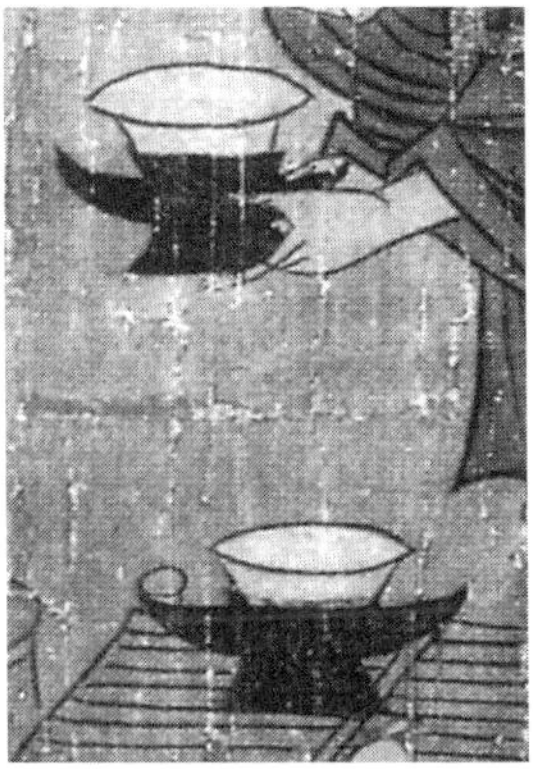

図33 『蕭翼賺蘭亭図』部分

**『大同類聚方』**

唐の茶文化は遣唐使らによってもたらされたが、医薬や医薬書もまた遣唐使や鑑真ら唐僧によって将来された。八九五年ころ藤原佐世《すけよ》が勅命により編纂した『日本国見在《げんざい》書目録』は、当時わが国に存在した漢籍の総目録である。それには一六六部、一三〇九巻に及ぶ医薬書が記され、主だった唐の医薬書は輸入されていたことがわかる。そうした渡来の医薬書をもとに、八〇八年出雲広貞《いずもひろさだ》は

『大同類聚方《だいどうるいじゅほう》』を、広貞の子・菅原岑嗣《すがわらのみねつぐ》は『金蘭方《きんらんほう》』を著したといわれるが、両書とも失われた。現在『大同類聚方』と称するものがあり、そこに記される大和言葉の薬品名をすべて確認したが、茶と見なされる薬名は見えない。ただ「支波太依也民《きはだえやみ》（黄疸）」の時の尿を「茶色」としている。本居宣長の弟子・佐藤方定《さとうほうじょう》は『奇魂《くしみたま》』で、茶は嵯峨天皇（在位八〇九～八二三）のころから見えるものだから、その当時あろうはずはなく、あってもこのように譬えられるほどあったはずではないとして、現伝の『大同類聚方』を偽書とした。茶色が偽書の証拠とされたところである。確かに奈良時代に、光明皇后が聖武天皇遺愛の品々を東大寺（正倉院）に献納した目録『国家珍宝帳《こっかちんぽうちょう》』に「茶色」という表記はない。いわゆるブラウンは「橡《とち》」と呼ばれ、茶色は中世以降になって文献に出てくるという。

## 『本草和名』

現存するわが国最古の本草書は、深根輔仁《ふかねすけひと》が延喜一八年（九一八）ころ編纂した『本草和名《ほんぞうわみょう》』である。唐の『新修本草』の各薬品に、薬名の音と異名を列挙し、異名の出典、更に和名と産地を記している。効能は全く省かれ、薬効より物と名の同定が優先されている。

茶は「茗苦𣘻茗」を項目名として第一三巻に収録され、和名はない。『新修本草』でも述べたように、「茗苦𣘻」は「茗」と「苦𣘻」の二語であるが、さらにもう一語の茗まで加え項目名とし、多くの異名を掲載する。

同書には「苦菜」（第一八巻）の項目もある。末尾に「和名　尓加奈《ニガナ》　一名　都波比良久々佐《ツバヒラククサ》」と、真仮名（万葉仮名）で和名を記す。和名があるということは、「苦菜」が日本人の生活そのものの中にあり、日本にあった植物という証であろう。『本草和名』の薬品のうち『新修本草』所載薬で和名もしくは和産のあるものは八割近くもあるという。しかし茶である「茗」には、和名も産地名も記されていない。

**『医心方』**

永観二年（九八四）、丹波康頼《たんばのやすより》（九一二〜九九五）は『医心方』全三〇巻を朝廷に献上した。日本最古の一大医学全書であり、これによって康頼は針博士・医博士となり、丹波宿禰《たんばのすくね》の姓を賜った。内容は医学の各分野にわたり、そのほとんどすべては、中国漢から唐までの医薬文献百数十種（一部に朝鮮医書）の抜粋・集成である。しかし文献の選択眼には康頼の価値観が反映され、陰陽五行説などの観念的な部分は省かれ、食品の選択にも当時の日本の事情が反映されているという。

『医心方』は中国医薬書の抜粋のため、そこに収録された資料は既に唐代のところで紹介した。順に概略を記すと、「茗草」の濃い煮出し汁を用いて、歯が折れたときの出血を止める処方（巻第五）があり、「茗は茶なり」と注記がある。また水毒による頭痛を茶で治す処方（巻第九）、寝てば

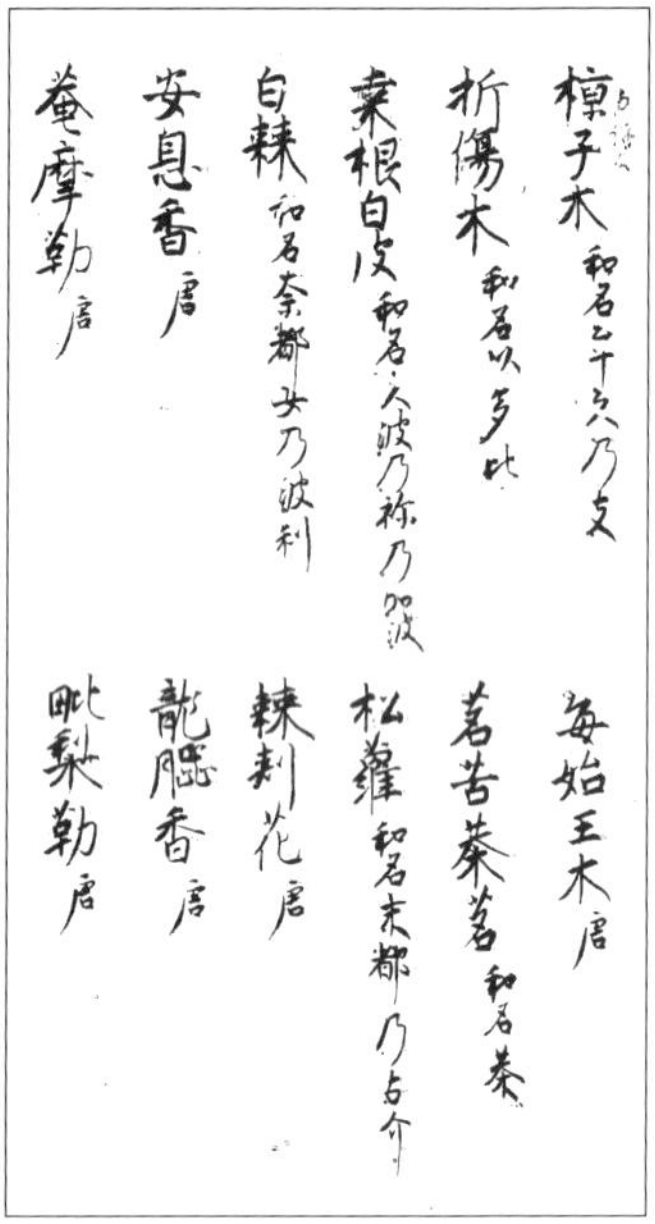

図 34　『医心方』「諸薬和名」

かりいる嗜眠症を茶で治す処方（巻第一三）がある。食養生を説く巻二九には、茶粥の作り方が述べられ、秋に飲むことが勧められ、神（精神）に良いと書かれていた。また唐以前の食物本草と考えられる『本草食禁』と『膳夫経』の引用文で、「どんな食べ物も茶で飲み込んではいけない。のぼせて咽《むせ》び咳き込む」のように、飲茶の時の注意が喚起されていた。

こうした引用文を見ると、中国唐では茶が普及し、日本さへも丹波康頼周辺では茶が存在していたと想像される。というのも小曽戸洋氏によると、丹波康頼は日本の実情を考慮して、簡便で実用的な処方を優先して取り入れたという。康頼は日本の日常生活に役立つという観点で、中国医薬書の条文を選択した。すると『医心方』所載の食物・薬物は、当時の日本の食生活を反映していることになる。そこに茶の記述があったことは、大変に興味深い。

そして注目されることは、その第一巻「諸薬和名」の中に「茗苦荼茗　和名荼」とあることである。ここに初めて茶の和名を見ることができる。ほかの薬名、例えば「安息香」や「龍脳香」などには「唐」とのみ記され、和名がない。一方「折傷木」には「和名　以多比《いたび》」、「桑根白皮」には「和名　久波乃祢乃加波《くはのねのかは》」、「松蘿」には「和名　末都乃古介《まつのこけ》」と大和言葉の和名が真仮名（万葉仮名）で記される。そうした真仮名の大和言葉と同位置に「荼」がある。和名があるということは、茗（茶）が当時の日本の生活に既に浸透していたと言えよう。この「荼」が、平安時代の『西宮記』（前田本）、『仁和寺御室御物実録』（前田本）、『別尊雑記』（仁和寺本）など日本の文書では「茶」を表している。

この茶の和名「荼」は、当時の日本人に実際に何と発音されていたのだろう、また他にどのような文字が、茶を表すために使われたのだろうか。平安時代の字書に当たって、「荼」を調べてみたい。

## 平安時代の古辞書に見る「茶」文字

『篆隷万象名義』

日本人による現存最古の漢字字書『篆隷万象名義《てんれいばんしょうめいぎ》』（九世紀前半）は、弘法大師空海の撰として、京都高山寺に平安時代（一一一四年）の奥書のある写本が伝わる。さすがに堂々たる書体で書かれ、その木部には、茶を表現する二つの文字が見える（巻四二）。

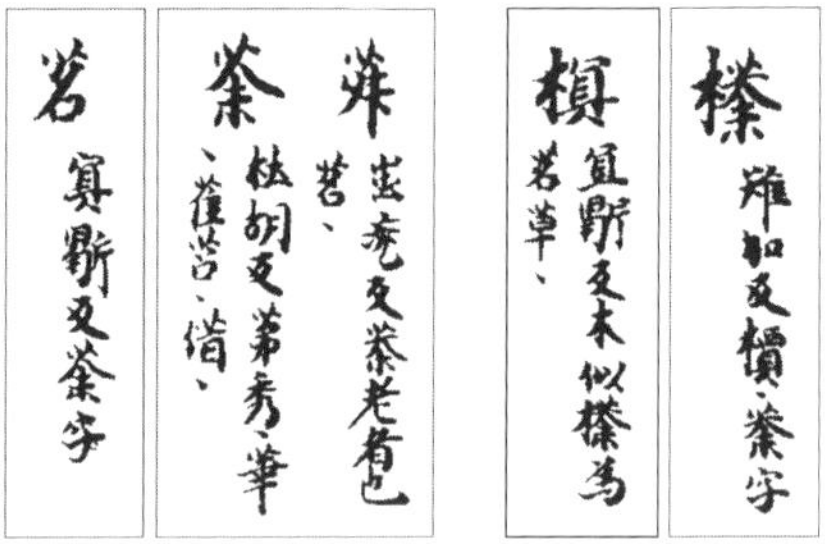

図35　『篆隷万象名義』

巻42　　巻46

𣘻　雉加反（反〔または切〕は反切といい、漢字二字の上下の音を利用し漢字の音を表す方法。雉加反は雉chiと、加jiaで音はchia チャ）
　檟なり。荼の字。
榠　音メイ　木は𣘻に似る。茗草となすなり。
草部には、茶を表す三つの文字が見える（巻四六）。
荈　音セン　荼の老いた者なり。茗なり。
茶　音ト　茅秀なり。華なり。雀茗なり。借なり。
茗　音メイ　茶の字。

このように、荼と茶が混在しながら、いずれも茶を表す文字として認識されていたようだ。この字書は、空海が在唐中『開元文字音義』の普及に目を見張り、梁の『玉篇』に倣って作ったと言われる。

『新撰字鏡』

僧昌住《しょうじゅう》撰の『新撰字鏡』（八九八〜九〇一成立）は、和名注のある最古の字書である。天治元年（一一二四）の奥書のある写本（天治本）巻七には、次のようにある。

𣘻　音タ（チャ）　春草を蔵し、菜《ママ》は飲をなすべし。西南人呼んで葭𣘻という。

茶　音タ（チャ）　平縁（不明）なり。オホドチなり。
荈　音セン　茗草。
茗　音ミョウ　茗草なり。葉は茶を作るなり。

「茶」の注に、真仮名でオホドチとあるのはニガナの異名であろう。しかし茗の注に、茗の葉で茶を作るとするので、茶にも茶の意味があったことが分かる。

**『和名類聚抄』**

源《みなもとのしたごう》順の字書『和名類聚抄《わみょうるいじゅうしょう》』は一〇世紀前半（九三四ころ）の成立で、その「水漿類《すいしょう》」に、芋粥などと並んで「茶（茶　伊勢二〇巻本）茗」がある。水漿とは飲み物を言うが、芋粥と並んでいるところを見ると、『医心方』に記された「茶粥」のようなものも含んでいたと推察される。平安時代の茶というと、『茶経』に記された煎じる茶を想像するが、「茶粥」や羹（スープ。ポタージュ状も含む）もあったのかもしれない。

「茶（荼）茗」の項は『爾雅』郭璞の注が引用され、末尾に「風土記に云う、荈は茗の老葉の名なり」とある。『風土記』は、和銅三年（七一三）元明天皇の命により諸国に郡郷の名の由来、地形、産物、伝説などを記した地誌である。現存するもので、完本に近いものは『出雲国風土記』だが、右の文は見えない。しかしいずれかの風土記に「荈」の文があったとすれば、奈良時代にお茶があり、産物だったことになる。

さらに『和名類聚抄』「木器類」には、「茶研」がある。

茶研　章孝標集に黄楊木《つげ》の茶碾《てん》子の詩あり―碾の音は展　訓は岐之流《きしる》

茶研は、薬研つまり和漢薬を粉砕するための道具から茶専用に発達したと考えられる（第一章11～12ページ参照）。『茶経』では「碾」といい、橘・梨・桑・桐・柘《しゃ》（ヤマグワ）で作るとある。唐代には固形の茶を粉砕するため、よく使われた道具らしく、法門寺出土の宮廷用銀製の碾のほか、出土品には石製や白磁製のものもある。中国では碾と称されることが多いが、日本では『仁和寺御室御物実録』にも槵木茶研や高松茶研とあり、茶研と言う方が形状も使用法も理解しやすく、多用されたのだろう。訓は真仮名で岐之流《きしる》、茶を挽く時の軋る音に由来しよう。訓（大和言葉）があるのは、茶研を用いた茶の飲用が日本に根付いていた証しといえるのではないだろうか。なお茶碾詩がある章孝標《しょうこうひょう》は、唐代の人、詩に巧みでその詩は『唐詩選』にも採用されている。

**『類聚名義抄』**

次に漢字の和訓を集成した『類聚名義抄《るいじゅみょうぎしょう》』は、平安末の一一〇〇年ころ真言宗の僧侶によって編纂され、鎌倉初期に改編された漢和辞典として知られる。京都の東寺観智院に伝来し、現在天理図書館にある写本の「木部」に次のようにある。

茶　音タ（チャ）　春草を蔵し煎じて湯に預けるなり。小樹なり。梔子《くちなし》に似る。その葉は煮て飲をなすべし。早く採るものを茶となし、晩に採るものを茗となす。また音ト。草□《ママ》これを青くすべし。

菾　音キョウ・キョク　木部

草部には

荼　音ト　オホトチ　又音チ　又音ト　ネムコロ　又チャ　春草を蔵し（中略）、晩に採るものを茗となす。

菾　音キョウ・キョク

茗　音ミョウ　神草

荈　音セン　菾なり

とある。木部・草部いずれにも茶の意味を記す荼の後に菾の字（形は少し異なるが）を置いている。菾は音のみ記し、茶であると明記してはいない。しかしこの配置は、当時の日本人、少なくとも『類聚名義抄』の編者が「菾」を茶と関係すると理解していたと思わせる。

「菾」は、中国では本来「両手を一つの木で繋ぐ手枷《てかせ》」を意味し、キョウと発音するが、日本では「菾」の字で茶を表した。この「菾」を茶の異体字として音チャと注記してあれば問題はない。ところが中国の字書そのままに音はキョウと書き、中国の字書には茶の意味がないため茶と注記するのは憚《はばか》られる、そうした困惑をここで読み取ることができる。すると平安時代の日本人は「菾」で茶を表したとき、実際「キョウ」と発音したのだろうか。そうかもしれないが、断定もできない。

『色葉字類抄』

平安最末期、イロハによって初めて配列した最古の国語辞書、橘忠兼撰『色葉字類抄《いろはじるいしょう》』がある。その平安末書写の三巻本（前田育徳会蔵）の「チ」の項を見ると植物には、

茶　チャ　また椺に作る　薬名

飲食には

茶　チャ　茶茗

雑物には

茶垸　チャワン

とあり、ここに漸く「茶」を「チャ」と読んだ確かな証拠が出て来た。更にその鎌倉初期の写本十巻本『伊呂波字類抄《いろはじるいしょう》』（学習院大学蔵）にも、「茶　チヤ」、「茶茗　チヤメイ　薬名なり」（第一章図19）とあり、平安末から鎌倉にかけて「茶」は確かにチャと読まれたことが分かった。

『医心方』は「茗」の和名を「茶（チヤ）」とした。この「茶―チャ」は大和言葉ではなく、明らかに中国渡来の音と文字である。しかも中国で「チャ」と発音するようになってからの渡来と考えてよいのではないだろうか。渡来時の文字が「荼」であったか、「茶」であったかは「茶」からは決定できないが。

更に「荼」を、平安時代は「薬名」と見なしていたことも、明らかになった。すると茶は薬として、実際どのような効能を目的とし、どのように使用されていたのだろうか。

### 期待された効能と茶の形状

これまでに見た『医心方』には出血を止める、体内の余分な水分を吐きださせる、眠気覚まし、食養生として秋の飲み物として良いとあったが、その他、安和二年（九六九）三月一三日、粟田山荘で藤原在衡《ありひら》が主催した尚歯《しょうし》（長寿を祝う）の詩会の詩に「酔時《ゑひじ》には兼て勧《すす》む蜀《しょく》（中国四川省）茶の醒《しょう》」と、飲酒の酔い醒ましに、茶が勧められている。栄西の『喫茶養生記』の登場以前に、酔い醒ましという茶の効用が述べられていた。またその茶が飲まれた場は、尚歯の詩会、長寿を祝う宴席であった。『仁和寺御室御物実録』所載の茶具も、宇多法皇の五十御賀に用いられたものであった。すると茶に不老長生の効能の意味を既に認めていたようである。

空海が東大寺の某阿闍梨《あじゃり》にあてた手紙に「思渇《しかつ》の次《つ》いでに、忽《たちま》ち珍茗を恵まる。香味倶《とも》に美にして、毎に啜りて疾を除く」（『高野雑筆集』下巻）と、思い煩いをお茶で解消するとある。『本朝文粋』巻第一二には、都良香《みやこのよしか》の「銚子銘」に「多く茶茗を煮る。飲み来るは如何。体内を和ぎ調え、悶《うれへ》を散じ痾《やまひ》を除く」と、お茶が体調を整え、心も体も健康にしてくれるとある。『医心方』に記された処方にも茶を利用したとは思うが、詩文に的確端的に表現されたように、平安時代の人々は酔いを醒まし、憂愁を解き、健康を増進する、このような茶の効用を期待して、茶を飲んだと理解することができる。

そうした茶が日本で栽培され、内裏に茶園があったことは第一章で述べた。この茶園は令《りょう》（中国唐に倣った行政法・民法）にも式《しき・のり》（律令の施行細則）にも見えないが、二条良基の『百寮訓要抄《ひゃくりょうくんようしょう》』（南北朝時代）によれば、典薬寮（くすりのつかさ）の管理下であった。茶園は宮中ばかりでなく、寺院や貴族の邸内にもあったようだ。さきの空海に送られた茶は東大寺からであり、雲林院（現・大徳寺／『本朝無題詩』藤原明衡《あきひら》）にもあった。

朝廷の年中行事の季御読経《きのみどきょう》で提供される「引茶」が、『西宮記』によると承和の例にならい、毎年三月に宮中で造られたことも第一章で述べた。承和の例の承和は八三四〜四七年、茶園ができたと推定される弘仁六年（八一五）から二十年くらい後である。茶樹が生育して、葉が摘めるようになるにつれ、製茶もはじまったのだろう。その製法についての例文は不明であるが、製茶された茶を季御読経に用いるため「薬殿申請して云う、茶七十枚（人とする説もあり）」（『親信卿記《ちかのぶきょうき》』天延二年（九七四））と、茶は薬殿が申請した。「茶七十枚」とあるため、これは葉茶であろうとする論考もある。しかし茶葉を一枚一枚数えるだろうか、わずか茶葉七十枚で百僧を賄えようか。むしろ中国唐代に見たように、唐代の固形茶は薄く小さく三百片を包んで送るようなものであった。平安時代の製茶も、多くは唐代と同様の餅茶＝固形茶であったろう。こうした固形茶七十枚なら納得できよう。『仁和寺御室御物実録』には二つの木製茶研が記され、『和名類聚抄』では茶研に「きしる」と和名も付している。多くの場合、平安時代は中国唐と同様の餅茶を作り、茶研で粉にして煎じたのであろう。もちろん茶産地などで、生の茶葉をそのまま焙り、煎じて飲むこともあったとは想定できるけれども。

### 宗教儀式と茶

平安時代、季御読経で百僧を集めて経を誦む法会の場合、茶は僧侶に提供された。平安末期から鎌倉初期に成立した『別尊雑記』や『覚禅抄』では、北斗法という延命長寿の密教修法で、壇上に茶を供えると記されている。北斗法では命を掌る北斗に延命長寿を祈願するために、北斗に茶を供えた。

それでは、茶はいつからお供えに用いられたのだろうか。中国では、『茶経』が収録する『異苑』（劉敬叔《りゅうけいしゅく》著　四世紀末〜五世紀初）に、お茶好きな寡婦が毎日古い塚に茶を供えると、ある日塚に埋められた骨が夢に現れ、お礼に十万銭を与えたという話がある。

南朝斉の武帝（四八二〜九三在位）は詔勅を発して、太廟《たいびょう》（皇帝が先祖をまつる建物）の供え物を具体的に列挙し、昭皇后（斉の初代皇帝蕭道成の妻）には生前に好んだ茗などを供えるように勧めている（『南史』巻十一后妃・斉宣孝陳皇后伝）。

また武帝は自らの遺詔にも、次のように記している。

自分の霊座には生け贄《にえ》を供えてはならない。餅・茶・干飯・酒脯《しゅほ》（酒肴）だけにせよ。天下の貴賤のものも、皆同じくこの制度にせよ（『南斉書』巻三　武帝紀）。

仏教を篤く信じた武帝は殺生を嫌い生け贄を禁じ、自ら供物に餅や茶などを選び、さらに自分ばかりでなく皆もこのやり方に倣《なら》うようにと遺言した。お供えに茶を用いるようになった経緯は、このようなところにあったかもしれない。その後、茶は仏教とどのように結びついていったのだろう。

第五章

# 中国　宋代

## 宋代の茶

唐の滅亡（九〇七）から宋の建国（九六〇）までの約五十年間、華北では五王朝が興り、平行して他の地域で呉・南唐・前蜀などの十国が興亡した。この時期を五代十国という。そのうち南唐は、江南の豊かな物資による経済力を持ち、建州では蠟茶《らっちゃ》を生産し、献上を開始した。

趙匡胤《ちょうきょういん》（太祖）が帝位に就き、宋王朝（九六〇～一二七九）が成立した。都を汴梁《べんりょう》（開封《かいほう》）に定めて華中・華南を平定し、弟の太宗が中国全土を統一した。しかし北の遊牧民族国家の遼や西夏を征圧できず、毎年贈り物をすることを講和の条件としていた。一〇四三年に西夏は毎年二万五千斤（推定一五二トン）の茶を要求し、北の遊牧系民族は茶を必需品とした。宋朝にとって茶は有力な貿易商品であった。

宋代の茶は片茶と散茶に大別された（『宋史』食貨志）。茶は生産も増加し、生活必需品となり、国は茶を専売とし、生産された茶は国家に収め、それを商人に払い下げるようにした。しかし良質の茶は私販され、悪い茶が国庫に売れ残るという問題も起きた。そのため自由販売に戻るが、それでもなお一部の蠟茶（片茶・固形茶）は、長く専売の対象となり、宋朝の重要な財源であった。

蠟茶は、唐末より生産を開始したと考えられる固形茶で、点てたとき表面が融けた蠟のようになる、あるいは固形茶の表面が蠟のように艶のあることによる名である。製茶をするときに蒸した茶葉を絞め木にかけて膏《ねばり》を取り、すり鉢でよく研《す》り、型に入れて固め、乾燥して作るため研膏茶とも

| | 片茶（固形茶） | 草茶（葉茶） |
|---|---|---|
| 別名 | 蠟（臘）茶・蠟面茶・研膏茶・餅茶・団茶 | 散茶・芽茶 |
| 起源 | 唐代の餅茶から発展。唐末から蠟面茶を生産。 | 唐代の『茶経』にも散茶はある。 |
| 製法 | 茶芽を選び、水洗いし、蒸す。蒸しあがった茶葉を洗い、しめぎに掛け水分と粘りをとり、すり鉢で水を加えながら研る。型に入れて乾燥させる（『北苑別録』）。表面に珍膏油を塗る。色は青・黄・紫・黒がある（蔡襄『茶録』）。 | 晴れた日の朝、葉を摘み、すぐに蒸し、すぐに焙る（栄西『喫茶養生記』）。 |
| 喫茶法 | 茶を紙で包み槌で砕き、碾で磨る。火で暖めた茶碗に、篩った末茶を入れ湯を注いで点てる。点てたとき、表面の色の鮮白なのが良い（蔡襄『茶録』）。 | 葉を断ち、碾で磨る（梅堯臣詩）。銭の大きさの匙２〜３杯の茶の粉に、熱い白湯を注いで飲む（栄西『喫茶養生記』）。 |
| 産地 | 皇帝の茶園・北苑（福建省建甌の鳳凰山）。福建路・江南東路・江南西路・両浙路・荆湖北路・荆湖南路・淮南西路（『宋会要』『宋史』）。 | 両浙・江南・荆湖。江西の双井・浙江の日鋳の茶（名茶ー黄庭堅「煎茶賦」）。 |
| 用途 | 貢茶は龍鳳の模様を型押し、民間の茶と区別した（『宣和北苑貢茶録』）。歳貢に充てられる茶と、市場に出回る高価な茶があった。 | 食茶（日常生活の飲用に供する茶）（『文献通考』）。 |

称し、臼で搗いて作った唐代の餅茶にくらべ、緻密で硬いものであった（趙汝礪《ちょうじょれい》『北苑別録』）。そのため蠟茶を喫茶に供する時は、碾（茶研）に入れる前に、まず蠟茶を紙で包んで槌でたたいて砕いたものを碾《す》っている（蔡襄《さいじょう》『茶録』碾茶）。

散茶がどのように作られたかを示す文献は、中国では見あたらない。しかし日本の栄西『喫茶養生記』に簡略ながら記述がある。そうした資料から宋代の片茶と散茶について、表にまとめてみた（前ページ参照）。

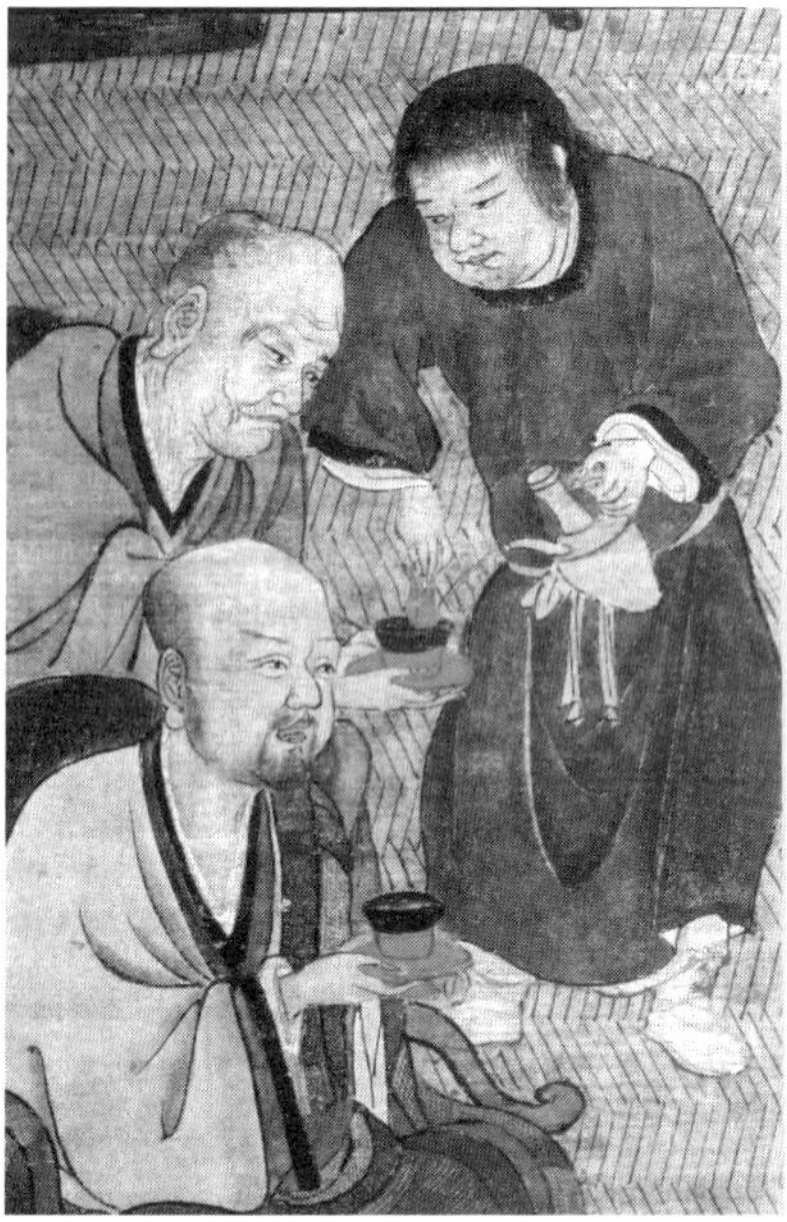

図36「五百羅漢図」部分（周季常ら　大徳寺蔵）

宋代の喫茶法は点茶が中心であった。点茶の点は茶に湯を注ぐことをいい、片茶でも草茶でもいずれも粉末にした茶葉を茶碗に入れ、湯瓶から湯を注ぎ、かき混ぜて飲むもので、日本の茶の湯の抹茶に近い。点茶でも、直接に茶碗で茶を点てる方法（図36）と、大きな容器に茶を点て、各々の茶碗に汲み分ける分茶（図37）という方法もあった。

宋代は絵画や陶磁、文学など文化の多方面で、高い完成度を示した。それを支えたのは、士大夫（知識人、官僚）階級であり、彼らが医薬書もまた茶書も著し、文化の担い手であった。加えて宋代は印刷術が普及した。当初は国家によるものが主流であったが、やがて営利出版も行われるようになった。経済文化の中心が江南に移ると、杭州が出版の一大拠点となり、杭州の刊本は浙本と称され、よく校勘された善本として尊重される。そうした出版事業の盛行を背景に、宋代は医薬書が多数刊行された。北宋政府は勅撰の医書『太平聖恵方《たいへいせいけいほう》』や『聖《せい》済総録《ざいそうろく》』を刊行した。さらに「校正医書局」を設け、『素問』『諸病源候論』『傷寒論』『金《きん》匱《き》要略《ようりゃく》』『千金方』などの古典医籍を校勘、刊行した。

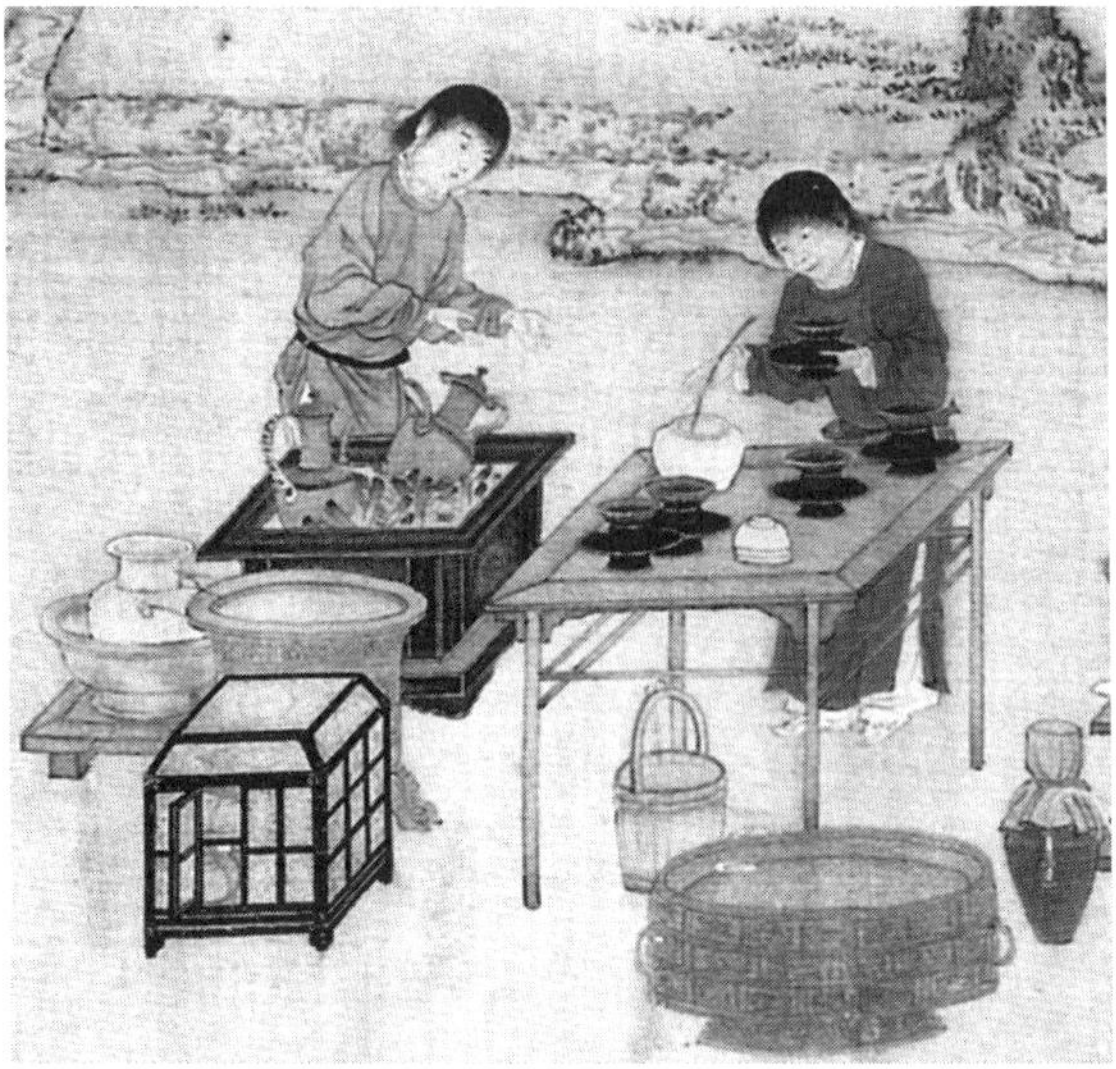

図 37 「十八学士図巻」部分（伝・徽宗　台湾・国立故宮博物院）

　薬物を国家の専売とし、一〇七六年首都・汴梁《べんりょう》に「太医局熟薬所（売薬所）」という国家による最初の売薬所を開設し、初めての公定処方集『和剤局方』を刊行する。また勅撰本草書の刊行も続行した。こうした事業は、各皇帝の医療の普及を願う倫理観に支えられ、高度な知識を持つ官僚（士大夫）たちによって遂行された。

**『太平聖恵方』**

太宗は王懐隠《おうかいいん》らに命じて百巻の医書『太平聖恵方《たいへいせいけいほう》』（九九二）を編纂した。それは、民の病苦を除くことを意図したが、大部のため利用されにくく、後に要約本が作られた。その一つに『聖恵選方』六〇巻がある。序によれば、蔡襄《さいじょう》が知州（州の長官）になった時に、民用に役立つ処方を集め、版として門の左右に掲げたという。蔡襄は、宋代を代表する茶書『茶録』の著者であり、書家としても知られる。

『太平聖恵方』最善の現伝本は、南宋紹興一七年（一一四七）刊本とその鈔本で、名古屋市蓬左文庫所蔵の重要文化財である。第九七巻の末尾に「薬茶諸方」がある。その八処方のうち、傷寒の頭痛と熱を治す二つの処方と下痢止めの処方の薬材に紫筍茶《しじゅんちゃ》を粉末にして用いている。そのほかは茶方と名付けるものの茶ではない他の植物を用いる。

「傷寒」は腸チフスのような急性熱病と言われているが、宮下三郎氏によれば、発疹チフスや悪性のインフルエンザなども意味し、宋代ことに南宋に大流行したという。北方異民族に追われて漢民族が南下し、南の都市人口が急増したため、大規模な伝染病と風土病の流行がおこった。そうした熱病である傷寒の頭痛にも、茶は効果を発揮すると考えられていた。こうした背景からか、宋に渡った栄西の『喫茶養生記』には、中国南方の風土病・瘴熱（熱帯性マラリア、また黄熱病）に茶が有効と記される。当時実際に使用されていたのだろう。たしかに、今日でもインフルエンザやO-157に茶が有効と伝えられたように、当時すでに茶の抗菌作用が知られ、利用されたと理解できる。

次にこの「薬茶処方」に用いられたのは、「紫筍茶」である。紫筍茶といえば、唐代皇帝に献上した浙江省の緑茶「顧渚《こしょ》紫筍茶」がよく知られる。宋代になると、献上茶は建州北苑の団茶が主流と変わり、宋代の「顧渚茶」は草茶（散茶・葉茶）となったと言う。そこで、この処方にいう「紫筍茶」は、唐の陸羽が『茶経』で最上の茶葉の色を「紫」、形状を「筍」と言ったことにならい良質の茶葉の芽で作った草茶であったろう。産地名を付けないのは長興の顧渚産とは限らなかったためと考える。製法は、茶葉を蒸し焙じて乾燥し、それぞれを「旋」し、それを碾いて粉末にして煎じている。この場合の「旋」とは、具体的にどうするのだろう。もし「旋」を茶葉を揉む揉捻とすると、乾燥後に「旋」揉捻すると茶葉は粉々に崩れてしまうだろう。すると乾燥を促進するため、クルクルと翻すことだろうか。

宋代の茶は点茶法が主流であったが、「薬茶処方」八処方のうち点茶で服用するのは二処方のみ、石楠花《しゃくなげ》などの葉で作る茶はいずれも煎茶のように煎じて服用するとある。宋代の茶は、茶書では点茶法が主流であったが、ここでは煎じる茶が多い。

十三世紀南宋の林洪《りんこう》が「茶は薬である。煎じて服用すれば、消化不良を解消するが、点服すれば却って胸が塞がり脾胃に悪い…多くの人は煎服を怠るが、それは害がある」(『山家清供』「茶供」)と書いたように、宋代でも薬としての茶は煎服が良いと考えられていたのだろう。

さて『太平聖恵方』第一巻から九三巻までは治病各論である。しかし第九四巻からは「神仙方」、第九五巻「丹方序」、第九六・九七巻は「食治論」、第九八巻は「補益方」という構成である。この点について、もともと道教に由来する単行本が別にあって、それをそのまま『太平聖恵方』は巻末に採録したのであろうと、岡西為人氏は推定する。

するとこの第九七巻「薬茶諸方」は、もともと道家のものであったことになる。初期の道教は、今日の新興宗教のように、病気を治すことによって勢力を増したとされる。治癒のお礼に五斗の穀物を受け取ったことから、後漢の三張(張陵《ちょうりょう》・張衡《ちょうこう》・張魯《ちょうろ》)の道教は五斗米道《ごとべいどう》と呼ばれた。初めは呪術的な療法も、教団としての組織の確立につれて、科学的な治療法も取り入れるようになり、また不老長生の仙薬を求めて、広く薬物や処方を求め、そこで知りえたものを集積して本草が生まれた。もともと本草の中心は、神仙道を奉じる方士たちで、その中から葛洪《かっこう》・陶弘景《とうこうけい》・孫思邈《そんしばく》たちが現れ、今日に伝わる医薬書が著された。方士たちが求めた仙薬は、薬品の上薬として分類され、六朝間におおいに捜求されたと言う。このように医薬と道教を見るとき、お茶は道教において、何時ごろからどのように位置づけられてきたのだろうか。

## 『聖済総録』

『太平聖恵方』からおよそ百年後、北宋末期の政和年間（一一一一～一一一七）徽宗皇帝は医官に命じて『聖済総録《せいざいそうろく》』二〇〇巻を編纂した。歴代の官撰の処方に民間のものを合わせて処方は約二万、内科・外科・婦人科・小児科・鍼灸科など約六〇部門に及ぶ大部の医学全書である。桜井謙介氏によると、『太平聖恵方』と『聖済総録』の内容は重複せず、両者相俟《ま》って一つのものとみなすべきという。つまり『聖済総録』の処方には、殆ど古典的な出典は見出せないため、北宋代に広く行われた新しい処方と考えられる。そこで『太平聖恵方』は宋以前の医書の集大成として、『聖済総録』は『太平聖恵方』以後百年の医書の集大成として編纂されたのだろうという。

『聖済総録』は完成したが、金軍が医薬書の版木なども ことごとく略奪したため、南宋では知られず、金や元で『聖済総録』は刊行される。清代には既に完本がなかったようだが、日本の江戸時代には、元の大徳本の完本が伝存したと言う。しかし現在はそれも所在不明、宮内庁書陵部の大徳本の残巻に台湾の元刊本などで補完した影印本『大徳重校聖済総録《だいとくじゅうこうせいざいそうろく》』でようやく全貌を伺うことができる。

『聖済総録』の約二万の処方について、データ化された『中華医典』収録本で茶文字を検索してみると、全二〇〇巻のうち七七巻には茶文字がなく、一二三巻の各巻に一点から数点の茶文字がある。そこには薄荷茶など茶以外の植物で作る茶もあるが、多くは茶や茶清あるいは茶酒で散薬や丸薬を飲み下すというものである。茶で薬を溶き膏薬として貼付するという利用法もある。「茶清」とは茶湯の上澄み液である。また茶のように点服する、茶を飲むように薬に湯を注いで服用するという指示もある。

唐代の医薬書と大きく違う点は、蠟茶の利用である。蠟茶については後述するが、身体の痛みや頭痛、傷寒という熱病、『喫茶養生記』にもある瘴気（巻三七）、虚実が分からなくなった昏睡状態、血液の混じった下痢、利尿、眼病、のどの痛み、デキモノ、長く治らない痔、薬物中毒、小児のひきつけなどの処方に蠟茶を利用している。巻六二にある「臘（蠟）茶丸」は蠟茶を主要な薬剤とするもので、「胸がむかつき吐き気がする消化不良を治す」という。この巻六二は、宮内庁書陵部所蔵の宋刻元刊本である。そこで、北宋期から既に、このように蠟茶を薬として利用し、医書中にも記載していたことが分かる。そのほか、頭痛の処方には茶がよく使われ、茶調散という頭痛の処方もある。宋代になっても茶は医薬に使われていた。

『聖済総録』の巻一～二は運気、巻一八三～四「乳石発動門（石薬を服用する際の諸注意）」、巻一八五～七は「補益門」、巻一八八～一九〇は「食治門」、巻一九一～四は「鍼灸門」巻一九五～七は「符禁門（まじない）」、巻一九八～二〇〇は「神仙服餌門」となっている。このように北宋の末でも、医薬書にはなお道教の仙薬や呪術的な世界が、どっかりと場所を得ていた。唐代の玄宗皇帝はもとより、宋代の徽宗皇帝ら皇帝たちも道教を信奉していたのである。

その巻一九八の神仙服餌門は、仙人が食べる食物について述べる。「神仙草木薬」、つまり仙人が摂る草木として、葉が堅固で形質が不変の松・柏、茯苓《ぶくりょう》を挙げる。その延年益寿の草木の中に、茶は含まれていない。『茶経』には茶を飲むと羽化するとした壺居士の『食忌』、苦茶は身を軽くし、骨を換えるとした陶弘景『雑録』などが収録され、茶を仙薬と見ている資料はある。しかし明確に「茶は仙薬」と書いているものを道教の文献中でも、中国の医薬書でも見出し得ないでいる。「茶は仙薬」と日本の鎌倉時代の密教の文書は記すため、その原典があろうと思われるのだが。

## 今日も使われる頭痛の処方・川芎茶調散『太平恵民和剤局方』

北宋政府は「売薬所」で使用した処方集を定本とし、徽宗皇帝の勅命で陳師文らに校訂させ、中国医学史上初めての公定処方集『和剤局方』五巻を大観年間（一一〇七～一一一〇）に編纂した。そのち何度も増補改訂版が出版され、紹興二一年（一一五一）には許洪による改定版『太平恵民和剤局方《たいへいけいみんわざいきょくほう》』一〇巻として刊行され、それが国内はもとより日本にも伝わり、鎌倉時代の梶原性全《かじわらしょうぜん》『頓《とん》医抄《いしょう》』『万安方《まんあんぽう》』、有隣《ゆうりん》『福田方《ふくでんほう》』などに多大の影響を与えた。今日でも『和剤局方』を出典とする常用の漢方処方数は、古典医書中第三位という。

『四庫全書』所収の『太平恵民和剤局方』一〇巻本では、茶文字が巻五（治諸虚）を除く各巻に現れる。巻一の「諸風（各種の風病―暑さ・寒さ・湿気やウイルスなどの外因による病気）」に茶文字はよく現れるが、主要薬剤としてではなく、茶酒や茶清で薬を服用するといった利用法になっている。『太平恵民和剤局方』を出典とし、今日でも活用される頭痛薬に「川芎《せんきゅう》茶調散」がある。それも川芎や甘草などの薬剤を粉末にしたものを食後に茶清で服用するものである。

『聖済総録』と同様、『太平恵民和剤局方』でも蠟茶が頻出する。蠟茶は皇帝に献上する龍鳳茶を含む、手間と時間をかけた緻密な高級固形茶と考えられてきた。そのような高級茶と、薬用とした蠟茶は同じように作られたものだったのだろうか。

## 宋代の本草書と『晦明軒本政和本草』

医薬書の中で、宋代にとりわけ重視されたのは本草（薬）書であった。太祖は詔を発し、宋初の開宝六年（九七三）には『開宝新詳定本草』を、翌七年にはその改定版『開宝重定本草』を出した。仁宗もまず嘉祐六年（一〇六一）に『嘉祐《かゆう》本草』を、翌七年には『図経《ずけい》本草』を完成した。これらはいずれもすぐに刊行された。『嘉祐本草』と『図経本草』と別々であったものを、四川の陳《ちん》承《しょう》が両書を合わせ、元祐七年（一〇九二）ころ『重広《じゅうこう》補注《ほちゅう》神農本草並《ならびに》図経』二三巻とした。同じころ、四川の医家・唐慎微《とうしんび》も両書を合わせ、さらに多数の新薬および諸家の説を収録して『経史《けいし》証類備急本草《しょうるいびきゅうほんそう》』三一巻（一一〇〇ころ）とした。この書は未刊だったらしく、大観二年（一一〇八）艾晟《がいせい》が唐慎微の原本を基に陳承の説なども加えて『経史証類大観本草（大観本草）』三一巻として刊行した。さらに徽宗《きそう》の詔を受けて政和六年（一一一六）曹孝忠《そうこうちゅう》らが『大観本草』を校正し、『政和新修経史証類備用本草《せいわしんしゅうけいししょうるいびようほんそう》（政和本草）』三〇巻として刊行する。同年寇宗奭《こうそうせき》は『嘉祐本草』の中から稀少品や問題のあるものを除いた諸薬について註解し、『本草衍義《えんぎ》』二〇巻（一一一九）を選定した。

蒙古の張存恵《ちょうそんけい》（晦明軒《かいめいけん》）は、『政和本草』に『本草衍義』を加え『重修政和経史証類備用本草（晦明軒本政和本草）』三〇巻（一二四九）として編纂刊行した。陶弘景の『本草集注』を増補改定して、歴史上最大となった本草書で、ここに『本草集注』以来の主要な本草書は、およそ全て網羅され見ることが出来る。そこで『晦明軒本政和本草』に収録される宋代の本草書の中の茶の記事を見て行きたい。

『晦明軒本政和本草』の項目名は「茗苦𣘻」、最初に図と『新修本草』の文がある。次に白字「今按」から始まる引用文は、宋代最初の勅撰本草『開宝重定本草《かいほうじゅうていほんそう》』の文である。そこには唐代のところで見た唐の陳蔵器の『本草拾遺』の文があり、宋代に付加されたものはない。

## 『図経本草』

図38の大字「図経曰《ずけいにいわく》」からは、『図経本草』の文である。宋の嘉祐六年（一〇六一）勅撰『嘉祐《かゆう》補注神農本草』が刊行された。編者・掌禹錫《しょううしゃく》らは『新修本草』の前例に倣って、薬図と図経（解説）も編輯することを企画し、各地から薬図と解説を集め、蘇頌《そしょう》が整理し『図経本草』（一〇六二年）とした。長文のため、少しずつ見ていこう。

茗苦𣘻は、これまで産地の州郡名を記さなかった。現在は閩《びん》・浙・蜀・荆・江・湖・淮南《わいなん》の山中にみな産する。

茶産地について、『新修本草』では金州と漢中という長安に近い陝西省の茶産地を挙げたに過ぎなかった。宋代は茶産地も増加したというのだろう。なお閩は福建省、浙は浙江省、蜀は四川省、荆は湖北省、江は江蘇省、湖は湖南省、淮南は安徽省にほぼ該当する。

『爾雅』に「檟は苦𣘻」とあり、郭璞の注に「木は小さく（中略）蜀の人が苦茶というのは、これである」とある。いま一般に茶と通称する。茶と茶は音声が近いので、茶（チャ）と呼ぶ。春の中頃若葉が出て、蒸し焙じて苦水を取り、粉末にして飲むと良い。昔の食べ方と殊に違う。

宋代では、茗や荈よりも「茶」という言葉が一般的となり、粉末の茶が推奨されている。昔の食べ方とは煎茶で、宋代に点茶となったことを言うのだろう。

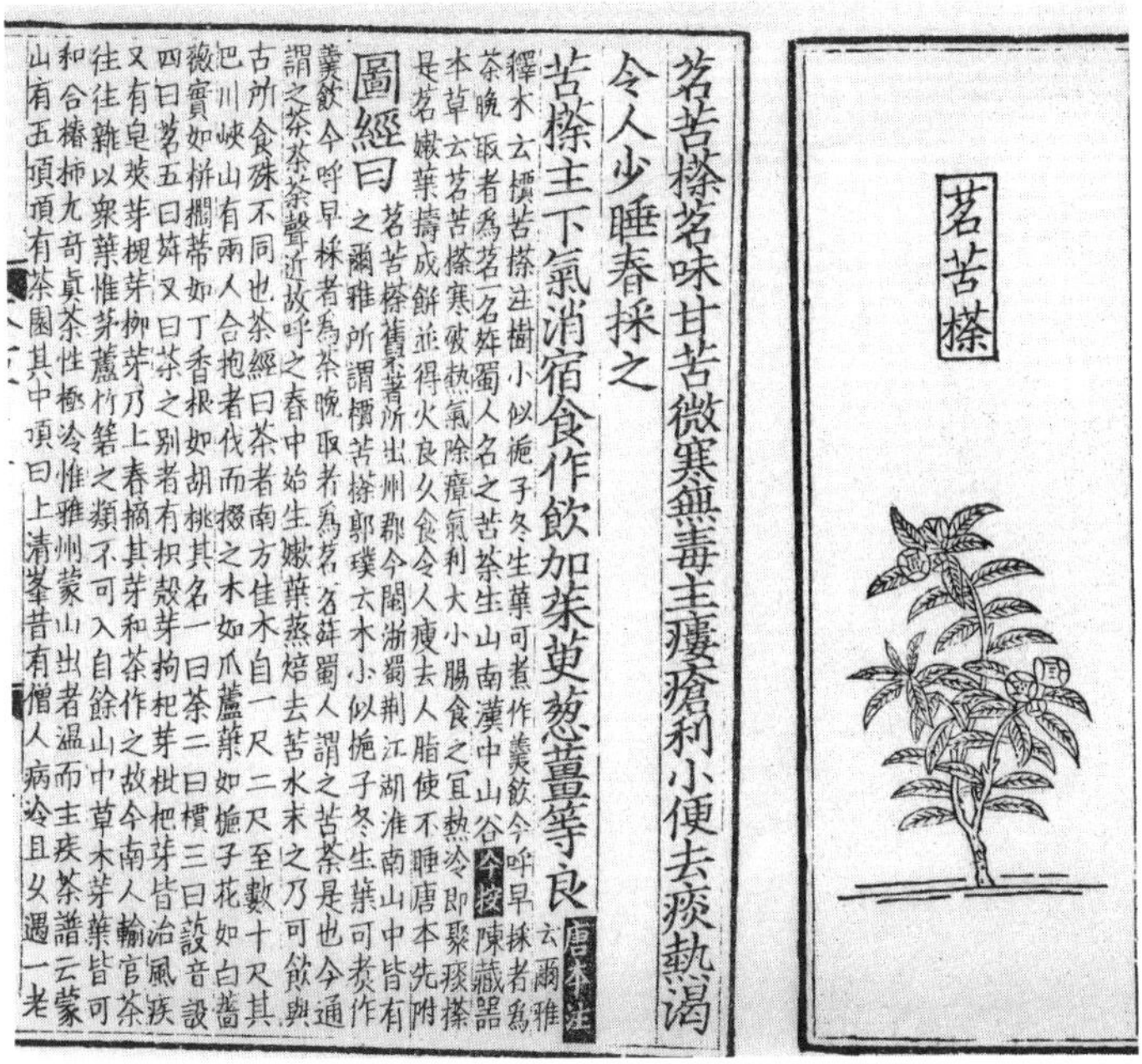


図 38 『晦明軒本政和本草』「茗苦榢」の前半

『茶経』に「茶は南方の嘉木で、一尺二尺から数十尺に及ぶものまであり、巴川《はせん》や峡山《きょうざん》（現伝『茶経』では「巴山や峡川」、重慶付近の山と三峡付近の川のある地域）には、二人掛かりで抱えるように大きい樹もあり、枝を伐《き》り落として、葉を掇《つ》む。木は瓜蘆《かろ》のようで、葉は梔子《くちなし》のようで、花は白薔薇《ばら》のようで、実は栟櫚《とうじゅろ》のようで、蔕《へた》は丁香《ちょうじ》のようで、根は胡桃《くるみ》のようである。その名は一に茶といい、二に檟といい、三に蔎といい、四に茗といい、五に荈という。」茶の代用とするものに、枳殻《きこく》芽・枸杞《くこ》芽・枇杷《びわ》芽があり、みな風邪《ふうじゃ》（外界からの病因）による病を治す。また皂莢《さいかち》芽・槐《えんじゅ》芽・柳芽があり、春の初めに芽を摘んで茶と交ぜて作る。現在の江南の人は、官茶（政府で売る茶）を輸送するとき、よくいろいろな葉を混ぜる。ただ茅《ちがや》・蘆《あし》・竹箬《たけのかわ》の類は入れてはいけない。そのほかの山中の草木の芽や葉はみな合わせることができる。椿や柿は最もよい。

『茶経』冒頭の引用に続き、茶の代用となる植物名を記す。枳殻・枸杞・枇杷・皂莢・槐・柳・椿・柿そして山中の草木の芽や葉と、実に多様である。そうした植物の葉を茶葉に混入したのは、茶の需要に比して供給が追いつかなかった、あるいは儲けを出すために手近な植物の葉で代用したためと思われる。混入が禁じられるものは、茅・蘆・竹箬の類、いずれも繊維が強いため粉末の茶とするには、不適切であろう。

真茶の性質は極めて冷で、ただ雅州蒙山《もうざん》（四川省雅安県）に産するのは温で、病を治す。『茶譜』に「蒙山に五つの頂があり、頂には茶園があった。その中頂を上清峰という。昔僧が冷を病んで久しく、一老父に遇うとこう言われた。〔蒙山の中頂の茶を春分の前後に、多くの人力を集め、雷の発声を待って一斉に摘み始め、三日したら止める。もし一両を獲てその地の水で煎じて服すればよく宿疾《ながわずらい》を去り、二両あれば眼前に疾《やまい》がなくなり、三両で肌骨をよく固くし、四両で地仙となる〕と。僧は言われたとおりに、一両余りを獲て飲むと無くならないうちに、病は癒えたと言う。蒙山の四頂茶園の採摘は廃《すた》れていないが、中頂だけは草木が繁り雲霧に蔽《おお》われ、猛獣や鳥が出るので、人が行かない。」と。近年のこの品（蒙山茶）は高価で、製作も他所より精良である。その茶の性は甚だしく冷ではない。
すべてにおいて、茶は程よく飲めば、気持ちをスッキリさせるが、飲み過ぎれば具合が悪くなる。そこで唐の母景の茶飲序に「消化不良を治すのは一日の利、暫《しばら》くはよい。しかし生気を細らせては終身の累《わずらい》となる」とあるのは、真理である。

茶は「寒」の性質が、唐の『新修本草』や『茶経』では評価されてきた。ところが、宋の『図経本草』では、「温」の性質が注目され始めている。

病気を治す蒙山の温の茶を記す『茶譜』は、唐末五代の毛文錫《もうぶんせき》の書である。蒙山の茶は人の体を温める性質があり、そのために高価で、製法も違うという。温める性質を示す茶は、醱酵したものだろうか。茶葉は酸化（あるいは微生物）醱酵によって、代謝を促進し体温を上げ、発汗を促す。四川省の蒙山独自の製法とは、醱酵させるものだろうか。

文末の唐の母景「茶飲序」は、茶の害を諌めるために、よく引用される。確かに飲みすぎると害もある。十一世紀になると、飲み過ぎるほど茶が一般生活にあったのだろう。

図39の【（墨蓋子《ぼくがいし》）の印の後からは、四川の医家・唐慎微《とうしんび》が『経史証類備急本草《けいししょうるいびきゅうほんそう》』で新たに収録した文である。唐慎微は自説を述べずに、多数の医薬書から文を引用した。「茗」では六種の医薬書の引用文があり、唐のものは五つ、宋は北宋の『勝金方』一書である。

『勝金方』には蠼螋《かくしゅう》尿瘡《にょうそう》（ゲジゲジの尿かぶれ）の処方があり、痛む時は草茶でも蠟茶でもよいのでゴマ油で練って塗れば治るとある。

### 『重広補注神農本草並図経』（『晦明軒本政和本草』所収）

図39の大字「別説云《にいう》」からは、『重広《じゅうこう》補注《ほちゅう》神農本草《しんのうほんぞう》並《ならびに》図経《ずけい》』の引用文である。四川の医師・陳《ちん》承《しょう》は嘉祐・図経両本草を合わせ、さらに諸家及び自説を加えて『重広補注神農本草並図経』としたが、現存しないため、艾晟《がいせい》らの『経史証類大観本草』に収録される四十余条は貴重である。そこに当時の茶の状況を知る上で非常に興味深い内容も含まれている。

唐の『新修本草』が引用する『爾雅《じが》』に「葉で羹《あつもの》を作ると良い」とある、その葉は茶ではないのではないだろうか。若芽ならばともかく、年を経て堅くなった茶葉でどうして羹を作る事が出来ようか。恐らく茶ではないと思われる。『図経本草』で今の閩《びん》・蜀《しょく》・荊《けい》・江・湖・淮南《わいなん》山中に皆茶があるといっているが、性質や種類はそれぞれ異なっている。近ごろ蔡襄《さいじょう》が言うには、閩の建州北苑の数カ所に産する物だけ性味を備え、それだけが諸方とはずいぶん違う、と。

今また臘茶と名付け、よく研《と》いで餅に固めたものは、日々火入れをすれば、益々良くなる。その他の葉茶や抹茶で収蔵したものは、すこしでも火気に当たると長持ちせず、色味がだめに

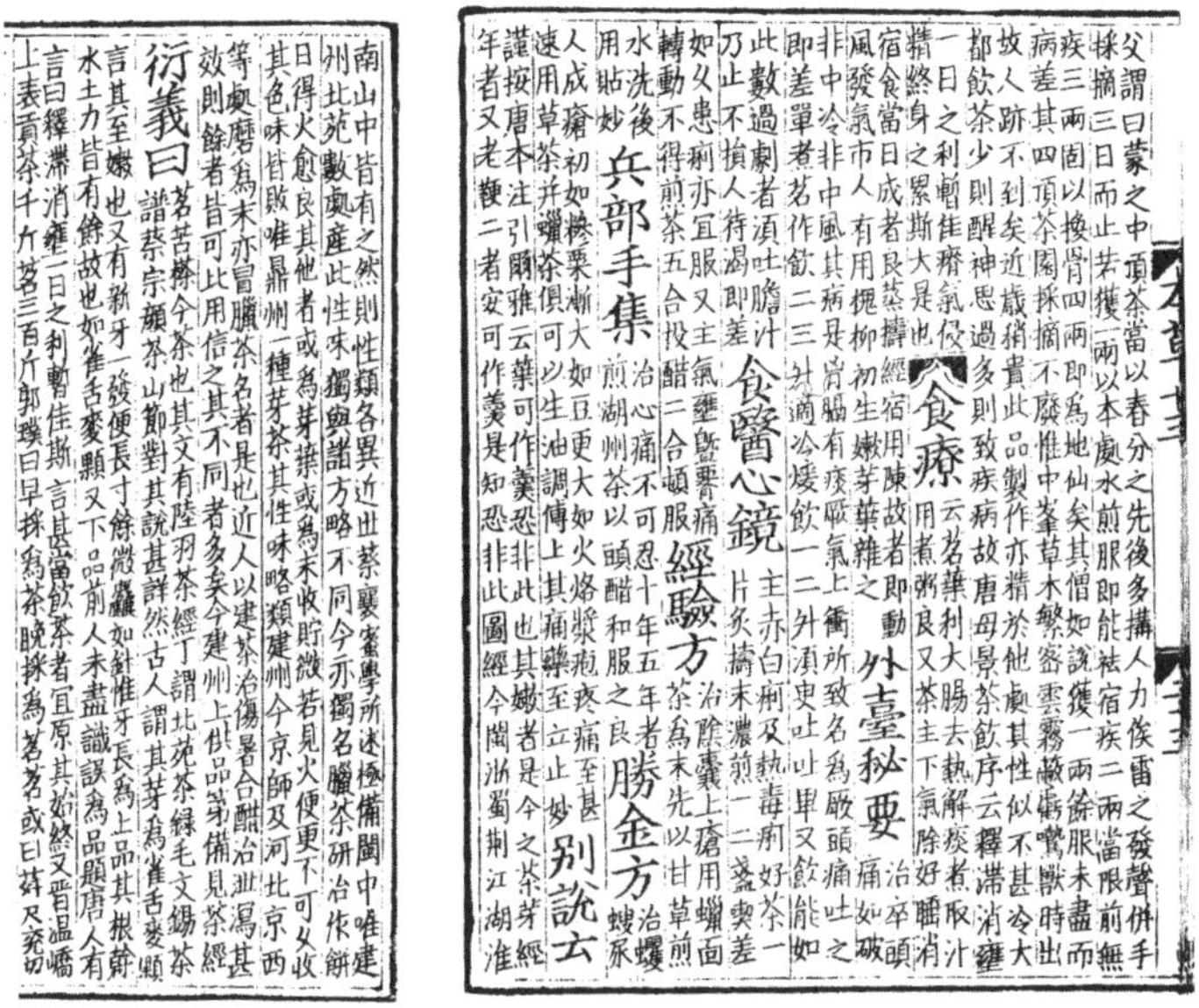

図 39　『晦明軒本政和本草』「茗苦樣」の後半

なる。ただ鼎州（湖南省常徳県）の芽茶は、その性味が建州に似る。今京師・河北・京西などで、磨《す》って粉末とし、臘茶と語ったものがこれである。近ごろの人は建茶で暑気中《あた》りを治し、酢を混ぜて下痢を治す。大変効き目がある。そこで他の茶も効くと思いがちだが、違いも大きい。やはりいまの建州の献上品は品質が良い。『茶経』を見よ。

　まず『爾雅』郭璞《かくはく》の注に疑問を呈する。茶で羹は作れないのではないかと。宋代の羹には、柔らかい葉ものを利用したためか、反論がでた。しかし唐の『崔《さい》禹錫食経《うせきしょっきょう》』に書かれた茶の利用法は、茶葉を蒸して曝《さら》し、米と雑《ま》ぜ搗いて粥とするものだった。すると茶葉は粉々になり、米と一緒のためドロドロであろう。これは唐代の方法だが、それ以前でも同様のポタージュ状の羹があったのではなかろうか。食の形態は時代と共に変化する。今日ではほとんど食物としないドングリですら、縄文人は加工をして食べていた。同様に、古代の人が、硬い茶葉を工夫して食べたことも考えられないことはない。

『図経本草』に列挙された産地の茶は、種類や性質が各々異なるという。現代の中国茶も地方色があり、個性的である。具体的なことはここからは分からないが、既に多様であったのだろう。

次いで宋代を代表する茶、閩の建州北苑で作られる蠟茶について記される。蠟茶は固形のまま、日々火入れをすると持ちが良いが、ニセモノが横行し、粉末の状態で売り物となったものは、すぐ傷んだようだ。この蠟茶は暑気あたりや下痢に効果があると、薬用としての目的も、当時の流通の様子もここから分かる。

### 『本草衍義』(『晦明軒本政和本草』所収)

図39の「衍義曰《えんぎにいわく》」からは、『本草衍義』の文である。寇宗奭《こうそうせき》は『本草衍義』二〇巻を政和六年(一一一六)に編纂、宣和元年(一一一九)に刊行した。

茗苦搽は、今の茶である。茶に関する文は、陸羽の『茶経』、丁謂《ていい》の『北苑茶録』、毛文錫《もうぶんせき》の『茶譜』、蔡宗顔《さいそうがん》の『茶山節対』が詳しい。ところで古人が雀舌《じゃくぜつ》・麦顆《ばくか》と言う茶芽は、極めて若く柔らかいことを表現したものだ。新芽がひとたび出るとすぐに一寸（三㎝）余りに伸び、針ほどでやや太いものがある。ただ芽が長いものだけを上等品とする。こうなるのは、その根・幹・水・土のすべてに余力があるからだ。それに較べると雀舌・麦顆は下等品でしかない。昔の人は良く知らなかったため、誤って品評したのである。

唐の人の言葉に「滞《とどこお》りを釈《と》き塞《ふさ》ぎを消すのに一日の長はあるが、暫く良いだけ」とあるのはまったくその通りである。茶を飲むには、もとよりその始終（すべて）を知らねばならない。晋の温嶠《おんきょう》の上表に「献上茶千斤、茗三百斤」とあるが、（その茶と茗について）郭璞《かくはく》は「早く採るものを茶といい、遅く採るものを茗という」と言った。茗はまた荈と書き、音はセンで、葉の老いたものである。

編者・寇宗奭は澧《れい》州（湖南省澧県）に勤務していた。陸羽の生誕地・天門に遠からぬ所で、茶に関心もあったためか、貴重な茶書を挙げる。雀舌・麦顆とは、萌え出たばかりの小さい若芽を、雀の舌や麦の粒に形容した表現である。今日では龍井などに極小の芽を用いるが、寇宗奭は芽が出てすぐに大きく伸びるものを良いとしている。当時の龍鳳団茶は、蒸した茶葉を絞め木にかけるため、大きい茶葉が良かったということだろうか。

収録する晋の温嶠の上表から、晋代では「茶」と「茗」の意味を区別して使い分け、また献上茶では春摘みの茶が多かったことも理解できる。

## 『紹興校定経史証類備急本草』

南宋の初め紹興二九年（一一五九）、医官・王継先《おうけいせん》らは『紹興校定経史証類備急本草』（紹興本草と略称）を完成した。『紹興本草』は宋代最後の官撰本草であった。『宋史』などによると、編者・王継先《おうけいせん》（?〜一一八一）は、南宋の初代高宗に侍医として仕え、高宗の母・顕仁太后の病を治し、太后に寵愛された。その寵愛を頼んで、絶大な勢力をふるい、民家を潰して国費で豪邸を構え、良家の子女を侍妾や奴婢とし、賄賂を取っては職を与え、罪を減免した。

医師であった王継先は本草改訂版の刊行をもくろんだ。というのも、新たに校刊した『政和本草』の版木が金にうばわれ、南宋には旧本の『大観本草』しかなかったためと推察される。ところが反感をもつ人々に阻まれ中断を余儀なくされた。しかし医療面での王継先の尽力もあって、顕仁太后が八〇歳を迎え祝賀が行われると、その好機に乗じて高宗の詔を得て、王継先は絵図と紹興校定文・紹興新添文などからなる『紹興校定本草』二二巻を刊行した。しかし刊行部数が少なかったためか、明代までは残存していたが、清代には散佚してしまった。一方、日本には鎌倉末期に伝来し、その江戸時代の写本から転写したものが不完全ながら現在まで約四十点確認され、日本から外国に渡ったものもある。

紹興本草の写本は、図鑑と言ってもいいほど、図が中心で文字は少ない。いわゆる中国正統本草書という『本草集注』を基に順次文を書き加えて行く、主要本草書の系譜からは逸脱する。また紹興本草は勅撰といいながら刊行に関する問題もある。さりながら宋の『図経本草』の図を、今日にもっともよく伝えると評価される。確かに現存する紹興本草は、何度も改刻されて形骸化した『証類本草』の図に比べ、書写であるから巧拙の差はあるが、精彩を放っている。

紹興本草の写本を調べると、茗の項目は、『新修本草』の文を書き加えたものと図のみ収録したものがある。新たに『紹興本草』で付加された文はない。

一方、苦菜については、いずれにも図はなく、非常に興味深い新たなコメントがある。苦菜は『神農本草経』にその性味や主治を述べているが、近頃そうした効き目を聞いたことがない。また常食する野菜でもないのは、四川省の野生のものだからだ。それでも味が苦く毒がないというのは『神農本草経』に書かれる通りである。

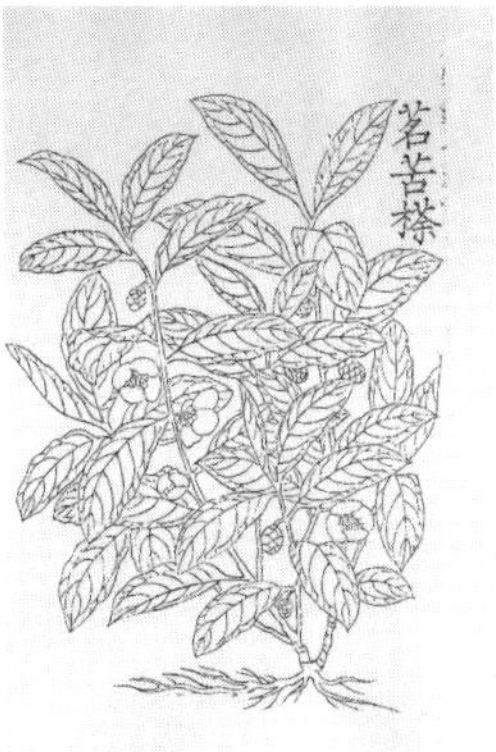

図40 『紹興校定経史証類備急本草』茶の図

『神農本草経』の「苦菜」と当時一般に苦菜と言ったものとは効能が違うとある。すると『神農本草経』の「苦菜」はやはり茶と考えられるのである。

宋代の医薬書を概観すると、医書ではなお茶は利用され、殊に『聖済総録』では多くの処方に使われ、また散薬や丸薬を茶や蠟茶で飲むといった指示が多く見られた。次に道教あるいは神仙思想との関連が、見受けられた。しかし明確に「茶は仙薬」との表現は見えない。

本草書では、茶の生産地や茶の代用となる植物について記され、複数の茶書が引用され、茶に割かれる頁数は増加している。薬用についての記述もあるが、関心は博物学的な方面に移ってきている。その傾向は、明の本草綱目に至り、一層顕著となる。

## 蠟（臘）茶について

宋代の医薬書には「蠟（臘）茶」が頻出する。その「蠟（臘）茶」とは、どのようなものだったのだろう。『宋史』食貨志に「建寧の臘茶は北苑を第一とする…玉食（皇帝らの立派な食事）に供し、臣下への賜予に備える」とあるように、福建省の御苑・北苑で作られる高級な固形茶で、皇帝に献上し、臣下に賜与するものと考えられてきた。

さて、清の乾隆帝が勅命で編纂した中国最大の漢籍叢書に『四庫全書』がある。その『四庫全書』の全文から文字を検索できるようにした電子版『文淵閣四庫全書』があり、それを使って「蠟（臘）茶」を検索すると、医薬書における使用例が極めて多い。『四庫全書』中の「蠟（臘）茶」検出総巻数二八四巻のうちの一九四巻、三分の二以上が医薬書で、圧倒的に薬用としての使用例が多い。医薬書のうち最古のものは、北宋一〇四七年の『博済方《はくさいほう》』である。『肘後《ちゅうご》備急方《びきゅうほう》』にも出てくるが、晋・葛洪の原撰部分ではなく、金・楊用道の増補部分であった。ほかに宋代の『蘇沈良

方』・『寿親養老新書』・『脚気治法総要』・『聖済総録纂要』・『小児衛生総微論方』・『類証普済本事方』・『太平恵民和剤局方』・『伝信適用方』・『婦人大全良方』・『産育宝慶方』・『三因極一病証方論』・『産宝諸方』・『仁斎直指』、金の『宣明論方』、元の『医塁元戎《いるいげんじゅう》』・『湯液本草』・『世医得效方』にある。

「蠟（臘）茶」の製法は、これまで宋・趙汝礪《ちょうじょれい》『北苑別録』に書かれているやり方と考えられてきた。上等の茶の芽を摘み、蒸し、絞め木にかけて水分と粘りを取り去り、次いで水を加えながらこなれるまで長時間磨り、型に入れ固め、火で炙り長い時間をかけて乾燥させ、龍鳳の模様を印刻するものもあって、ひどく手間の掛かる緻密な固形茶であった。それを紙で包み槌で砕き、臼で挽いて粉末にし、茶碗に入れてお湯を注いで飲んだらしい。そのときに湯が蠟を溶かしたようにドロリとなるので、蠟茶の名があるという。固形茶そのものにも艶があり、実際蠟を含むので、外観からも蠟茶と呼んだとする説もある。唐末に武夷（福建省）で作り始められたころは、蠟面茶と言い、また臘月（十二月）に春に先駆けて摘んだ茶葉で作った上等の茶の意で、臘茶とも言った。

『北苑別録』の製法は、皇帝に献上する茶について記したものである。皇帝に献上する茶は、福建にある宮廷の茶園で作られた。福建には、鳳凰山の宮廷専用の製茶場を含む茶園と、民営の製茶場を含む茶園があり、官営の茶園は正焙または官焙、民営の茶園は外焙または私焙といった（『大観茶論』）。『東渓試茶録』によると、官私の茶園一三三六のうち官営茶園は三二のみ、民営茶園が圧倒的に多かった。そこで福建で製造される臘茶の多くは民間茶園で製造された。『品茶要録』によると、民間では粗悪な茶芽や茶葉を用い、時には柿葉や桴欖（未詳）葉などを混入し、また松黄（松の花）を混ぜ表面を飾るものもあったとする。更に製茶の過程では、搾《しぼ》りの工程で膏《ぬめり》を搾り切らないとか、乾燥仕上げの手抜きをするなど儲けのための手立てを取ったこともあるという。『事物起原』巻九には、民間で売買される、建州と剣州の臘面と称する大量の片茶（蠟茶を含む）の価格が、他州のものより安いのは雑に精錬したためであろうと書かれる。そのように書かれているにもかかわらず、基本的には北苑の官営製茶業と、民間の蠟茶の製茶方法は同じであろうと従来は考えられてきた。

一方、蠟茶の別の製法を記す文献もある。南宋の陳元靚《ちんげんせい》の類書『事林広記』は、明の中期まで長く広く利用され、多種のテキストが刊行された。日本にも渡来し、江戸時代に和刻本が刊行された。その和刻本は南宋の内容を留めるといい、そこに「臘茶を造る法」として「細茶を重ねて蒸して乾かし細かに碾く。煮た精米と合わせ、少し湿らせてから型に入れ木槌で打つ。それを火で乾かしたものを収納する」とある。

同じく南宋の陸游《りくゆう》の『入蜀記』巻一には、「建茶は米粉や薯蕷《しょよ》（ヤマノイモ）を混ぜる。ここ二年来はまた楮《こうぞ》の芽を入れるが、茶の味と頗る相性がよく、乳（粘り）も多いが、梅雨を過ぎると風味が無くなる。精しく識る者でなければ、違いは分からないだろう」とあり、『事林広記』と同様の製法があったことを裏付ける。これらは龍鳳片茶の製法とは異なるが、やはり蠟茶や建茶、建州産の茶の製法として書き残されている。

元代では王禎《おうてい》の『農書』に、茗茶、末茶、蠟茶の名が挙げられる。そのうち蠟茶の製法は、上等の若芽を択《えら》び、細かく挽いて篩い、龍脳などの香料や油と合わせ、固形茶にして、印を押し、香膏油で潤飾する。製品には大小龍団や帯銙《たいこ》（帯止め金具の形）などの違いはあるが、いずれも朝廷への献上品で、民間ではめったにみられないと記され、『北苑別録』の製法に近い。

明の『普済方《ふさいほう》』（一四〇三～二四）は、現存する中国医書のうち最大の巨編で、また『四庫全書』中蠟茶が最も多く現れる文献である。『普済方』で蠟茶は、心臓・肺・大腸・頭・咽喉・眼目・諸風・諸瘧《しょぎゃく》・泄痢《せつり》・瘰癧《るいれき》・痔漏《じろう》・婦人科・小児科等々の部門まで、適応処方の分野は驚くほど多岐に亘り幅広い。殊に使用例が際立って多いのは頭痛と下痢の処方で、心臓病の処方は一件のみであった。

そして薬として利用された蠟茶の製法が、『普済方』（巻二六八）に記されていた。「檀香や木香、白豆蔻《びゃくずく》（カルダモン）、薄荷《はっか》などを粉末にして篩にかけ、上等の春茶一斤と最良の甘草を加えて弱火でよく煮詰める。ねっとりと煮詰めた膏（エキス）を型に入れて陰干しする。火で乾燥してはいけない。その後、麝香と一緒に密閉容器に入れて薫りをつける」というもの。宋代の蠟茶とは全く違うが、これが明代の薬として多用された蠟茶であろう。

そうした蠟茶を用いた処方の一つに、「蠟茶散」がある。「子供の陰嚢に出来物ができ、痛みがあって水が出て、長く治らないものを直す蠟茶散の処方。葱椒湯《そうしゅくとう》で洗い、その後に蠟茶と五倍子（ヌルデの葉に出来た虫こぶ）、少量の膩粉（いせおしろいの粉末）を香油（ごま油）で和えて患部に塗る」（明・王肯堂『証治準縄《しょうちじゅんじょう》』〔一六〇四〕巻七六）というもの。散薬として飲むのではなく、塗り薬として蠟茶を用いている。

明初の洪武二四年（一三九一）農民出身の洪武帝は、農民に重労働を強いる龍鳳団茶の生産を禁止したと『野獲編補遺《やかくへんほい》』（明・沈徳符撰）は伝える。以後固形茶全般が衰微し、葉茶が隆盛となったと言われる。しかし『普済方』や『証治準縄』は明代の成立であるから、明代にも蠟茶という固形茶が存在し、薬として幅広く利用されたことが読み取れる。蠟茶と言っても、一概に宋代の福建の高級な固形茶という概念で括れないものが確かに存在している。

第六章

# 日本　鎌倉・室町・安土桃山時代

## 『喫茶養生記』

鎌倉時代の初め、僧・栄西（一一四一〜一二一五）は『喫茶養生記《きっさようじょうき》』を著した。それは、日本で最初の茶書とも、養生書ともされる。確かに、茶の優れた効能を述べているが、いわゆる養生書としては非常に特異である。養生論の系譜の中で、それはどのように特異なのか、また栄西はなぜ茶と桑を取り上げて養生論を記したのか考えてみたい。

### 養生とは

お茶を飲むと健康に良いと言い、長寿の祝いには、喜（㐂）寿や米寿などと共に茶寿の祝いがある。茶寿とは百八歳（茶文字は、十が二つに見える艸（草）と、下の部分の八十八とを合わせ百八）という。そうした年齢までも健康で長生きすることが、古来人々の願いで、不老長生のためには、養生が大切と考えられてきた。

養生の「養」の文字は「羊」と「食」からなり、羊のように美味しいものを食べ、生命を保ち、充実して長生きすることを「養生」といった。

「養生」の言葉は中国戦国時代から見られ、『孟子《もうし》』は養生して死の心配をなくし、安心できる生活を人々に与えることを王道とした。『荘子《そうじ》』は、牛をさばく名人の庖丁《ほうてい》が文恵君に絶技を示して、無理なく天理の自然に従っていくところに、養生の道があると説き、「人の生は気の聚《あつ》まれるなり。

聚まれば則ち生となり、散ずれば則ち死となる」とした。人間をはじめとする万物の生成消滅は「気」の離合集散にあるとする考えは、古代中国人に共通するもので、「気」のコントロールに養生の秘訣があるとされてきた。

竹林の七賢人・魏《ぎ》の嵆康《けいこう》は『養生論』で、精神を養う「養神」と肉体を養う「養形」の両面から養生を論じた。「養神」の方法とは、愛憎を情に止めず、憂いや喜びも心に留めず、淡々として和《なご》み平らかにすること。「養形」の方法には、服気《ふくき》（呼吸法）、導引《どういん》（柔軟体操）、房中《ぼうちゅう》（男女の交接を通して、体内の気を減らさず病気治療もはかる）、辟穀《へきこく》（土中の陰気をふくむ穀物を取らない）、服食（健康の維持増進に効果があると考えられていた薬物や霊芝《れいし》などを摂る）などがあるとし、両面からの正しい養生法を行えば数百年の長寿を得られるとした。紀元前二世紀の馬王堆《まおうたい》漢墓に、体操のやり方を示す導引図が描かれていたように、中国では古くから養生の方法が論じられてきた。

もともと「養生」は、神仙思想と結びついていた。神仙思想とは、生死を超越した仙人の存在を信じ、仙人になることを目指して、仙術を行うものである。仙術には、不老不死の効果を持つ仙薬を作る、仙薬を飲食する、修行する、お札を貼り呪文を唱え、祈禱するなども含んでいた。そうした神仙思想は秦の始皇帝や漢の武帝にもあり、皇帝たちはひたすら仙薬をどこまでも求めた。

やがて神仙を神々と仰ぐ道教が成立すると、神仙思想は道教に取り込まれていく。仙術には養生も含まれるため、多くは医家であるとともに道士でもある著者によって、養生論は道教経典あるいはその一部として著された。こうした中国の養生論は、日本にももたらされた。

平安時代の『医心方《いしんぽう》』（九八四）は、日本における現存最古の医書で、養生論に多くのページを充てている。全三〇巻のうち、巻二六「延年部」、巻二七「大体養性部」、巻二八「房内」、巻二九「飲食部」、巻三〇「証類部」（五穀・五果・五肉・五菜と、食品についての記述）が養生論に該当し、内容はすべて中国書の引用である。嵆康《けいこう》『養生論』・葛洪《かっこう》『抱朴子《ほうぼくし》』・張湛《ちょうたん》『養生要集』・孫思邈《そんしばく》『千金方《せんきんほう》』などの引用があり、中国養生論に従って服気・導引・房中などを記している。『医心方』以降に著された日本の養生論には、『長生療養方《ちょうせいりょうようほう》』（一一八四）、『衛生秘要鈔《えいせいひようしょう》』（一二八八）、『遐年要鈔《かねんようしょう》』（制作年不明）があり、いずれも『医心方』に似た内容で、さらに『医心方』の文を節略している。

そうした養生論の流れから見ると、鎌倉時代初めに書かれた『喫茶養生記』はきわめて特異である。『喫茶養生記』の初治本は一二一一年、再治本は一二一四年の成立とされ、年代的には『長生療養方』と『衛生秘要鈔』の間に位置する。それにも関わらず『喫茶養生記』は、ほかの養生書にある服気・導引・房中などの養生術にはまったく触れない。

## 『喫茶養生記』の養生

栄西は『喫茶養生記』の序に「人にとって最も賢明なことは、天から与えられた生命を大切に守り、一生健康に過ごせるよう養生に努めることである。そこで末世の病の治療法を後世に残し、衆生のために役立てることを意図して著作する」と述べる。同書は養生医書とも言われるが、記されるのは密教の呪術の言葉（秘密の真言、大元帥大将心呪《たいげんすいたいしょうしんじゅ》）、そして茶と桑による養生法だけである。茶による健康法が書かれるため日本最初の茶書とも称され、茶は栄西がもたらした、あるいは日本でとだえていた飲茶の風を再興したとして、栄西は日本の茶祖と仰がれてきた。ところが栄西は二度中国に渡ったが、いずれの時にも茶樹や茶種、製品としての茶を将来したと、文献では確認ができない。

それどころか、平安時代の医薬書や字書に茶は薬名として見え、茶園さえ宮中はじめ山城や三河にもあったことが文献で確かめられる。さらに春と秋に国家安泰を祈願して宮中に僧を招き大般若《だいはんにゃ》経《きょう》を転読する法会の季御読経《きのみどきょう》で、僧侶に「引茶」という茶の接待が、平安末期も行われ続けていた。また藤原道長が病による喉《のど》のかわきを癒《いや》すため（『小右記《しょうゆうき》』）、菅原道真《すがわらのみちざね》が憂さを晴らすために（『菅家後草《かんけこうそう》』）茶を飲んだ等々の記述もあり、栄西以前にも貴族や寺院に喫茶は確かに行われていた。

また平安時代末の一二世紀、日本でも中国宋代に行われた点茶が取り入れられていた。天目茶碗と呼ばれる黒盞《こくさん》（黒釉の茶碗）が、福岡の博多から出土しているため、栄西以前から宋代の点茶法はもたらされていたと考えられるようになってきた。そこで栄西が、日本に茶や点茶の法を始めて中国からもたらしたとすることはできない。しかし『喫茶養生記』以降、日本で喫茶が広まったことは確かである。

## 『喫茶養生記』の内容

『喫茶養生記』は栄西七一歳の時に著述した初治本《しょじぼん》と、三年後に書き直した再治本《さいじぼん》がある。再治本完成の翌年に栄西は逝去するため、『喫茶養生記』は最晩年の栄西がなみなみならぬ心血を注いだ書ということができよう。

『喫茶養生記』は上下巻に分かれ、上巻は密教の加持で、まず内なる治療を行い、次に五臓（心・肝・脾・肺・腎）のうち最上位の心臓が苦味を好むので、苦味のある茶をよく飲み、外から治療を行うと気力は旺盛となると説く。下巻は、飲水病《いんすいびょう》（喉《のど》のかわく糖尿病か）・中風（半身不随）・不食病《ふしょくびょう》（食物を受け付けない病）・できもの・脚気《かっけ》の五つの病状をあげ、それらはみな桑によって治すことができるため、桑を粥にしたり煎じたりして摂るようにという。また茶は熱湯で服用し濃い茶が美味しく、お供えに茶はなくてはならないとも述べる。そして諸薬は一つ一つの病に効くものだが、茶はすべての病に効く万能薬で、桑と共に最高の仙薬として、これを飲むことが養生の妙術となると主張する。これらのことはみな、中国留学中に得た知識に基づき、根拠があるとも述べる。

栄西が根拠としたもの、つまり『喫茶養生記』の典拠が、当時の中国最新の文献であったことを、森鹿三氏は明らかにした。上巻の茶についての大部分は宋代の類書『太平御覧《たいへいぎょらん》』、下巻の桑については宋代の薬書『大観本草《たいかんほんぞう》』を基に書いたのであった。また今日、『喫茶養生記』という書名で呼ばれているが、内容からすると、上巻が茶、下巻が桑について主に書かれるので『茶桑経』と呼ぶこともでき、室町中期の東福寺の僧・季弘大叔《きこうだいしゅく》は『蕉軒日録《しゃけんにちろく》』に『茶桑経』と記すという。さらにその名称が中世の禅門で広く通用し、『茶桑経』の方が内容に即した名称として捨てがたいとも述べている（森鹿三『茶道古典全集』第二巻）。

確かに『蕉軒日録』を見ると、文明一八年（一四八六）三月一五日に「居士、予の桑経を借りて去る。これすなわち昔建仁寺開山（栄西）の製するところなり」、同二一日「本居士手ずから桑経、これを返す」、同二四日「本居士至り、茶桑経を手にして云う」とあり、『喫茶養生記』を『桑経』とも言い、『桑経』が『茶桑経』より一回ながら多い。すると、禅僧には茶より桑が意味を持ったようにも見える。

このように茶と桑の摂取を養生と結び付けたものは、養生論として非常に特異、むしろ他にないのではなかろうか。『喫茶養生記』の冒頭「茶は養生の仙薬なり。延齢の妙術なり」の仙薬も、「延齢の妙術」つまり不老長生のための仙術というのも、神仙思想を示す道教の言葉そのものである。栄西は、比叡山で天台密教を学び、入宋して臨済禅を学んだ僧である。仏教徒である栄西が、道教的な養生書を書くことも、今日の常識からは奇異と言えば奇異である。

## 密教と道教

インドで発生した仏教は、中国で広まる際に中国伝統の道教の方術（まじないやお札など）を取り入れて広まった。もともと道教では、有限の人体に不変の金石を取り込んで不老長生を図ろうと、水銀を主成分とする丹薬《たんやく》＝外丹《がいたん》を服用するといった仙術を行った。ところが外丹は不老不死どころか、ひどい薬害をもたらし、逆に人の命を奪った。そこで、外丹に匹敵する丹薬を、自分の力（主に精・気・神）で自分の体内に作り出そうと考えるようになる。外丹に匹敵する丹薬、それが内丹《ないたん》である。

道教で内丹は非常に重要な言葉だが、この内丹という言葉が始めて見えるのは、実は中国天台宗の慧思《えし》禅師（五一四〜七七）の「立誓願文《りっせいがんもん》」である。「護法のために長寿命を求め、好《よ》い芝草《しそう》や神丹を得て、多くの病気を療治し飢渇《きかつ》を除くお手伝いができるよう、常に禅を修行できるよう、深山の静寂なところで、外丹の力を得て内丹を修め、衆生に安らぎをもたらすために、先ず自らが安らかでありたい」というものである。

天台宗の禅師が内丹という言葉を使い、「護法のため」に「長寿命を求め」ていた。長寿には「好き芝草及び神丹（外丹）」を得て、病気を治し、飢えや渇きを除き、禅の修行をし、内丹を修めるのだという。芝草は霊芝《れいし》とも言い、仙人になるための薬、仙薬である。この願文を読むと、栄西がなぜ養生を説いたのか、その意図も明らかになってくる。護法のため、衆生の安らぎのために、栄西自らもまず長寿を求め、健康でなくてはならない。そして健康のために摂る「好き芝草や神丹」いわゆる仙薬にあたるものが、栄西にとっては「茶」と「桑」だったのである。では、なぜ栄西は「茶」と「桑」を仙薬としたのだろう。

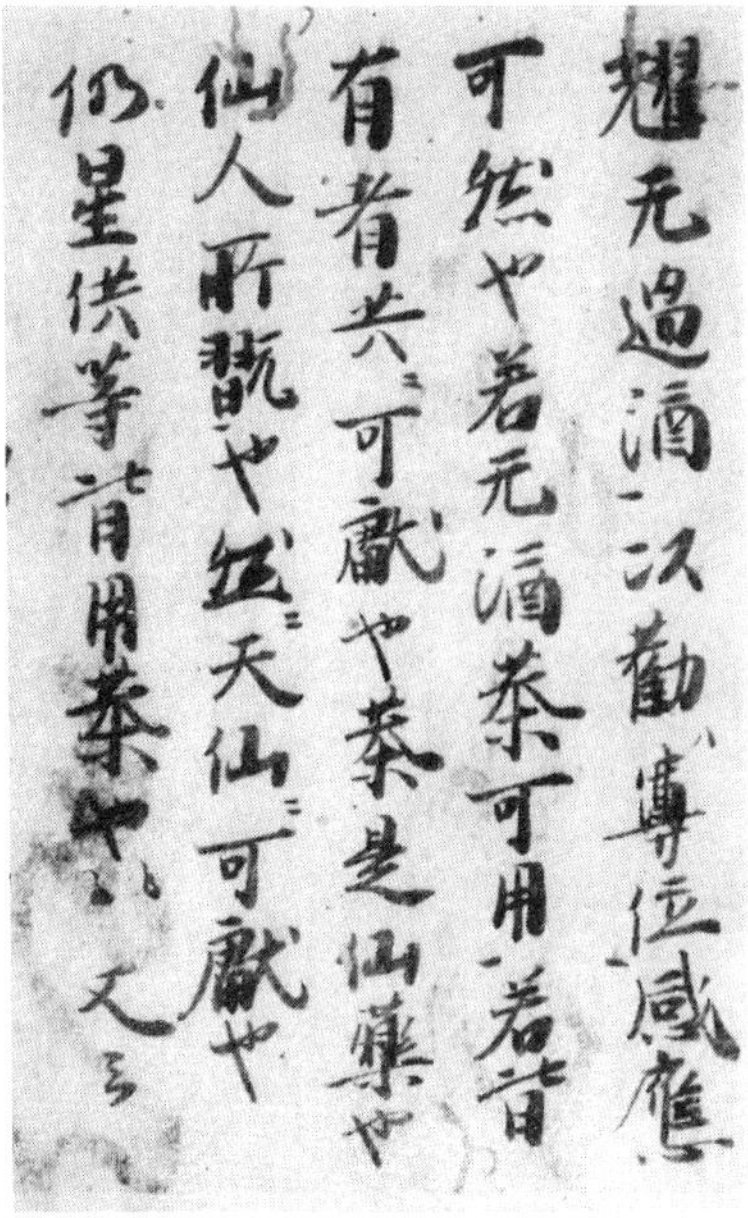
離无過酒ニ以勸導位感應
可然や若无酒茶可用ニ若背
有者共ニ可獻や茶是仙薬や
仙人所翫や然ニ天仙ニ可獻や
仍星供等皆用茶や　又ニ

図41　順忍書状紙背（神奈川・称名寺蔵）

## 茶は仙薬

『喫茶養生記』冒頭に「茶は養生の仙薬」という有名な言葉がある。茶を仙薬と明確に記したものは、管見の中日医薬書にはないのだが、鎌倉時代の僧・順忍の「書状紙背」(図41）に、「茶はこれ仙薬なり。仙人もてあそぶ所なり、しかるに天仙に献ずべきなり。すなわち星供など、皆茶を用いるなり」とある。つまり茶は仙薬で、仙人が好むので供えるという。また密教の祈禱方法を図示した勧修寺本《かじゅうじ》『覚禅鈔《かくぜんしょう》』の裏書「茶供事」や醍醐寺僧の諸尊の祀り方の口伝『秘抄口決』「茶供事」にも、「茶は仙薬なり。北斗《ほくと》七仙経軌《しちせんきょうき》の説なり。すなわちこれを供える」とある。「北斗七仙経軌」が何かは具体的には不明だが、北斗七星に祈る修法《すほう》を述べた密教経軌（経典と儀軌《ぎき》　きまり）のようである。これら「茶は仙薬」とある資料は、いずれも鎌倉時代の密教関係の文書だが、天仙も登場し道教の影響が色濃い。

　中国天台山は、最澄が訪れ、栄西も二度の入宋のたびに訪れた天台宗発祥の地であるが、もともとは道教の聖地で、智顗《ちぎ》（五三八～五九七）が天台宗を開いた後でもなお多くの道観（道教の寺院）があったという。その天台山に住した唐僧・一行《いちぎょう》が「本命元神《ほんみょうげんしん》（人の運命を左右する北斗七星の中の星）に茶果を供える」と、「葛仙公礼北斗法《かっせんこうれいほくとほう》」（『梵天火羅九曜《ぼんてんからくよう》』巻一）に書いたという。葛仙公は呉の道士・葛洪《かっこう》である。葛玄の名を付けた、北斗七星を祀る道教色の濃い儀礼で茶を供えると、仏教徒の一行が書き記したのである。

　また『喫茶養生記』にも、天台山と仙人の関わりを示す文が収録されている。「天台山記に言う、茶を久しく服すと、羽翼が生じ、身軽にして飛ぶことができる、と」。『天台山記』（八二五）は唐の道士・徐霊府《じょれいふ》が編纂したもので、そこに茶は久服すると羽が生え身軽になり飛べる、仙人になる飲み物・仙薬とある。つまり道教で茶は飲めば不老不死の仙人になる仙薬とみなされたため、北斗七星に長寿を祈る際に供えたということになるのだろう。そうした道教を天台宗は取り込んだために、天台宗でも茶は特別な地位を与えられるようになったのではないだろうか。

**北斗法**

星は人の運命を掌《つかさど》るので、供養すれば運命が好転すると信じられてきた。ことに北斗は死をつかさどると考えられ、北斗七星を祀り延命を祈願する星辰《せいしん》信仰が古くから中国にあった。日本での星辰信仰は九世紀に宮廷で行われ、一〇世紀後半からは個人の栄枯盛衰を星に祈り現世の利益を得ようとする密教行事として発展を遂げたという。

密教は護摩《ごま》を焚き、真言という呪文を唱える深淵な秘密の教えとされる。教義は非常に難解だが、古代の人々が密教に期したものは、不老長生、病気平癒、悪業滅尽、五穀豊穣、天変地異鎮圧であり、呪詛《じゅそ》つまり「のろい」などでもあった。いわゆる「現世利益」を、密教に期待していたのである。

命を掌る北斗に長寿を祈願する北斗法は、平安時代十一世紀から盛んになるが、天台・真言両密教で共通して行われる修法であった。修法とは、願主の願いに応じて僧たちが所願を述べて本尊を迎え、供養し、ふたたび本尊を送り返す密教独自の祈禱である。その修法の中でも、星宿関連のものは古くから世俗社会になじみが深く、北斗法の本尊として掛ける北斗曼荼羅《まんだら》の数は星曼荼羅の中でも最多という。さらに北斗法を大規模にした修法も密教各派で行われ、公家からも武家からも要

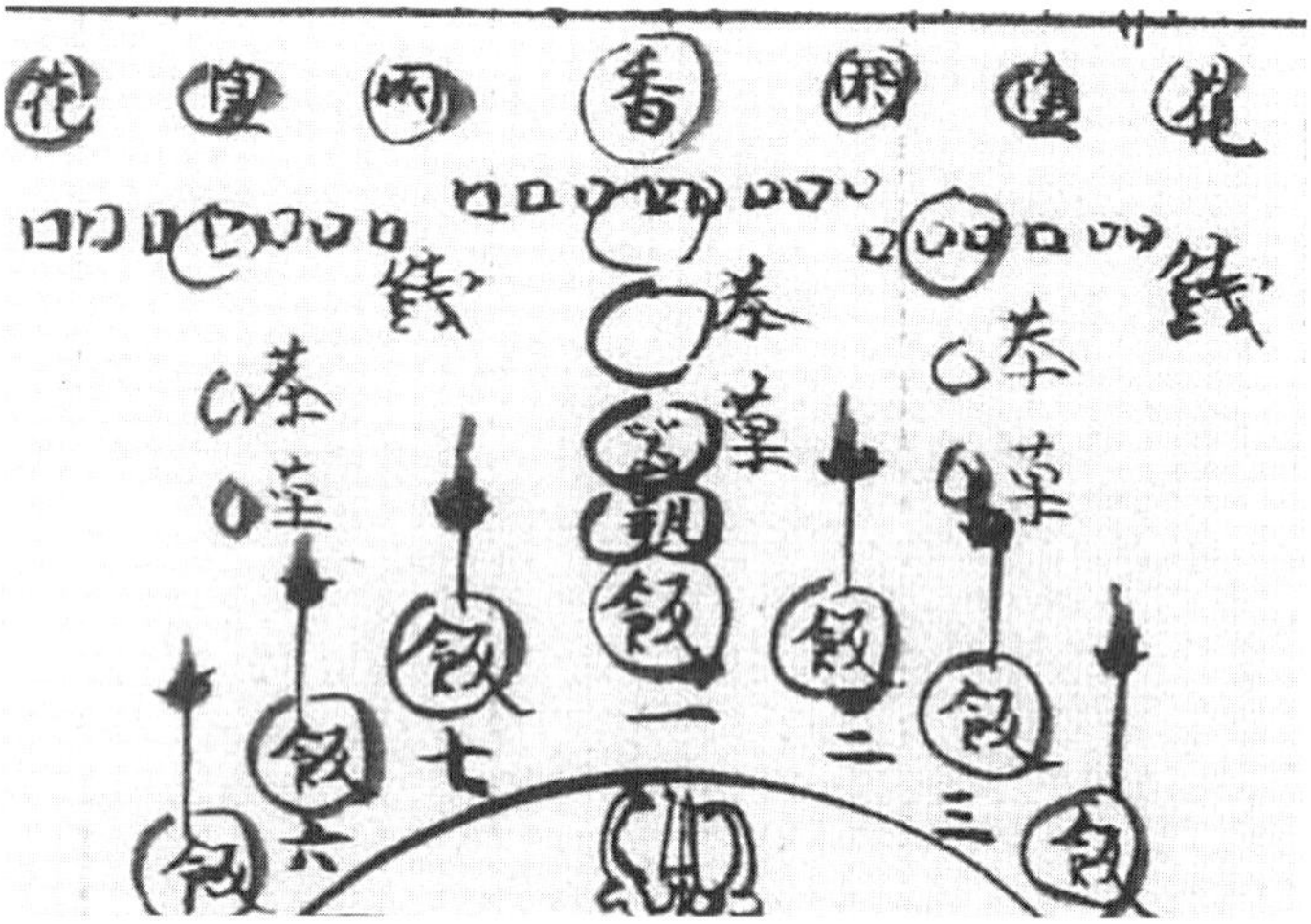

図42　『別尊雑記』北斗法部分（京都・仁和寺蔵）

請され、受け継がれていた。

　そうした密教の北斗法で、遅くとも平安末期一二世紀には茶を供えたことが、現存する仁和寺の『別尊雑記《べっそんざっき》』（図42）に明らかである。そこに茶と共に銭を供えるのも、銭が長寿の仙と同音のためであった（称名寺聖教三三二函―七四）。すると北斗法の修法で供えられた茶は、仙薬という役割を担って置かれたのであろう。茶を仙薬としたのは、『喫茶養生記』が初めてではなく、密教の伝統の中にすでに存在していた。

　不老長生の仙薬（たとえ茶でなくとも）に貴族層が関心を持ち、あるいは実際に服用したことは正倉院の「種々薬帳」から類推できるという。仙薬への関心は、日本でも奈良時代にさかのぼる。

　奈良時代の日本には古密教（雑密《ぞうみつ》）がすでに伝わっていた。それは平安時代に伝わった密教（純密）と区別されるが、玄昉《げんぼう》や道鏡《どうきょう》ら奈良時代の僧たちは古密教を奉じ、病を治す看病禅師として天皇の近くで病気平癒に携わっていた。『続日本紀《しょくにほんぎ》』に「僧尼は仏道に依り、神呪《しんじゅ》を持して以て溺《でき》徒《と》を救い、湯薬を施し、而《しか》して痼《こ》病《へい》を療することは、令においてこれを聴《ゆる》す」とある。病気に対してなす術のないとき、古代の人々は加持祈禱に頼らざるを得なかったのである。聖武天皇のもとには一二六人もの看病禅師がいたといい、奈良時代の後期には、山林で修行した密教僧を看病禅師として迎え入れるほど、社会は密教に期待していた。

つまり栄西よりはるか以前の奈良時代から、古密教（雑密）は日本に取り入れられ、看病禅師と呼ばれる人が、病気平癒や延命長寿を目的に活躍していた。禅師の呼称は、高僧や行者にも使われ、病気平癒を祈願する僧を看病禅師と称していたのである。栄西もまた看病禅師の一面を持っていたことは、『吾妻鏡《あずまかがみ》』の二日酔いに苦しむ実朝の看病に当たった実例などからも推察できよう。

**茶は万病の薬**

栄西は『喫茶養生記』下巻（再治本）に、

諸薬は各々一種の病の薬であるが、茶だけはよく万病の薬となる。

と記している。『喫茶養生記』以前の中日の医薬書に、茶を万病の薬と明記したものは見あたらない。一部の研究書に、茶は「万病の薬」と『本草拾遺《ほんぞうしゅうい》』に書かれるとするが、それは間違いである。『本草拾遺』そのものは失われたため、宋代の薬書『証類本草』や類書『太平御覧』に引用された文で確認するほかないが、そこに「茶は万病の薬」とは書かれていない。「万病の薬」を『本草拾遺』の文としたのは、『喫茶養生記』（下巻）に『本草拾遺』の引用文に続けて、栄西が「茶は万病の薬」と書いたため、『本草拾遺』の引用文と誤ったと考えられる。つまり、茶を万病の薬としているのは『喫茶養生記』で、それ以前の医薬書には見えない。

では栄西は、何を根拠に「万病の薬」としたのだろう。実は「万病に効く薬」という発想も、天台祖師の言葉から来たと考えられる。中国天台宗・智顗《ちぎ》の『摩訶止観《まかしかん》』「病患境を観る」に、「止すれば、万病は治る」とあり、「止」とは心を臍下丹田《せいかたんでん》に止め集中し、気息調和することである。また栄西の少し前、平安後期の真言宗の僧・覚鑁《かくばん》の言葉に「観行（瞑想）すれば、万病も万悩も生じない」とあり、「観」は正しい知恵で対象を観ることという。止と観は、仏教全般に通じる根本的な実践行の瞑想《めいそう》で、止観は天台宗で非常に尊重されるが、一般的には禅と同義ともいう。止観すなわち禅によって万病が治るという思想が、密教では浸透していたと言えるだろう。

再び『喫茶養生記』（再治本）を見ると、「万病は心より起きる」とある。万病の原因は心にあり、心が健やかであれば、万病が癒えるということになる。智顗もまた「心を息して和悦ならしむれば、衆病すなわち差《い》ゆ」（『天台小止観』第九　治病観）と、心が穏やかで愉快ならば、もろもろの病は治ると言っている。

次に『喫茶養生記』に、心臓は五臓の君子であり、心臓は苦味を愛し、苦味の摂取で良くなるので、苦味を取るには茶が良いと述べる。ところが従来の医薬書を見ると、「苦味」は心に入る（『素問・宣明五気篇《せんめいごきへん》』）が、「苦」は排泄する（『素問・至眞要大論《ししんようたいろん》』）作用であった。苦味を心臓に有効とする根拠は、むしろ『摩訶止観』の「苦味心を増し、肺を損ず」にあるという。医薬書ではなく、これも天台密教の書を根拠としているようだ。

## 栄西の茶と最澄

栄西は、日本臨済宗の祖と歴史教科書などにはある。近年の研究では、天台密教葉上流《ようじょうりゅう》の祖であり、密教を思想的基盤として禅を天台教学と切り離すことなく説き、若年から研鑽を積んだ密教を晩年まで捨てなかった点が注目されている。

もともと最澄が唱えた日本天台宗は、四宗兼学といって円（完全円満な教え　法華経の教え）・密（密教　大日経などに説かれる秘密の教え）・戒（戒律　守るべき規範）と共に、禅（止観）は含まれていた。中国の天台宗と違って、最澄は日本の天台宗を天台教学を中心にした総合仏教としようとした。例えて言えば、真言宗金剛峯寺を単科（密教）の私立大学とすれば、延暦寺は総合仏教の国立大学であった。その延暦寺が平安末期に至って退廃し、国も戦乱が続いたため、最澄仏法の復興と護国を願う栄西は、中国から自らが伝えた禅がなくてはならないと考えた。

栄西の本願を最澄仏法の再興とすると、「茶」と「桑」についても、最澄とのつながりが見えてくる。最澄は中国に渡り、仏法を求めて天台山にのぼる。帰国する最澄に、天台山の呉顗《ごぎ》は「新茗（新茶）」を餞別（はなむけ）とすると詩に賦して贈った。その詩を最澄は自らの著書『顕戒論縁起《けんかいろんえんぎ》』に収録し残している。

また最澄の愛弟子・泰範《たいはん》が空海の許に去ったとき、戻るように書簡をしたため、「茶十斤以て遠志を表す（茶十斤を送り、深い思いを表す）」と末尾に述べ、茶を贈ったことが知られる。愛弟子を呼び戻すために、最澄は茶を選んだ。

今日でも比叡山のふもと近江坂本の日吉大社《ひよしたいしゃ》の門前には日吉茶園《ひよしちゃえん》があり、最澄が将来した茶を植えたと伝えられる。『日吉社神道秘密記《ひえしゃしんとうひみつき》』は天正五年（一五七七）の成立だが、最澄が中国から茶の実を持ち帰り日吉茶園に茶の木を植え、その後、山城国宇治郡栂尾所々に植え広めたと記している。

日吉茶園に最澄が茶を植えたことは、今日伝承とされている。だが最澄が帰国した八〇五年（延暦二四）は、嵯峨天皇が畿内・近江等に茶樹を植えるよう命じた八一五年（弘仁六）の一〇年前に当たる。畿内・近江など広範囲に茶樹を植えるには、多くの茶の種や苗木が必要だったはずである。また最澄が泰範に贈った茶は十斤、この量については一斤、あるいは十茶とする資料もあるので確定はできないけれども、一斤を約六〇〇gとすればおよそ六kg、相当な量である。さらに北斗法のような密教の修法で、平安時代すでに茶が供えられていたならば、茶樹が日本で栽培された時期はかなり遡るのではないだろうか。たとえ最澄その人でないとしても、最澄周辺の人が茶樹を中国からもたらしたことは、十分に考えられる。

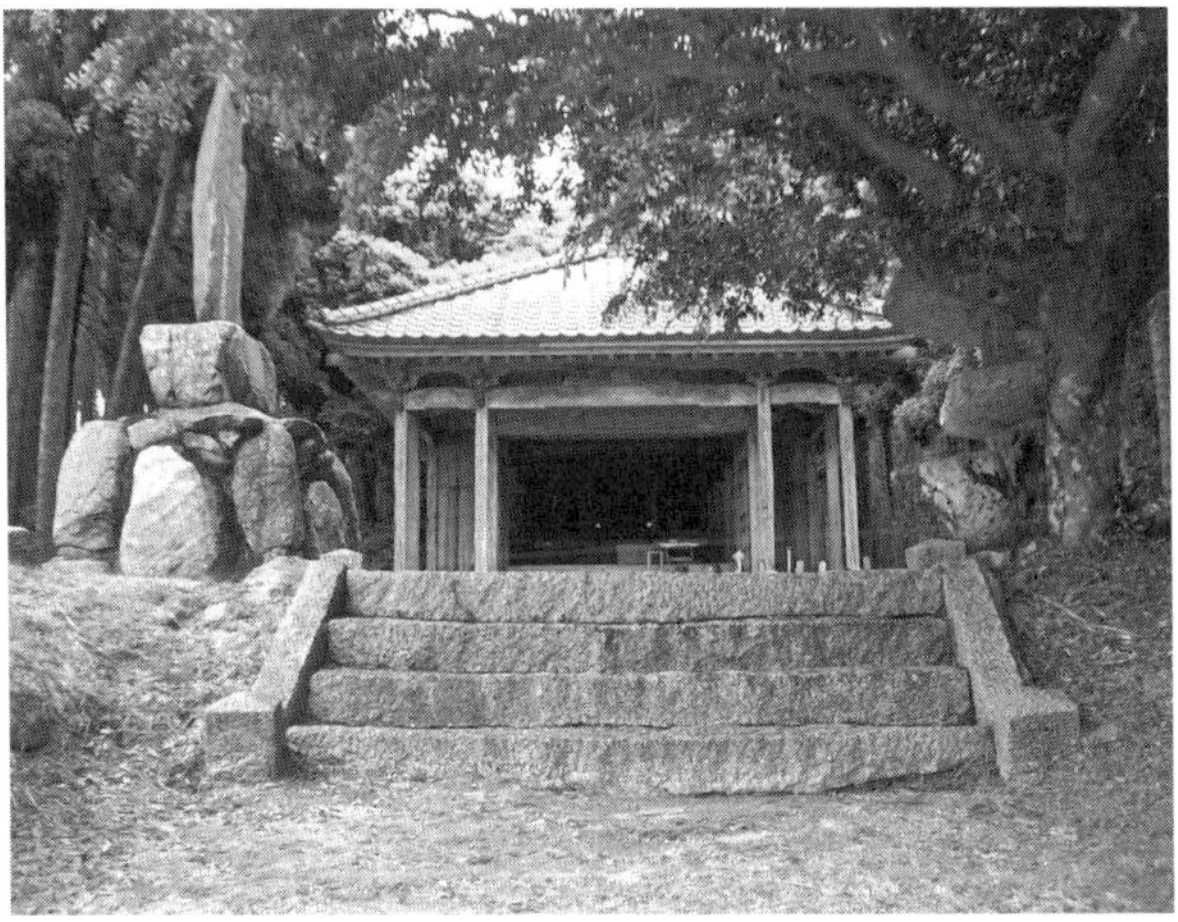

図 43　脊振山霊山寺乙護法堂

栄西も宋から帰朝し、脊振山《せぶりやま》（福岡県との県境の佐賀県）の石上坊《いわがみぼう》に茶を植えたと伝えられる。今日、脊振山の霊仙寺《りょうせんじ》跡《あと》は人気もなく寂しいところだが、寺伝によると和銅二年（七〇九）元明天皇の勅を奉じて湛誉《たんよ》上人が開創し、平安から鎌倉時代には天台密教系の仏教活動の本拠地で、脊振千坊と呼ばれるほど九州一の大伽藍地だったという。その脊振山の霊仙寺から鍋島勝茂公（安土桃山から江戸初期　初代肥前佐賀藩主）に差し出した由緒書によると、最澄も栄西も脊振山に居住したという。後世の由緒書をそのまま信用する訳にはいかないが、最澄は八〇三年還学生《げんがくしょう》（短期間の求法僧）として中国に向かったが難破して一年間九州滞在を余儀なくされ、翌年、九州・肥前田浦から中国に渡った。最澄が天台山に土産として持参した紙・筆・墨はみな筑紫産つまり九州福岡の産品であった（『顕戒論縁起』）。そこで最澄が脊振山にいたという由緒も、あながち無視できない。

栄西が脊振山に茶を植えたとの説も、否定はできない。というのは、宋から帰国した後、栄西は少なくとも三年は九州で過ごし、脊振山の僧・琳海《りんかい》と交わした文書なども近年名古屋の大須観音《おおすかんのん》から発見されているからである。すると、茶に最澄と栄西の関わりが垣間見えてくる。

## 『喫茶養生記』の「桑」

次に『喫茶養生記』の下巻に記される「桑」である。まず、末世の五病、飲水（糖尿病か）・中風・不食（食欲不振）・瘡（皮膚病）・脚気は鬼魅によって起こるため、病気の原因である鬼魅を退散させる力のある桑を服用すると良いとする。また息災法（災厄を除き、無事を祈る密教の修法）の時に、護摩で焚く乳木《ちぎ》を桑にすると良いともいう。

諸病は冷気におかされて起こる。そこで桑粥などで桑を摂れば病気治療の予防にもなると、桑粥や桑の煎じ方、桑枕の作り方、桑の葉を抹茶のように服用する法などを述べている。そして最後に、桑は仙薬で、桑を服用した仙人が長寿を保つことも例にあげ、栄西は桑と茶の服用を勧めている。

桑は最古の薬書『神農本草経』に上薬とあり、古くから薬として用いられてきた。日本最古の医書『医心方』にも「桑椹《そうじん》」は和名「久波乃美（クワノミ）」、「西王母《せいおうぼ》・神仙の上上薬」、つまりクワノミは神仙である西王母が持っている長生のための上上薬と書かれている。ということは、確かに仙薬である。

栄西はまた「桑樹の下には鬼魅が来ない。そこでこの樹は万病の薬となるのだ」（下巻　初治本）とも書いている。鬼魅は煩悩と言い換えることもできよう。桑樹のもとでは煩悩がなくなり、菩提（悟り）を得られる。悟りを得れば、万病は除かれる、そこで桑樹も万病の薬となるとしているのだろう。

さらに「桑樹はこれ過去諸仏成道《じょうどう》の霊木」（下巻　初治本）とある。一般に仏教で「諸仏成道の霊木」と言えば、菩提樹を指す。菩提樹は、その下で釈迦が悟り（菩提）を開いたため、悟りのシンボルとなっている。そこで『喫茶養生記』の「桑」は菩提樹であると、これまでも『喫茶養生記』の研究者（熊原政男、大橋俊雄、永島福太郎氏ら）に指摘されてきた。鎌倉末期の仏教書『渓《けい》嵐拾葉集《らんしゅうようしゅう》』の「葉上僧正秘伝」にも、栄西は「（桑木は）過去久遠《くおん》の菩提樹、弥陀《みだ》相応の縁木」であるから、密教の修法で用いる「散杖《さんじょう》（灑水器《しゃすいき》から水を散らす具）に、桑木を用」いるべきであるとしていたという。

栄西が中国から茶樹を将来したことは、文献上明らかにならない。しかし栄西は、一一八九年に

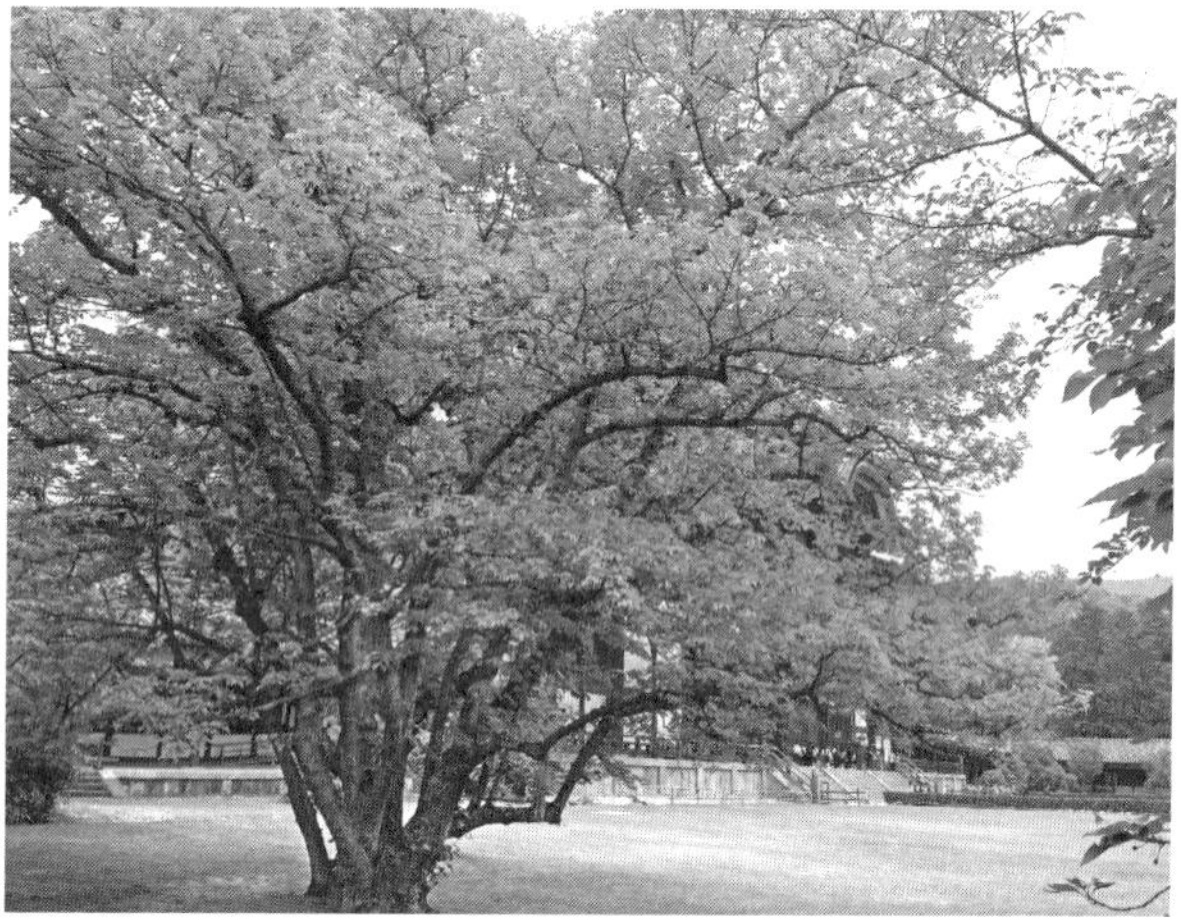

図 44　菩提樹（東大寺・大仏殿前）

中国天台山にあった菩提樹を商船に載せて日本に送った。「日本に菩提樹はこれまでない。一枝を移し、わが伝法中興の効の験《しるし》としよう。もし樹が枯れたならば、わが道もなるまい。菩提樹は如来成道の霊木であるから」と。翌年筑前香椎宮《かしいぐう》に、一一九五年春東大寺に、一二〇四年建仁寺に植えた。このことは、栄西伝としてもっとも信頼される鎌倉時代の高僧伝『元亨釈書《げんこうしゃくしょ》』（虎関師錬《こかんしれん》著）にある。そして実際、栄西の植えた菩提樹は今も繁茂している。

　栄西が移植した菩提樹は、もともと最澄に法を伝えた唐僧・道邃《どうすい》が天台山に植えたものであった。栄西は菩提樹を日本に移すことで、伝法中興のしるしとしようとしたのだと言われる。菩提樹もまた、最澄につながる。

　そしてインド菩提樹はクワ科の常緑広葉樹である。ところが、熱帯植物のため中国や日本では育たず、シナノキ科の落葉高木を当てる。だが栄西が将来し東大寺に植えた菩提樹を見ると、確かに葉は大きいものの形はクワの葉に似ている。

**木葉天目—桑は禅に通ず**

南宋（一二世紀）の茶碗に「木葉天目」と呼ばれるものがある。黒釉面に実際の木の葉を貼り付け焼成した茶碗で、中国江西省の吉州窯《きっしゅうよう》で作られたという。実際の木の葉を使用して、その葉脈まで残して焼き上げる製造技術については、宋王朝の滅亡とともに消滅し、木の葉が何かも定説を見なかった。

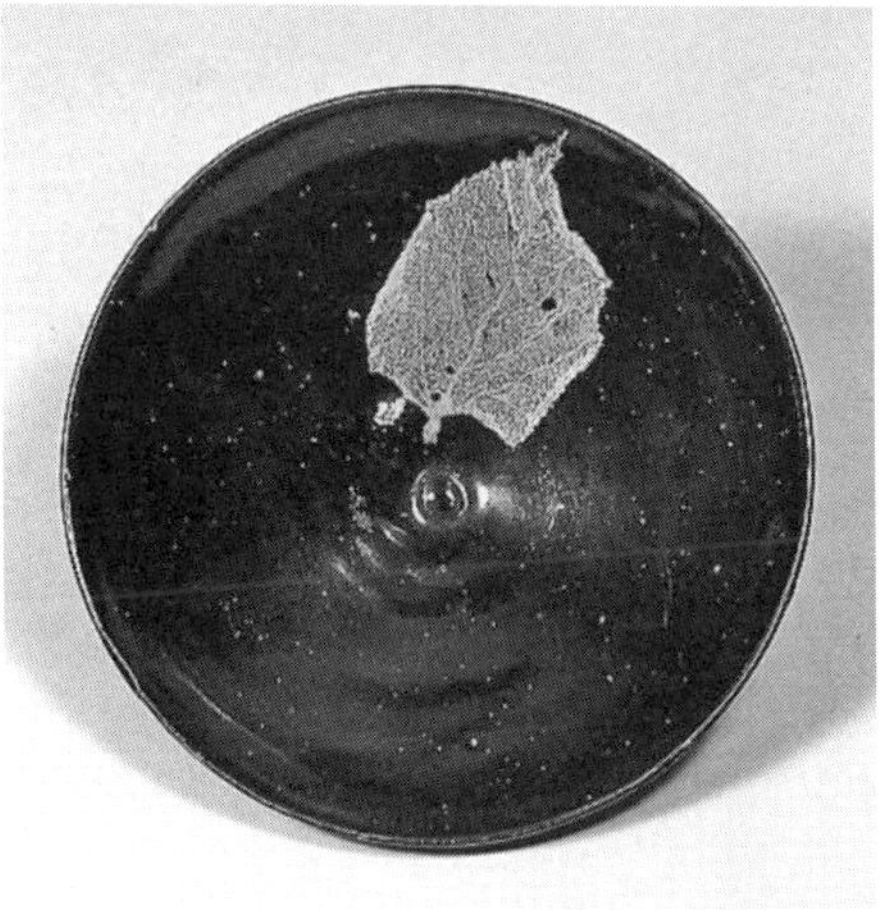

図 45　木葉天目茶碗（重要文化財　大阪市立東洋陶磁美術館蔵）

この葉について、近年、深圳《しんせん》博物館の郭学雷《かくがくらい》氏は桑であると主張された。郭氏は「これまで〈木葉天目〉の葉は、桑と菩提樹の両説があった。共にクワ科に属し、両者の葉の形状は似ている。しかし菩提樹の葉は葉先が細長く尾のように伸び、葉のへりは滑らかであるが、桑の葉の葉先は伸びず、へりはギザギザした鋸歯《きょし》のある点が、明らかに違う。また菩提樹は中国でも広東や雲南に生育し、江西は生育に適さず、南宋時代の江西の地は養蚕のために桑作りが盛んであった。更に吉州窯で実際に実験を重ねると、桑だけが当時と同様の結果を得ることができたため、〔木葉天目〕の葉は桑である」と言う。また桑の葉の木葉天目は禅と密接な関係がある。南宋の詩人・陳與義《ちんよぎ》（一〇九一～一一三九）の詩「書懐示友」に「柏樹は説法を解し、桑葉は能《よ》く禅に通ず」とあるとも述べている。

深圳博物館の研究員・黄陽興《おうようこう》氏も、さらに桑と禅の関係を論じている。

「木葉天目の茶碗の葉は桑の葉で、淵源は禅思想にあり、僧院ではこの茶碗で草茶〔固形茶でない、葉茶〕を煎じて飲んだのであった。桑の葉は菩提樹の葉の最も良い代替品であった。唐の義《ぎ》浄《じょう》が訳した『仏説大孔雀呪王経《ぶっせつだいくじゃくじゅおうきょう》』巻下に〔菩提樹の葉が無ければ、桑の葉をこれに代えて仏像に供えよ〕とある。桑の葉を菩提樹の葉の代りに供えて良いとした孔雀経は、当時流行したものであった」と。

また唐初の孫思邈《そんしばく》の医書『千金翼方《せんきんよくほう》』巻十二には〔正禅方〕という処方があり〔春桑耳（キクラゲ）、夏桑子（桑の実）、秋桑葉の三種を搗《つ》いてふるい、よく煮た小豆と桑の粉を湯で溶き少し沸かしたものに寺納豆を加え、日に三度服用する。三日後からは小豆を少しずつ除くと、身も軽くなり眼も明らかに眠気が無くなり、次第に禅定が得られ、終には見性成仏《けんしょうじょうぶつ》の境界に至ることができる。〕とある」と言う。黄陽興氏は「木葉天目」茶碗を作った吉州窯のあった江西省の廬陵《ろりょう》一帯

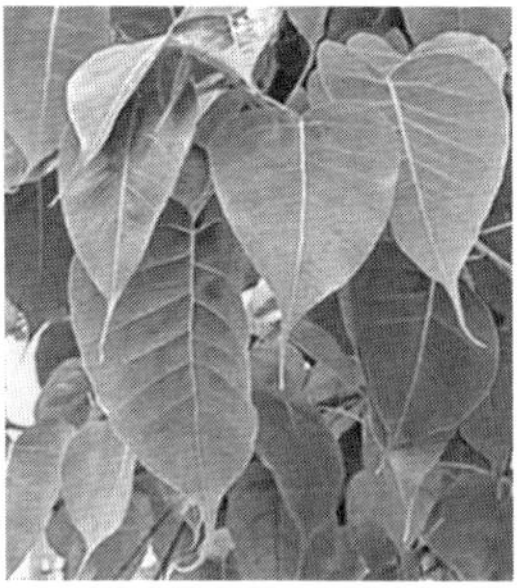

図46　インド菩提樹の葉

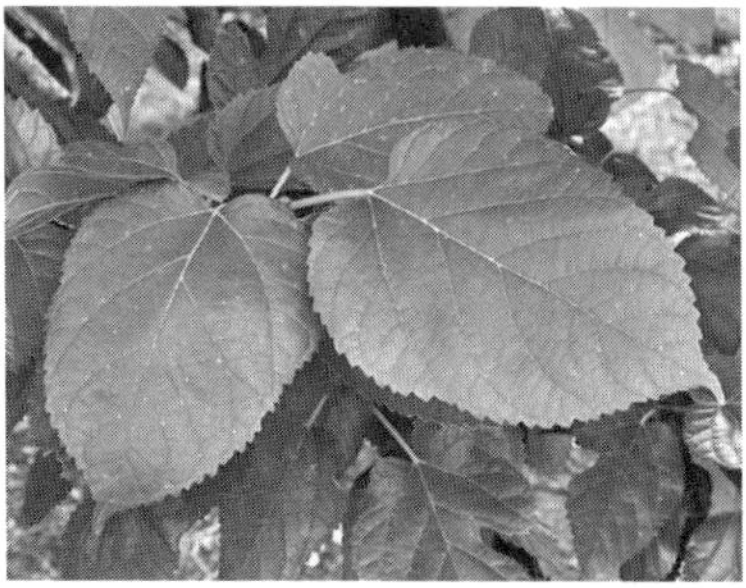

図47　桑の葉

は、禅宗寺院の茶が盛んで、当地にある青原山《せいげんざん》浄居寺《じょうきょじ》からは南宋の木葉天目茶碗の残片が出土したという。それは禅宗寺院が桑の葉の茶碗を使用した重要な物証であり、桑の葉の茶碗がまさに禅僧の悟りの重要な道具であったことを示すとしている（『禅風與儒韻』文物出版社　中国・北京　二〇一二年）。

### 桑を記した資料と栄西

深圳博物館の二人の研究者の報告にある資料は、いずれも栄西が桑を菩提樹に代わるものとみなし、桑は悟りに通じると考えていたことの強力な傍証となろう。

義浄（六三五〜七一三）訳の『仏説大孔雀呪王経』そのものを栄西が直接読んでいたかどうかは、確かめられない。しかし孔雀経は密教経典の中でも成立が最も古く、中国で訳されたものが奈良時代から日本にもたらされ、平安時代の空海はじめ中国に渡った天台・真言両派の密教僧たちは持ち帰っていた。栄西が学び修行した天台宗比叡山、その天台座主も務めた円珍は義浄訳の『孔雀王壇場法《くじゃくおうだんじょうほう》式《しき》』を持ち帰っている。橋村愛子氏によると、空海以降の真言宗の僧たちは唐の不空《ふくう》（七〇五～七七四）が訳した孔雀経を将来しているが、天台宗の僧たちはより古い系統（義浄らの訳を含む）の孔雀経を持ち帰る傾向があったという（『密教図像』第二九号）。すると、栄西も義浄訳の孔雀経を見た可能性は高い。

次に陳與義が「桑葉は能く禅に通ず」と書いた「書懐示友」の詩を、栄西が読んだことも確かめられない。しかし栄西が中国に渡った南宋時代、著名な詩人・陳與義が詩に詠むほど、「桑葉が禅に通ず」ということは禅宗内部だけでなく、一般に広く知られた通念だったと言えよう。だからこそ、室町中期の東福寺の禅僧・季弘大叔《きこうだいしゅく》は、『蔗軒日録《しゃけんにちろく》』に『喫茶養生記』を『桑経』と言ったのだろう。禅僧にとって桑は、ことのほか重要な植物だったからである。

そして『千金翼方』の処方は、医薬書の中でも特殊である。いわゆる病気に対する処方ではない。見性成仏つまり悟りに到る特別な処方であるだけに、悟りを目標とした禅僧の間に知られなかったことはまずあるまい。

## 栄西の「茶と桑」

栄西は一般に知られるように、日本に臨済禅を初めて伝えた。しかし栄西が活躍するに従い、筥《はこ》崎《ざき》の良弁や比叡山からの批判が激しくなる。それに応えて、栄西は『興禅護国論』（一一九八）を著し、宋朝の禅と戒の血脈を伝え護持することは、最澄の精神と矛盾しないと弁証した。それでも当時の日本社会に、禅宗はすんなりとは受け入れられにくいと判断し、自らの死後五〇年すると禅は興隆すると『興禅護国論』に「未来記」を付記した。

その十余年後の著作『喫茶養生記』には、禅の一字も書かれていない。だが、『興禅護国論』に述べた栄西の思いが『喫茶養生記』では消え去ってしまったろうか。栄西が『喫茶養生記』で、なぜ「茶」と「桑」を選んだか、なぜ特異な養生論を書いたのか、むしろ、ここに明らかになったと考える。茶と桑でシンボライズしたのは、やはり禅である。

禅定を得るには、戒（きまり、規範）を破らず清浄であることと、栄西は『興禅護国論』で述べている。栄西は「持戒第一葉上坊」（栄西は天台宗葉上流の祖）と称された。当時の僧侶の中で、一番、戒律を護持していると評価された呼称であろう。戒を守って規則正しく生活するところに、健康も平安な心も生まれる。

そして禅には日常生活のすみずみまで規範とする「清規《しんぎ》」があり、その規範に沿って生活することが求められる。その禅林生活を規定する「清規」には、法要儀礼応接などに必ず茶がある。茶は仏教徒が古くから瞑想のときに、睡魔予防剤として広く服用した。ことに禅宗で最も大切な座禅を妨げる眠気防止に茶は欠かせない。そこで栄西も『喫茶養生記』（初治本）に「茶を供さなければ、法は成就しない」とした。

菩提樹は、栄西が日本に初めて移入した。そのため栄西建立の建仁寺や聖福寺の開山堂には、菩提樹と茶樹が植えられている。菩提樹と茶は栄西にとって特別な樹であった。その菩提樹に相当する悟りのシンボルを、桑と栄西はみなしていた。桑のもとで悟り、心は穏やかな安らぎを得ることができるのである。医書『千金翼方』の正禅方にあったように、桑を服用し続ければ、自らの本性である清浄な心を見得して悟りを得られるのである。

人は誰でも老境に至ると、健康のありがたさを感ずる。栄西も晩年にいたり、健康と長寿のありがたさを痛切に感じ、宗教者として一層、人々を病苦から救い長寿をもたらすことを願ったと考える。そうした時に、健康長寿の祈願・北斗法で北斗に供える「養生の仙薬」としての「茶」も、さらに想起されたのだろう。

健康には、身体ばかりでなく心が大切なことは言うまでもない。嵆康『養生論』にあったように、養形と養神、肉体と精神両方からの養生が必要である。『喫茶養生記』はいろいろな病状に茶や桑が効果のあることを述べ、外からの治療（養形）を中心としているようだが、実は「万病」は「心」から生じると、内なる治療（養神）の重要性を栄西は述べている。その「心」とは、栄西が『興禅護国論』序の冒頭で述べるように、「大いなる哉《かな》心や、天の高きは極むべからず。しかるに心は天の上に出」るものである。「茶」と「桑」は、心に効き、暗く不安に揺れる心を浄く安らかな悟りに導き、健康と長寿をもたらすものと栄西は考えていたのである。

## 平安末期から鎌倉時代の諸相

『喫茶養生記』の書かれた時代、平安末から鎌倉初期は、貴族の摂関政治が衰え、代わって武士が台頭していく動乱期であった。源平合戦の戦乱によって死者も多く、治安の乱れも激しかった。鎌倉幕府が開かれても、将軍・源頼朝《みなもとのよりとも》は弟・義経《よしつね》を滅ぼし、二代将軍・頼家も三代将軍・実朝《さねとも》も暗殺され、飢饉や疫病は頻発している。そのため中世日本の日常生活は、おびただしい数の「死者」を間近に見ることとなった。鴨長明《かものちょうめい》が『方丈記』に無常を描き出し、「餓鬼草紙」「地獄草紙」「病草紙《やまいのそうし》」といった絵巻が描かれたのも、そうした時代背景があった。死が身近な世の中だけに、『喫茶養生記』の冒頭に、養生の仙薬、長生の秘薬として茶が紹介されたのも、世に希求されるものであったからに違いない。

また死が隣り合わせであっただけに、平安末期から鎌倉時代にかけては、医学の重要性がそれまで以上に認識され、医学も進歩し、医療設備も普及した。支配者層の交代により従来の医療制度が無くなり、平安時代に活躍した官医から、鎌倉時代には民間医である医僧が活躍するようになった。

日本の古代医療には仏教の影響があるが、この時代ほど仏教の影響の大きかった時代は、日本の医学史上ほかにない。真言律宗の叡尊《えいそん》が病人や貧者を救済し、その遺志を継いだ弟子・忍性《にんしょう》は療養院・施薬院《せやくいん》・悲田院《ひでんいん》・癩宿《らいしゅく》を設け、奈良と鎌倉で多くの病者を救済した。日本中世最大の医書

『頓医抄《とんいしょう》』と『万安方《まんあんぽう》』を編纂した梶原性全《かじはらしょうぜん》（一二六六〜一三三七）も鎌倉出身の医僧であり、叡尊に師事したという。また公家である九条兼実《くじょうかねざね》（一一四九〜一二〇七）は日記『玉葉《ぎょくよう》』に、藤原定家《ていか》（一一六二〜一二四一）は日記『名月記』に、それぞれ官医より医僧を信頼していると明かしている。

そうした医僧の有り方について、江戸時代の奈須恒徳《なすつねのり》は、日本医学史である『本朝医談《ほんちょういだん》』（一八二二刊）に、医師であり僧であるものは摩訶止観を比叡山で良く学ぶ必要を説いている。摩訶止観は、天台智顗《ちぎ》の教えを弟子の灌頂《かんじょう》が筆録したもの（五九四）で、病気についても述べている（第七正修編）。

『摩訶止観』の「摩訶」とは、大きく優れたこと、「止観」とは、心を一つの対象にそそいで雑念を止め（止）、正しい智慧を起こして対象を観る（観）ことという。また智顗は『天台小止観』でも、治病について述べる。心がとらわれ、取り越し苦労することが病気の原因であるから、心の働きを止めて、気持ちを安らかに和やかにしているだけで、病気の多くは治癒できるとする。臍下《せいか》三寸の丹田に心を落ち着け、心を一つの対象に専注する「止」と、自我を否定し、物事の実相を観察する智慧を引き出す「観」という二種類の修行法を連動して実践する以上に勝れた治病方法はないという。また智顗は（道教の）方術を浅薄で卑近としながら、方術で安らかになるのであれば用いても良いとしている。

こうした智顗の病気治療の思考を、叡尊ら律宗の僧らが学んだということは確かではない。しかし栄西はじめ鎌倉新仏教の僧たちはいずれも比叡山から出ているため、摩訶止観の医療観は、当然、栄西や医僧に影響があったと考えられる。止観は心や呼吸に注目し、瞑想するもので禅に近い。両者の違いを筆者は明確にすることができないが、栄西が心に注目し、心から万病は発するとした背景も、この辺にあるのかもしれない。

さて、仏教界では天台宗を始めとする諸寺は僧兵を出現し、混乱退廃していた。そのため辺土である自国から、仏教の源流である中国、また天竺《てんじく》に行き、その規範を学んで自国のあり方を立て直そうとする動きが仏教界にはあった。栄西や明恵らが、中国やインドに向かおうとしたのも、そうした趨勢の現れであった。

## 日中間の往来

平安末期に栄西は二度中国に渡ったが、入宋・入元僧らは中国人貿易商の商船に便乗して渡航している。これまで遣唐使の廃止により一〇世紀以降の日本は国風文化が花開き、唐風文化は衰退したと説明されてきた。しかし実際は海商や僧侶たちによって、国際交流は拡大し、唐物や海外情報はそれまで以上に日本に伝えられていた。宮中はじめ貴族たちは相変わらず異国に憧れ、漢文もそのまま官僚貴族の必須の教養であり、唐物は不可欠な調度品となっていた。海商によってもたらされた文物は各地に運ばれ、唐物受容は庶民層まで広がっていった。

多くの日本僧が中国留学し、南宋には一〇九人、元代には二二二人もの僧が渡ったと木宮泰彦は『日支交通史』(一九二六年)で記したが、榎本渉氏によれば、その数は更に五割増にはなろうという。

中国に渡った道元はじめ日本僧たちは、漢文を読み、中国語会話もこなすものもいた。彼らは仏教の勉強とともに、俗人士大夫とも交流し、書画・詩文、医学・儒学・飲食など多方面の技術や知識を獲得し、日本に伝えた。欧米で日本文化と誤解されている水墨画や喫茶文化も、本来は宋元代の中国に留学した日本僧や来日した中国僧によって、日本に伝えられたものであった。

### 鎌倉初期の茶

鎌倉時代、安貞元年(一二二七)に宋から帰国した道元は、『普勧座禅儀《ふかんざぜんぎ》』を著し、曹洞禅《そうとうぜん》の普及に乗り出した。寛元四年(一二四六)道元は越前に永平寺《えいへいじ》を開き、日々の生活について『永平清《えいへいしん》規《ぎ》』を制定し、茶礼も記している。後に茶の湯で久我肩衝《こがかたつき》と呼ばれる茶入や道元裂《ぎれ》と言われる裂地があって、それらは道元が中国から持ち帰ったと伝えられる。また南浦紹明《なんぽじょうみょう》は宋から文永四年(一二六七)に帰国するにあたり、径山寺からはじめて台子《だいす》と皆具《かいぐ》一式を将来したとの伝承もある。林屋辰三郎氏によれば、「(道元)後に入宋した禅僧は、ほとんどすべてが、何らかの茶器をもたらしたものと見てもよかろう」という。中国に渡った僧たちが次々に茶器をもたらしたということは、同時に中国の茶そのものや飲茶の方法なども、当然もたらしたに違いない。

更に鎌倉時代の実力者であり執権を務めた北条氏は、建長寺の開山・蘭渓道隆《らんけいどうりゅう》や円覚寺の開山・無学祖元《むがくそげん》ら中国僧を日本に招請している。彼らは当然、中国の茶文化になじんでいたため、何らかの茶文化を伝えたであろう。そうした時代に、日本の茶はどのような姿であっただろう。

栄西の孫弟子にあたる無住《むじゅう》の『沙石集《しゃせきしゅう》』（一二八三）に、僧と牛飼いの問答があり、茶の効能について述べている。僧侶が茶を飲んでいると牛飼いが「それはどんな薬か」と尋ねる。僧侶は「眠気を防ぎ、消化を助け、また不発になるという三つの徳のある薬」と答える。すると牛飼いは「昼間は仕事でくたびれるのに夜眠れなければ、疲れが取れない。貧しくてわずかの食事しか取れないのに、すぐ消化してしまっては、ますます腹が減る。女房と寝てやるから、洗濯もしてもらえるのに、不発になったらそれもしてもらえなくなる。そんな薬なら、もういらない」と断わるというものである。始めの二徳は医薬書に記されていたが、三つ目の薬効・精力減退はロドリーゲス『日本教会史』も伝えているが、これまでに見た医薬書では確認できなかった。この説話から、一三世紀後半でも茶は薬と見られ、また庶民層に茶はまだ浸透していなかったと読み取れよう。

一方、叡尊が弘長元年（一二六一）に北条氏の招聘で関東に下向する際、各宿で「儲茶《ちょちゃ》」を行ったと、叡尊の従者性海《しょうかい》は『関東往還記《おうかんき》』に記している。その「儲茶」は、民衆への「施茶」とも、老境にあった叡尊が疲労回復のために飲んだ薬用茶であったともいう。

さて中世の医薬書に、茶はどのように記されていたのだろうか。平安時代に高い完成度をもつ『医心方』が著されたあと、平安末期には『医略抄』『長生療養方』などが出たが、いずれも『医心方』の節略本ともいうものであった。やがて平安末期から中国の宋版医薬書がつぎつぎに輸入される。一一四三年に藤原頼長《よりなが》は『太平御覧《たいへいぎょらん》』を入手、藤原通憲《みちのり》の蔵書目録（一一五九年以前成立）には『大観本草』があり、東福寺の開山・円爾《えんに》弁円は宋から多くの宋版医書を将来（『普門院蔵書目録』）した。それら宋元代版本医薬書の渡来によって日本では活気が生まれ、茶についても新たな記事が登場する。

## 『本草色葉抄』

『本草色葉抄《ほんぞういろはしょう》』は、惟宗具俊《これむねともとし》（一三世紀）が著した薬名事典（一二八四）である。宋代の『証類（大観）本草』にある千余りの薬品名（異名も含む）を、漢音でイロハ順に整理し、効能を簡略に注記している。その「茶」の記事の後半は、次のようである。

蠟茶　別説に云う。今また蠟茶というものだけが、よく精製され、餅に固められたものは、日々火入れをすれば、ますます良くなる。その他は或いは芽菜《（ママ）》とし、或いは末とす。以上『証類本草』

別説とは、宋の陳承《ちんしょう》『重広補注神農本草並図経《じゅうこうほちゅうしんのうほんぞうならびにずけい》』に書かれた文だが、後半は原文を節略して引用する。蠟茶は、前に述べた通り、中国宋代に最も尊重された固形茶で、中国宋の茶書はいずれも皇帝に献上する高級な蠟茶（龍鳳団茶、龍団鳳餅とも）について記している。

日本では、栄西が『喫茶養生記』の再治本・上に、宋の宮廷の茶作りを述べ、蠟茶は非常に高価だと書いている。日本の禅宗の五山僧の詩文にも蠟茶の名は散見するが、名前を挙げただけで実際に飲んだことを示すわけではない、また龍鳳団茶が日本に来た痕跡はみじんもないとも言われてきた。一方、五山文学の詩文に見える蠟茶を、長らく中国に滞在し多量の中国茶器を輸入し中国趣味に浸っていた五山僧は実際に喫していたとする説もある。

唐代の固形茶（餅茶）にくらべ高度で複雑な製造工程を必要とし、高価な龍鳳団茶のような蠟茶は献上品のため、日本には渡来しなかったのだろうか。すると『本草色葉抄』に「蠟茶」が取り上げられたことは、注目に値する。

## 『頓医抄』、『万安方』

鎌倉後期に、鎌倉出身の僧医・梶原性全《かじわらしょうぜん》（一二六六～一三三七）が、日本中世最大の医書『頓医抄』と『万安方』を編纂した。『頓医抄』五〇巻（一三〇二～四）は、現存する最古の和文による医書である。性全は輸入された宋の医書『太平聖恵方』を中心に中国の最新医薬文献を咀嚼し、民間療法や自らの意見も取り入れ、多くの人々の病苦を救おうと、平易な和文で医書を書いた。その中に、発熱・鼻づまりに効く防風圓《ぼうふうえん》の処方がある。小児には「乳香を煎じたところに、蠟茶《ラッチャ》をすり溶いて、この薬（防風圓）を半銭かき立ててあたえよ。年齢を考慮して与えよ」と書いている。「蠟茶」にはラッチャと読み仮名を付けている。

そこで『本草色葉抄』の第二二羅《ラ》部を見ると「蠟茶《ラッチャ》」があり、さらに室町時代の辞書『節用集』の良《ラ》の財宝部にも「蠟茶《ラッチャ》」がある。現代日本の茶関係の書物は「蠟茶」を「ロウチャ」と読んでいるが、鎌倉・室町時代の日本では、「蠟茶」を「ラッチャ」と称していたことが分かる。

『万安方』（一三一三〜二七）六二巻は、老境に至った性全が息子・冬景《とうけい》に家学の秘伝書として、『聖済総録《せいざいそうろく》』を基盤に漢文で書いた医書である。『聖済総録』は、日本には元の大徳四年（一三〇〇）に刊行された版本が渡来した。いち早くそれに接した性全は、優れた内容を基に前作を凌ぐ著作に心血を注いだ。

『万安方』巻一には、頭痛や狭心症などに効く川芎圓《せんきゅうえん》の処方があり、それを細かく噛み砕いて、蠟茶清で飲むようにと指示がある。「蠟茶清」とは蠟茶の中片一片を細末にして、水一盞《さん》（約一カップ）で煎じ、清まし冷ましたものと注記している。頭痛の処方・天麻散《てんまさん》のところにも、生薬を粉末にしたものを蠟茶で煎じて服用するなど、蠟茶の文字が散見される。このように『本草色葉抄』『頓医抄』『万安方』に記される「蠟茶《ラッチャ》」は、鎌倉時代に薬用として実際に用いられていたのではないだろうか。

## 南北朝から室町時代の茶の様相

南北朝になると、天竜寺の開山・臨済宗の夢窓《むそう》国師は『夢中問答集』（一三四二跋　巻中　五七条）に、次のように記している。

唐人のつねの習いにて、皆茶を愛することは食を消し気を散ずる養生のためなり。薬も一服の分量定まれり。過分なる時は亦《また》たたりをなす。この故に茶をも飲みすごすをば医者にこれを制したり。昔盧同《ろどう》・陸羽《りくう》等が茶をこのみけるは、困睡《こんすい》をさまし蒙気《もうき》を散じて、学をたしなまんがためなりと申し伝へたり。我が朝の栂尾《とがのお》の上人（明恵）、建仁の開山（栄西）、茶を愛し給ひけるは、蒙を散じねぶりをさまして道行の資《たすけ》となし給はむためなりき。今時世間にけしからず茶をもてなさるるやうを見れば、養生の分にもなるべからず。いはんやその中に学のため道のためと思へる人あるべからず。賸《あまつさ》へ世間の費《つひ》えとなり、仏法のすたるる因縁たり。然らば則ち茶を好むことは同じけれども、其の人の心によりて損あり益あり。

夢窓疎石《そせき》（一二七五〜一三五一）は、茶の効能を消化促進や気晴らしの健康のため、また栂尾の明恵や建仁寺の栄西のように学問や修行のために益あるものと見ながら、茶の飲用過多による害も十分承知していた。「飲みすぎ」が出来るほど、茶は生産地も増加した。南北朝時代の成立という『異制庭訓往来《いせいていきんおうらい》』には、栂尾から仁和寺・醍醐《だいご》・宇治・葉室・般若寺・神尾寺の京都近辺、そして大和の室生《むろう》、伊賀の服部《はっとり》、伊勢の河居《かわい》、駿河の清見、武蔵の川越が茶産地と記される。生産量も増し、生活の中に浸透していったということになろう。

また「世間にけしからず茶のもてなさるるしやう」を批判する。それは二条河原の落書にあるような「茶寄合《よりあい》（闘茶会）」を言ったのだろう。「茶寄合」という茶会は、栂尾産の茶を本茶とし、それ以外の土地産の茶を非茶として、飲んだ茶が本非どちらかを当てる闘茶を中心とした集いである。賞品には数多の唐物が用意された。唐物とは、中国から、後には朝鮮・ベトナムあるいはポルトガルからの輸入品も意味するようになる。今日に伝わる室町将軍家の贅沢な唐物の数々は、当時の日中貿易がいかに盛んであったかを物語る。日本と中国との交流の第二のピークは、遣唐使の時代以上に人も物も行き交った。

僧侶たちも訪中するが、竹田昌慶《たけだしょうけい》ら医師たちも南北朝時代から安土桃山時代にかけて、明代の医学文化を摂取するため中国へと渡る。帰国後、彼らはいずれも中国で皇帝や皇后の病を治して名声を博したと伝え、日本の医家最高位の法印となり、代々最高位の医家となった。また宋代以降出版された医薬書や薬品をもたらし、やがてそこから日本の医書出版が導かれていく。

### 日本における蠟茶

南北朝時代から室町初期のころ、南禅寺の僧・有林《ゆうりん》（隣）が『福田方《ふくでんほう》』一二巻（一三巻本も。一三六三〜一四〇〇年代前半）を著した。それは漢から元に至る約一六〇種の文献を引用しながら、単なる中国医方の集録に止まらず、私見を交え、仮名交じりの和文で記した医学全書である。鎌倉時代の『万安方』から更に日本化を推し進めたものと言われる。

『福田方』には、下痢の治療薬に「蠟茶丸」があり、梅干しを煎じた物で蠟茶を服用すると効果が大きい、赤痢には甘草を煎じた物で服用せよ、梅干しと蠟茶を合わせて丸にして服用せよなどとある。そこで、実際に下痢の治療薬として日本で用いていたと推察される。

蠟茶を作る方法も、『福田方』は宋代の類書『事林廣記《じりんこうき》』から二通り紹介している。茶を細かくして蒸し焙《あぶ》り、煮た精米とこね合わせ型に入れ乾燥するもの、脳麝《のうじゃ》（香料）や甘草《かんぞう》を入れて合わせるものである。

医薬書のほかに、中世の成立とされる『庖丁聞書《ほうちょうききがき》』にも、「蠟茶方」として処方がある。好茶を甘草や丁子《クローブ》、桂心《シナモン》、胡椒などの香辛料と細末にして合わせて丸にする。それに金銀の衣を着せ、紙に包み肴台《さかなだい》に載せて出すのが、酒宴の時の慣例としている。

室町中期成立の一条兼良《いちじょうかねよし》（一四〇二～八一）の往来物『尺素往来《せきそおうらい》』には「蘇合圓《そごうえん》・至宝丹《しほうたん》…阿伽陀《あかだ》薬並びに蠟茶などは、当世の人々、火燧《ひうち》袋の底の小薬器に必ず包みもち、蓄えがないことを恥じとした」と書かれている。

一六世紀半ばに成立したという説教節『をくり』には、諸国を巡る商人・後藤左衛門が「蠟茶」を沈香などと共に商品とし、「ラッチャ」と言っている。その商人は続けて「唐の薬が千八品　日本の薬が千八品」「高麗　唐へは二度渡る」と述べているところから、「蠟茶」は中国渡来の薬と認識されていたと推測される。

日本に渡来したポルトガル人らが作った中世日本語の宝庫『日葡《にっぽ》辞書』の、Rで始まる語の中には、「Raccha　ラッチャ（蠟茶）　中に茶（Cha）の入った、小さな塊《かたまり》のような薬」と書かれている。

こうした文献を見ると、これまで蠟茶（固形茶）は日本には入って来なかったとも言われてきたが、鎌倉時代から薬としては確かに輸入され、日本の医薬書に蠟茶の処方も記され、また『尺素往来』や説経節『をくり』に見るように世の中に広く出回り、その結果ポルトガルの宣教師にも聞こえて、『日葡辞書』にまで単語が採録されたと考えられる。ただしこの蠟茶は、皇帝に献上された「龍鳳団茶」のようなものではなく、火燧袋の底の小薬器に入る程小さい、薬用の固形茶であったと想像される。

ただ、室町時代の後崇光院が日々の出来事を記した『看聞《かんもん》日記』の永享四年（一四三二）二月六日夜の記事に、聞香の賞品（十種香の懸け物）として蠟茶を挙げている。賞品となるほど、蠟茶は貴重であったと考えられる。また『節用集』でも、蠟茶は財宝部にある。すると、蠟茶の高級品が輸入されていた可能性も否定できない。

## 日本における香茶

中世の日本の固形茶には、香茶というものもあった。室町時代の相国寺の記録『蔭涼軒日録《いんりょうけん》』に、室町将軍・義教《よしのり》が年三度、京都・西芳寺に行楽のため出向き、そのおり西芳寺から毎回、一千片という「香茶」を献上させ、その「香茶」を包む「鎛《はく》」を来年から省略するようにと将軍が命じた記事があるため、西芳寺が将軍に香茶を献上し、その「香茶」は日本で作られた固形茶であったとする説がある。

そこで『蔭涼軒日録』を見ると、まず永享七年（一四三五）一〇月二三日、「誉阿《よあ》（人名）を通じて（将軍・義教から）西芳寺に蠟茶を進上するようにと仰せがあった」とある。以後「蠟茶」という名称は見えず、二五日には「西芳寺、香茶を進上」とあり、将軍・義教では三回（永享一二年〔一四四〇〕一〇月、嘉吉元年〔一四四一〕四月、六月）、将軍・義政《よしまさ》となってからは五回（長禄三年〔一四五九〕四年の三月、寛正二年〔一四六一〕一〇月、同三年六月、同五年一〇月）、いずれも「香茶」という名称が現れる。先の説では、すべて将軍義教に関わることとなっているが、宝徳元年（一四四九）以降の将軍は義政である。また西芳寺からではなく、将軍から西芳寺に、香茶を献じたのではないだろうか。

『看聞日記』でも、永享四年（一四三二）一月香茶を入れた茶器が貞常王《さだつねおう》（伏見宮親王）に引き出物として進呈され、それを貞常王が喜ばれたとあり、同年八月には大寧《たいねい》和尚が香茶（三百斤）を進ぜられたともある。

香茶という名は、蠟茶ほど中国の文献に頻出しない。しかし元代の忽思慧《こつしけい》『飲膳正要』（一三三〇）に、「香茶」は白茶に龍脳や麝香を加え、更に粳米《うるちまい》の粥で固めたものと記される。元の鄒鉉《すうげん》『寿親養老新書』（宋・陳直《ちんちょく》『養老奉親書』の増補版）にも、春茶を緑豆などと磨り合わせて脳麝《のうじゃ》で香り付けした香茶の製法がある。そのほか、元の脱脱《トクト》等撰『金史』に七か所、『宋史』に三か所ほか数か所見えるが、いずれも元代以降の著作である。また『金史』に「天徳二年に置かれた統軍司は、産出する蜜蠟・香茶・心紅・朱紅・地龍・黄栢《おうばく》について薬市に四つの徴税場を有した」と、地方の軍の役所は薬の市場に税の徴収場所を設けたとあるので、「香茶」は金や元など北方の民族から来た言葉と推察され、また薬として扱われたと考えられる。

さて、先の説は「香茶」を日本の西芳寺産とした。日本産と決定する根拠を、包みを省略する指示と量の多さとする。『蔭涼軒日録』の「香茶」は、千反、千片、千斤、千団と記され、数詞が一定ではない。一斤を六〇〇グラムとすると、千斤では六〇〇キロ、確かに大量である。しかし寛正二年一〇月四日の記事に、将軍義政は西芳寺の蔵密庵で香茶千片を献げて御焼香されたとある。その千片は六〇〇キロのような量だろうか。

宋の皇帝に献上された固形茶・龍鳳団茶の大きさは、一寸つまり三センチからある（『宣和北苑貢茶録』）。唐の固形茶・餅茶についていえば、盧仝《ろどう》は茶歌で「月団三百片」を手紙に添えて受け取っている。香茶が小さく薄く、円い固形茶であったならば、千片でも一度に献げられる量だったのではないだろうか。

また義教は日明貿易を再開した将軍である。義政は唐物満載、輸入品オンパレードの東山御物《ひがしやまぎょぶつ》を収集した。中国宋の固形茶・蠟茶の値段は散茶にくらべて高価であったが、中国各地に運ばれていたという。すると宋の蠟茶も、明の薬の蠟茶も、また金や元の香茶も日本に輸入されていたのではないだろうか。

平安末期ころから、中国の輸入品は相当の多数に上る。それは『新猿楽記《しんさるがくき》』（一〇五二ころ）の商人・八郎真人《はちろうしんじん》の商品にも、鎌倉幕府の第九代執権・北条貞時《さだとき》の一三回忌（一三二三）の献上品にも、多数の輸入品が挙げられることから理解できる。金沢文庫の古文書には、鎌倉中の市場に唐物が多々出回っているという状態を述べたもの、香は舶載品が放出される時期に大量に買い付けたと述べているものもある。また弘安の役の直前（一二八一年四月）に、幕府から異国調伏の祈禱を頼まれた僧たちが、貿易が途絶したため、祈禱に必要な香が手に入らなくなったと嘆く話（『弘安四年異国御祈禱記』）もある。祈禱に用いる香は、輸入品だったのだ。

元寇《げんこう》の一時期を除き江戸時代の鎖国まで、日中間の交易は盛んであった。鎌倉後期から南北朝にかけて生きた吉田兼好《よしだけんこう》は随筆『徒然草《つれづれぐさ》』に、「唐の物は、薬の他は、なくとも事欠くまじ」、中国からの輸入品は薬以外はなくともよい、つまり中国の医薬品は無くてはならない重要なものと書いている。しかも交易の最大の享受者は権力者であった。すると、将軍・義教や義政に関わる香茶は、やはり輸入品と考えられるのではないだろうか。

従来、中世日本の固形茶の姿は明確ではなかった。存在さえ疑われてきたが、ここにようやく姿を現してきたと思われる。蠟茶や香茶と呼ばれるものが、中国から輸入され、また日本で作ったものもあったと考えられる。『尺素往来』にあったように、必携の薬であり、また『看聞日記』によれば、宮様さえお土産として喜ぶものだった。それらは時に、金銀の箔で包まれ、宴席に用意された。下痢の薬効と共に、あるいは消化や悪酔いを防ぐ効果が期待されたと考えられる。

### 印刷出版事業

大永八年（一五二八）、日本で初めて医学書が堺で印刷出版された。堺の豪商で医師を兼ねた阿《あ》佐井野宗瑞《さいのそうずい》が、明の熊宗立《ゆうそうりつ》の編著『医書大全』二四巻を刊行したもので、印刷出版事業による影響力は、写本の時代をはるかに凌いだ。そうした力は、遣明船の基地で日明貿易の実権を握り財力を持った当時の堺の商人だからこそ持ちえたものであろう。文化は財力の裏付けを得たとき、一層の勢いを得て開花に向かう。ほどなく茶の湯の世界でも、堺の茶人武野紹鷗《たけのじょうおう》から千利休《せんのりきゅう》へと大輪の花開く時代を迎える。

## 『医療衆方規矩』

室町末期から安土桃山時代にかけて、日本医学の中興の祖と称えられた曲直瀬道三《まなせどうさん》（一五〇七〜九四）が活躍する。道三は京都に生まれ、はじめ僧として相国寺で漢籍を学び、のち関東に下り足利学校《あしかがっこう》に入る。そこで名医として知られた田代三喜《たしろさんき》に出会い師事し、三喜が明で学んだ最新の医学を受容したという。京に帰ってからは、学舎を建て医学教育に当たる一方、正親町《おおぎまち》天皇・将軍足利義輝・織田信長・豊臣秀吉らの医療も担当する。その業績は、儒教的道徳観に基づく実証的近世医学を築いた先駆者として高い評価を受けている。

道三は多くの著書を残し、現在でも三〇点以上が知られる。代表作『啓迪集《けいてきしゅう》』は中国金元時代の医書を抜粋したと言われてきたが、小曽戸洋氏によれば、むしろ明代嘉靖時代の医書が多々使用されたことが認められると言う。つまり道三は京都でも最新の医学書から情報を取り入れて研究を重ね、更に自己の経験も加味して著述に当たったことになる。道三の著作の表現は、漢文でも返り点や送り仮名を入れ、和文もあり、判りやすさも心がけたものであった。やがて道三の流派は各地に広がり、一世を風靡したと言う。

道三の著述を見ていくと、茶を薬として使用した例が見当たらない。症状別に編集された『啓迪集』の処方にも見えず、『薬性能毒《やくせいのうどく》』一二六種の薬にも含まれず、『医療衆方規矩《いりょうしゅうほうきく》』に、ぜんそくの治療薬「茶実丸」があるばかりであった。

少し時代は遡り、道三の著述ではないが、辞書『撮壌集《さつじょうしゅう》』に掲載される一三七種にも、辞書『類集文字抄』の九八種の薬品にも、茶は見えない。これはどういうことだろうか。

理由の一つとして、薬の考え方の変化が考えられる。道三の目指した医療は、随証治療つまり患者の症状を観察して病因を察知し、薬や鍼灸を施すものであった。道三は薬を「邪を攻むる物」として、「病に中《あた》る物を貴《とうと》び、あたらないものを賤《いや》しむ」(『切紙』医則五七ケ条)とした。つまり薬を病気による悪い症状を治す効果のある、今日考える薬の概念に近いものとしている。それは実際の医療にあたり病気を治す観点からは、合理的である。しかし効果もあるだけ毒(副作用)もあり、長く服用することは出来ない。つまり道三の言う薬は、中国伝統の、あるいは『神農本草経』の医薬の考え方からすると、下薬に当たる。そこに茶の入る余地はなかったと言えよう。

しかし『神農本草経』が説く上薬とは、毒がなく毎日飲むことで、肥満や老化を防ぎ健康を保持していくものであった。『神農本草経』で上薬に分類された「苦菜」を茶とするならば、確かに茶は、一層急速な広がりを見せ、多くの人に日常飲まれるようになって行く。

道三が活躍した天文から天正年間にかけて、茶の湯は全盛期を迎えた。堺に武野紹鷗が現れ、やがて千利休が登場し、時の権力者の信長や秀吉らも茶の湯を嗜んだ。秀吉の北野大茶湯の高札を見れば、人の貴賤や国の内外を問わず茶の湯に参加することが許されている。社寺参詣曼荼羅《さんけいまんだら》を見れば、寺社や名所に茶屋や茶売りが現れたことも確かめられる。さらにロドリーゲスの『日本教会史』には、抹茶とともに農民や下層の人々が茶を煮出して飲んでいたことも記されている。

茶は、日常の飲み物として、また茶会のように人と人とを結ぶ仲立ちとして、欠くことの出来ない存在となっていた。薬として茶を記さなかった医師の道三すら、茶の湯をかなり嗜んでいた。道三は「富士茄子」の茶入に茶を入れ、「蓼冷汁《たでひやじる》」の茶碗で茶を飲み、「桃尻」の花入に花を生け、「達磨《だるま》」の絵を掛け、「名香」を焚く日々を手紙に記している。ここに記された道具には、将軍足利義輝から医療の功績によって、東大寺正倉院御物の名香・蘭奢待《らんじゃたい》と共に拝領したものもあった。それらは三代将軍義満《よしみつ》旧蔵の名物で、道三はそうした名物茶道具を所持し、また千利休と相談して茶室を作り、さらに堺の茶人・春渓《しゅんけい》から茶道秘伝を授与されるほど、茶の湯の造詣も深かった。このように茶の湯を嗜んだために、道三は公家や武将たちとの交誼も得、社会的に活躍することができたと、宮本義巳氏は道三の茶の湯を評価する。考えてみれば、それもまた茶の効用と言えなくもない。

この時代、茶は薬用よりもむしろ、日本で独自に育まれた茶の湯文化のなかで、人と人を結ぶ茶の効用がクローズアップされたと言えるだろう。

第七章

# 中国　金・元代

## 金・元代の茶

金は中国東北部の女真族が一一一五年に建てた国である。金軍は宋王朝の徽宗《きそう》と息子・欽宗《きんそう》、皇族・官僚ら数千人を捕らえ（靖康《せいこう》の変）華北を奪った。宋王朝は首都を開封から臨安へ移し、南宋となった。やがて金も南宋もモンゴルに征服される。

一三世紀初頭、蒙古族のチンギス汗《かん》は、モンゴル高原で部族を統一、ユーラシア大陸各地を征服し、モンゴル帝国が成立した。モンゴル帝国の領土は、その後、アジアの大半とヨーロッパの一部にまで拡大するが、チンギス汗の孫・フビライ汗が即位すると、モンゴル帝国は四つに分離し、フビライ汗はモンゴル・チベットを含む現代の中国地域を領して一二七一年大元とし、首都は大都（今の北京）とした。蒙古族の政治制度は、中国の伝統的な統治機構ではなく、遊牧民の仕組みを採用し、皇帝の聖旨などをモンゴル文字で書き、モンゴル語を正文とした。そのため、伝統的、儒教的な教養を身につけた漢族の士大夫層は冷遇され、多くの知識人は在野となった。一方でマルコ・ポーロらの来訪や交易があり、西方文化の影響を受け、暦法や天体観測器の伝授などが行われた。

元の第二代皇帝・成宗の大徳六年（一三〇二）、福建・武夷山《ぶいさん》の九曲渓《きゅうきょくけい》の四曲に、皇帝専用の御茶園が置かれた。宋代は福建の建安北苑に御茶園があったが、北苑より武夷は豊かであったという（元・趙孟頫《ちょうもうしょう》『御茶園記《ぎょちゃえんき》』明・喩政《ゆせい》『茶集』巻一所収）。

元の茶の姿は王禎《おうてい》『農書』に見られる。茶を摘み、甑《こしき》で蒸し、その茶葉を重ならないように、すのこの上で薄く広げ、湿気が残っているうちに揉み、ほいろで乾燥するというもの。茶葉の養分が湯に浸出しやすくなるよう茶葉を揉む、揉捻する工程を記す。おそらくこれが揉捻を記した最古の文献という。『農書』は、茶の飲み方も、茗茶・末茶・蠟茶の三通りを紹介する。そのうち茗茶は、製茶した葉茶を粉にせず、湯に浸し薫気（臭い）を取ってから煮るもの。薫気を去り、粉にしないで煮るとしたところは、従来見なかった新たな方法で、南方の人はその方法を行っていたという。

## 茶はどのように体をめぐるのか

金・元（一一一五〜一三六七）いずれの時代も、『証類本草』は刊行を重ねたが、新しい勅撰の医薬書は編纂されず、茶書についても目ぼしいものは無かった。一方で医学理論が発達した。それは五行説にもとづく五運六気の説（運気説）で、木火土金水の五行の運行と、風熱火燥寒の六気の影響によって、人体の生理現象を説明するものであった。その説は日本人にとって馴染みにくいのか、積極的に取り入れられた様子がない。しかし中国医学の歴史の上で大きな転換期であり、『黄帝内経』成立に次いで、最重要の時代とも位置づけられる。

それまでの臨床医学は専ら経験の積み重ねであったが、金・元の医家は臨床にあたって治療理論を確立しようとした。治療理論を確立するために、五行説に重点を置いた薬の性質の意味づけと、各薬品がそれぞれ特定の経絡《けいらく》に影響を与えるという帰経説を強調した。

経絡とは、気血が人体をめぐる運行路をいう。経絡は経脈（縦の脈）と、それらを横に連絡する絡脈（横の脈）に分けられ、その中を気と血が流れ、経絡はそれぞれ臓と腑に関係をもち、気は四季や時刻なども含めた外部環境の陰陽五行的移り変りに対応して、形や強さを変えて人体の生理現象を営んでいると考えられていた。

金元時代は薬が経絡に作用するという理論が発達し、そうした金元薬理説を代表する書が、王好古の『湯液本草《とうえきほんぞう》』である。金元時代の医学理論を明代以後は重視し、その理論に沿った治療が行われた。明代の薬書を見ると、確かに王好古《おうこうこ》の『湯液本草』などにある金元医学の理論が幅を利かせている。そこで勅撰の医薬書ではないが、金・元の医薬書にどのように医薬理論が立てられているのか、茶に限ってではあるけれども、見ておきたい。医薬書や茶書の大著が少ない時代だけに、それらは却って時代の様相を伝え、補完する資料ともなろう。

## 『湯液本草』

金・元代の医家を代表する王好古（一二〇〇頃～六四頃）は、医家常用の薬物を選び『湯液本草』を著した。この本の特徴は、新しい薬理説を総括し、従来の薬書の概念を一変させたところにあるという。

『湯液本草』巻五に茶の記事がある。

茗苦茶

気は微寒　味は苦甘　無毒

手足の厥陰経《けついんけい》に入る。

（湯）液云う、臘茶がこれである。頭と目を爽やかにし、利尿作用があり、熱による渇きを解消し、気を落ち着け、消化不良を解消し、眠りを少なくする。卒中によって昏睡状態となり、覚めない場合、茶を用いると良い。手足の厥陰に入る。

茗苦茶は苦甘、微寒、毒は無い。デキモノを治し、利尿作用があり、痰や熱、渇きを取り、陰証（寒邪による顔面蒼白、だるさ、四肢の冷え、食欲減少など）を治す。煎じ薬に茗苦茶を加えると、格拒《かっきょ》（上半身の陽気が下降せず、下半身の陰気が上昇しない状態）による冷えのぼせを取り除く。その意味は茶の苦味と概《おおむ》ね似ている。経（素問）に、「苦は下方に排泄する」とあるように、苦味の本質はのぼせた気を下に行かせることである。これでどうして頭や目を爽やかにしないことがあろうか。（『東垣《とうえん》十書』所収六巻本）

この書で注目され新しく、後世に影響を与えた点は、茶が手足の厥陰経に入り作用するとしたところである。茶が手足厥陰経に入るというのは、茶が手厥陰心包経《てのけついんしんぽうけい》、つまり上肢内側から手の中指へ入り、また足厥陰肝経《あしのけついんかんけい》、つまり足の親指から下肢内側を通り腹部に入り影響を及ぼすというので

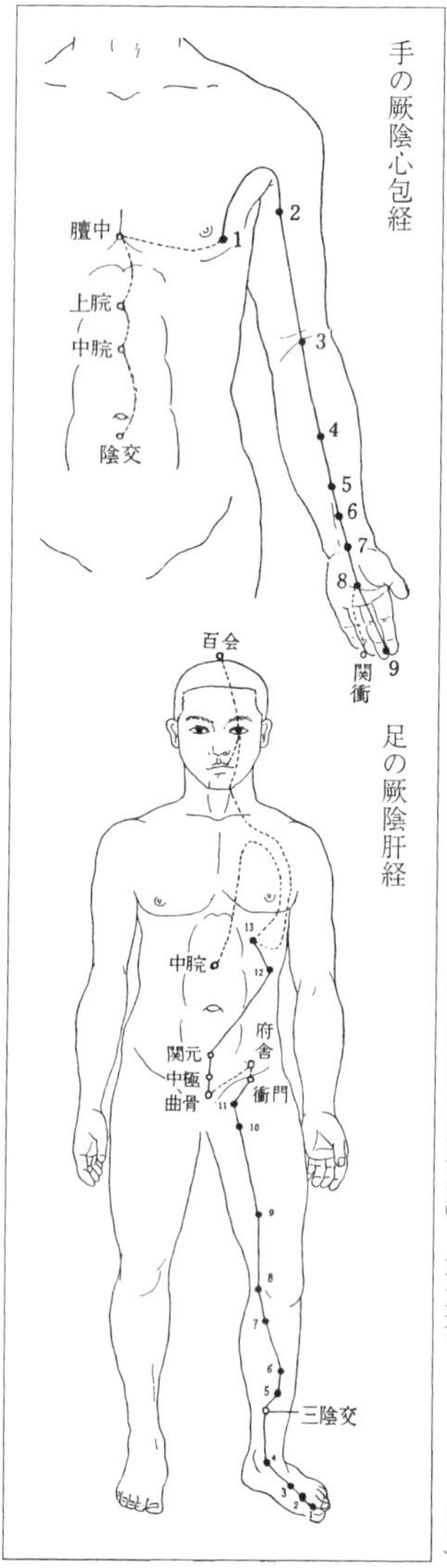


図48　経絡図（長濱善夫『針灸治療の新研究』、創元社、1961より）

ある。次に陰証を治し熱病の原因を除くとした上で、茶の主効は排泄にあるとした点も斬新である。

## 『三元延寿参賛書』

元の李鵬飛《りほうひ》の『三元延寿参賛書《さんげんえんじゅさんさんしょ》』は、道教の書を集大成した『道蔵』に含まれて現存し、明の李《り》時珍《じちん》『本草綱目』にも引用される。その巻三第五に、茶に関する記述が見える。

酒に酔い、まだ醒めないうちに大いに渇いて、冷水を飲むまたは茶を飲むと、酒を腎臓に引き入れ、毒の水となる。腰と脚、重ねて膀胱を冷やして痛め、水腫（水液が体内に停留して生ずる病症）・糖尿・麻痺を患うことになる。

本草では、茶を飲むときは、熱くするのが良い。少ない方がよく、飲まないのは最も佳いとする。長く摂取していると、人の脂肪を取り、痩せさせる。下焦（臍以下の部位、腎・膀胱・小腸・大腸を包む）が虚冷する。ただ飽食の後、一〜二杯は渇きを消すためには構わないが、空腹時は最も良くない。人を眠らせない。韮と共に食べれば、体を重くする。

塩を加えて茶を点ずれば、賊を引き家に入れるように、腎を傷めることを恐れる。

次いで、蘇東坡《そとうば》の茶説を引用し、ここでは専ら茶の害を説く。元代は、こうした害を明確に記している。そこに、新しさがあるとも言えよう。

二書に過ぎないが、金元の医薬書に記された茶の記事を見ると、これまでの薬書に比べ、簡潔で具体的な表現がみえる。また経絡の説は、お茶を飲むと、なぜ「頭目が爽やかになる」のか、どのように茶が体を巡り、効果を現すのか、考えた結論である。経験から理論への転換は興味深い。またここで示された茶の効能、眠気を取り、脂肪を取り、利尿作用があることなど、今日でも殆どそのまま活用されていることばかりである。デキモノに効くことや、肉食の害を解消することなども、これからの科学研究で明らかにされるのではないだろうか。

## 香茶　金元時代に表れた固形茶

ところで『湯液本草』には蠟茶が出てくるが、前述した元の忽思慧『飲膳正要』（一三三〇）には「香茶」があった。香茶は元以前の金代から存在している。

「金史百官志」（清・『歴代職官表』所収）によると、専売品を扱う役所である榷貨務《かくかむ》が塩とともに香茶も掌握している。貞元二年（一一五四）七月に香茶を専売とし（『金史』巻五）、世宗の大定一六年（一一七六）には、専売にしたにもかかわらず私販が多いために、香茶の罰則を定めている（『金史』巻四九）。

時代ははるかに下るが、清の『福建通志』巻一〇の貨之属（貨は商品）に、鉄、塩、糖、蜜、蠟、藍澱《らんでん》（藍染の染料）、紅花、茶、香茶、油…とあり、香茶の割注に、「一名孩児茶《がいじ》、脳麝《のうじゃ》や諸香と一緒に合わせたもので、味と香りは涼やか」とある。

清朝の『御定月令輯要《ぎょていげつれいしゅうよう》』巻五にも、「香茶」について詳細に記している。

上質の春茶の若芽五百銭と、殻を取った緑豆一升を共に蒸し焙じ、山薬（ヤマノイモ科ナガイモ）十両を加えて細かく磨る。別に脳麝（香料）を加えて二千回もよく擂《す》り缶の中に密閉して着香すること三日。そうして作ったお茶は香りもよく残り、味もいよいよ良くなる。

香茶も金王朝では蠟茶同様、専売の対象であった。そして香茶は、清朝まで残っていた。今日でも着香したお茶はジャスミン茶などがあるが、香茶も香りと味を賞味していた。こうした香茶が、日本の室町将軍のところにも渡来していたのであろう。日本の香茶については、第六章に述べた通りである。

## 元代の文人茶と茶の着香

着香した茶について、元の文人・倪雲林《げいうんりん》（倪瓚《げいさん》一三〇一～七四）に、蓮花茶の逸話が伝えられる。早朝、池に入って蓮の花の半開きのところに茶葉を入れ、麻糸で縛り、翌朝花を摘み、茶葉を取りだし、広げて乾かし、それを三度繰り返した茶葉を収蔵したという。また雲林は、クルミと松の実の仁を米の粉に混ぜて、小石のような塊《かたまり》に作ったものを茶に入れ、清泉白石茶《せいせんはくせき》（茶を清泉、塊を白石に見立てたもの）と言って好んだともいう。そして宋の皇族の出である趙行恕《ちょうこうじょ》が雲林を尋ねた時に、雲林の出した茶を趙行恕はガブガブと飲んだため、雲林は「王孫だというので、茶を出したのに、そのような飲み方をするものは風味を理解しない俗物だ」と、交わりを絶ったという。これらの逸話は『雲林遺事』（明・顧元慶）にあり、雲林は茶を単なる嗜好品としてではなく、文人趣味に高めたと評価されている。雲林の好んだ茶は、蓮花茶にしても、清泉白石茶にしても、趙行恕に提供した茶も、ドロドロとした点茶ではなく、澄んだ煎茶とみなされる。それは、雲林が生涯在野で過ごし、龍鳳団茶を入手しづらい社会的立場にあったためかもしれない。その結果、独自の趣向を添えられたと言えるかもしれない。

茶に香りや添加物を加えるのは、バリエーションの愉しみもあろうが、薬効を期待することもあったようだ。宋の黄庭堅《こうていけん》『煎茶賦』は、上等のお茶を飲むのも良いが真夜中に眠れなくなってしまう。そこで、古代の名医の岐伯《きはく》や雷公《らいこう》の薬酒、伊尹《いいん》の湯液などを参考にして、茶の味を損なわない範囲で、胃と腎臓を丈夫にするため、白土（chalk チョーク）、塩、生姜を加え、さらに胡桃・松の実・銀杏・シソ・菊花などから選んで加え、暖かい茶とすれば、何杯でも飲むことができ、眠れないこともないと述べている（高橋忠彦氏ら「唐宋茶詩訳注⑤」『茶の湯文化学』17）。

第八章

# 中国　明代

## 明代の茶

朱元璋《しゅげんしょう》は一三六八年、応天（現在の南京）で帝位につき、国号を明、年号を洪武とし、大都（現在の北京）を攻略した。洪武帝（朱元璋）は、歴代創業の天子の内、ただ一人、農民の出身であった。自身貧農の苦しみを知っていたため、皇帝用の茶について、人々の重労働を省くために、洪武二四年（一三九一）龍鳳団茶（固形茶）の製造を止め、また香料を加えるのは茶の真香ではないため、茶芽の良いものを摘んで作るようにと命じた（沈徳符《しんとくふ》『萬暦野獲編《ばんれきやかくへん》』補遺巻一「供御茶」）また末茶（粉末の茶）の飲用が衰微し、中国でも周辺国でも葉茶を飲むようになり、福建や広東・広西ではまれに末茶があるものの、末茶があることさえ、人々は知らなくなった（『大学衍義補《だいがくえんぎほ》』巻二九）と言う。

そして全国的に葉茶を造るようになる。製法は、摘んだ葉を蒸し、揉捻し、乾燥させる、あるいは生葉を鍋（釜）で炒り、揉捻し、また炊って乾燥するものであった。そうして作られた茶葉を湯に浸し、養分のでた浸出液を飲む、泡茶法という飲み方となった。茶碗に葉茶を入れ、湯を注ぐ形式と、茶壺（急須）に葉茶を入れ湯を注いで茶碗に淹れる形式がある。

## 『普済方』

明代の初め、明代を代表する医書『普済方《ふさいほう》』（一四〇三～一二四）が成立した。編者は周定王・朱《しゅ》櫹《しゅう》（朱元璋の第五子）で、勅撰ではないがそれに準ずるものである。『四庫全書総目提要』によると、朱櫹は古今の方剤を集めて編集し、自ら校訂し、また教授・滕碩《とうせき》、長史・劉淳《りゅうじゅん》らに命じて一緒に論考したという。『普済方』の原書は一六八巻で、永楽中（一四〇三～二四）に刊行されたが散逸し、完本としては『四庫全書』に収録されたものが残った。『四庫全書』本は四二六巻・全三〇〇冊・二四〇〇一葉、六一七三九もの処方が収められた巨編である。この『普済方』に、「茶」文字は一八八三回、三二八巻に出現する。

その中で圧倒的に使用例の多い部門は頭部疾患、次いで諸風の処方である。風というのは、寒さ、暑さ、湿気やウイルスなどの外因によって、体が弱って起こる病気である。そのほか「茶」文字が現れる部門は、喘息・眼病・鼻病・傷寒（伝染性の熱病）・下痢・陰部のデキモノ、食治などである。これらの「茶」文字には、荊芥茶《けいかいちゃ》・薄荷茶・葱茶《そうちゃ》・菊花茶や、茶匙なども含まれる。茶が処方の主要薬剤となっているものは、「苦茶散」（巻四四）で、頭痛を治す処方である。「苦茶」一合を、水三盞で煎じて半量になるまで煮詰め、汁を絞って熱くして服用すれば治癒するというもの。こうした使用例は稀で、宋代で見たように、散薬などを茶で飲む、薬を茶に混ぜて飲むといった利用法が多い。だが茶が頭痛や外因による病気、眼病、喘息に効果があると考えられていたことは確認できよう。

明代の『普済方』には、「蠟（臘）茶」が頻出する。巻二六八に記される蠟茶の製法は、宋代の高級な固形茶である蠟茶とは違う製法で、第五章で述べた通り、香料を混ぜ香りを着けた固形茶である。これが明代の蠟茶で、薬として作られ、使われていたようだ。それは、熱病・頭痛・咽喉の痛み・風邪・下痢・リンパ腺の腫れ・眼病・痔瘻・婦人科・小児科等々と多岐に亘って幅広く利用されていた。

## 『救荒本草』

明代の食療本草を代表するのは、『普済方』と同じく朱橚が編纂に当たった『救荒本草《きゅうこうほんぞう》』（一四〇六）である。朱橚は国土が荒れ、草木が生い茂っていたため、凶作時の飢饉に備え、四百余種の植物を考察した。その四百余種の種は、農夫から買い、朱橚は農園に植え、みずから視てまわり、成長し成熟するのを待ち画家を招いて図に描かせ、その花・実・根・幹・皮・葉の食べられるものを説明してまとめ、『救荒本草』と名付けたという。文と画で構成された『救荒本草』は、十五世紀はじめの中国の食・薬両用の植物学書であり、植物図鑑としての価値もあり、植物の採集に便利であった。そこで同書は出版後、たびたび再販され、明末の徐光啓《じょこうけい》『農政全書』にも取り込まれた。

『救荒本草』に採録された救荒植物を、利用する部位別に見ると、葉が二三七点、実が次点で六一点、葉の利用率が圧倒的に高い。茶も勿論、葉を食べるものとして扱われている。内容は『図経

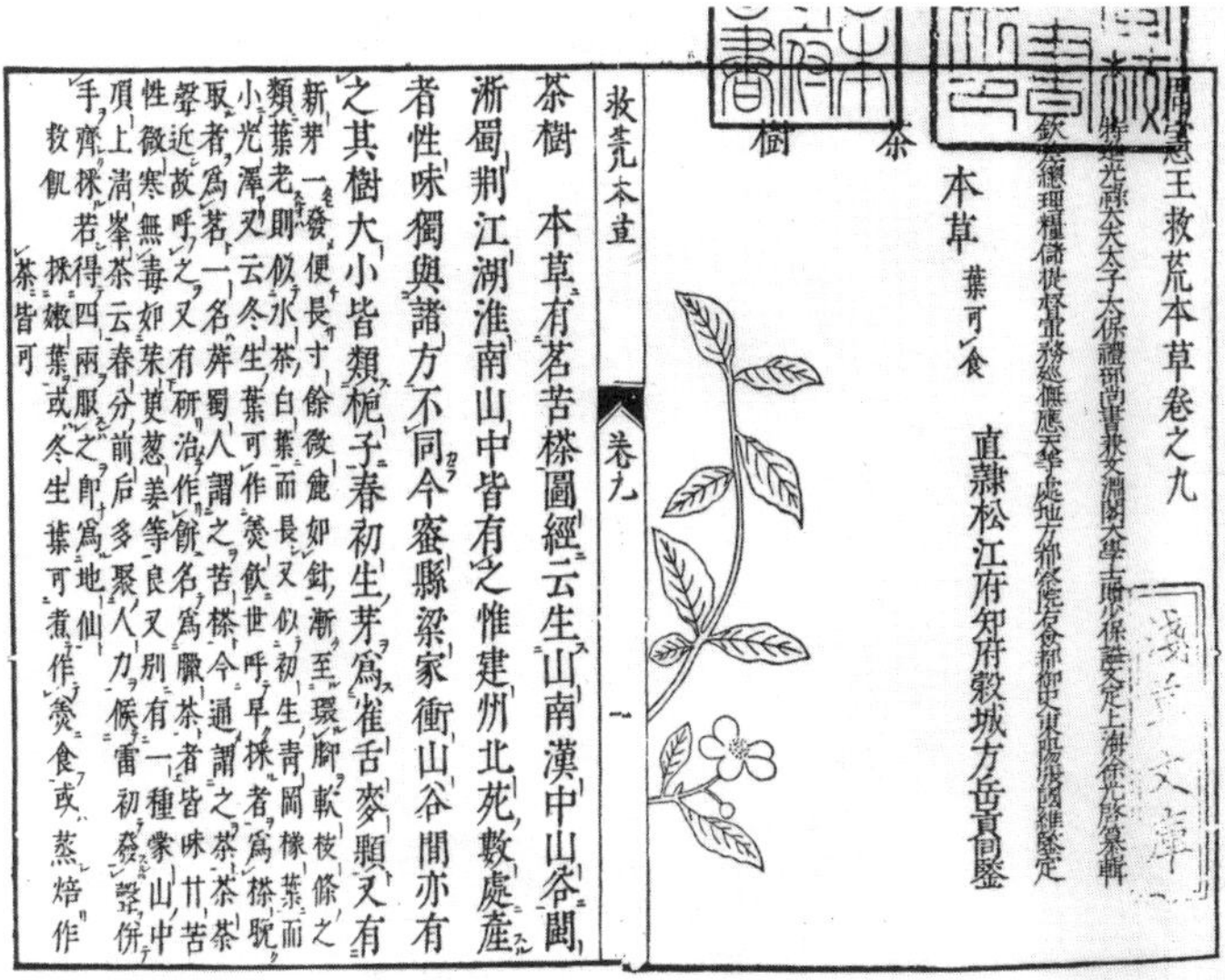
周憲王救荒本草卷之九
特進光祿大夫太子太保禮部尚書兼文淵閣大學士贈少保諡文定上海徐光啓纂輯
欽差總理糧儲提督軍務巡撫應天等處地方都察院右僉都御史東陽張國維鑒定
直隷松江府知府穀城方岳貢同鑒

本草　葉可食

救荒本草　卷九　一

茶樹　本草有茗苦𣗪圖經云生山南漢中山谷閩浙蜀荊江湖淮南山中皆有之惟建州北苑數處產者性味獨與諸方不同今密縣梁家衝山谷間亦有之其樹大小皆類梔子春初生芽爲雀舌麥顆又有新芽一發便長寸餘微麄如針漸至環脚軟枝條之類葉老則似水茶臼葉而長又似初生青岡橡葉而小光澤又云冬生葉可作羹飲世呼早採者爲𣗪晚取者爲茗一名荈蜀人謂之苦𣗪今通謂之茶茶茶聲近故呼之又有研治作餅名爲臘茶者皆味甘苦性微寒無毒如茱萸葱姜等良又別有一種蒙山中頂上淸峯茶云春分前後多聚人力候雷初發聲併手齊採若得四兩服之即爲地仙
救飢　採嫩葉或冬生葉可煮作羹食或蒸焙作茶皆可

図 49　『救荒本草』和刻本

本草』に基づいた文に続けて、「飢えを救うには、嫩葉《わかば》を採る。或いは冬に生じた葉を煮て、羹《あつもの》を造り食すと良い。或いは蒸し焙じて茶を作るのも皆よい」とある。

飢饉の折には、茶葉も空腹を満たすものとなった。羹（スープ）として飲食に当てるのも良いとする。つまり古代の茶の飲食法の復活である。宋の陳承《ちんしょう》は『重広本草』で、年を経た茶葉を羹にすることなど、どうして出来ようかと語った。しかし飢饉となっては、茶葉が硬いなどとは言っておれず、食べられるものはすべて食べる工夫をしたのであろう。

『救荒本草』は日本に渡来し、飢饉が頻発した江戸時代の人々の関心を呼んだ。松岡恕庵《じょあん》は、享保元年（一七一六）『救荒本草』に訓点を付け、自説を加え刊行した。恕庵本の版木が大火で消滅したため、弟子の小野蘭山《らんざん》は『「校正」救荒本草』（一七九九）として補訂再刻した。さらに蘭山の孫・職孝《もとたか》が蘭山の遺志を継いで、日本で利用できる「救荒植物」とその効用を口述したものを、息子の職実《もとみ》が記録し『救荒本草啓蒙』（一八四二）として刊行した。日本への影響は大きく、その中に勿論茶もそのまま掲載されている。

### 『本草品彙精要』

明代となっても薬書の基幹は宋代の『証類本草』であった。明の各年代を通じてしばしば重刊されているが、『証類本草』に代わる目的で、本草書が作られた。

明の弘治一八年（一五〇五）に劉文泰《りゅうぶんたい》らは『本草品彙精要《ほんぞうひんいせいよう》』四二巻・序録・目録を編纂、完成した。明代を通じ唯一の勅撰薬書である。宋代の『証類本草』の内容を簡略にし、各薬ごとに着彩した薬図を載せ、本文は朱墨雑書する大型本であった。完成後まもなく孝宗が崩御したため、この書は刊行されず宮中に秘蔵された。

茶は、巻一八木部に「茗苦搽」の項目名で記述される。本文は「木之木」「植生」と始まり、これは宋・邵康節《しょうこうせつ》の『皇極経世書《こうきょくけいせいしょ》』による分類というが、概念も分類の基準も明瞭でない。本文は殆ど『証類本草』の文を節略して項目別に並べ変えたものだが、金元医学に由来する行（茶の効能がどの経絡をめぐるか）の記述と、次の文は新しい。
古くは茶茗についての文は無く、禹の時代に貢納は無く、『周礼』にも記載が無い。『爾雅』には「檟苦荼」の名はあるが、秦漢史伝には考察が無い。唐・陸羽の『茶経』などに至って茶の品評が漸く備わった。つまり唐から貴ばれ、宋代から塩とともに税を掛けられた。婚礼の結納に、茶はなくてはならない。茶は種を植えれば移植できないので、二度と婚約の儀式が無いようにと譬えるからである。

処方は『証類本草』を引用するが、省略が多く、新たな処方も加えられていない。『証類本草』を改善したとは言えず、内容として見るべきものは乏しい。

『本草品彙精要』で評価できるものは、着彩された図、本としての豪華さ・美しさである。その点では中国歴代本草書の中でも最高で、また茶の初出を唐の『新修本草』ではなく、「名医所録」とした、その点は注目されよう。

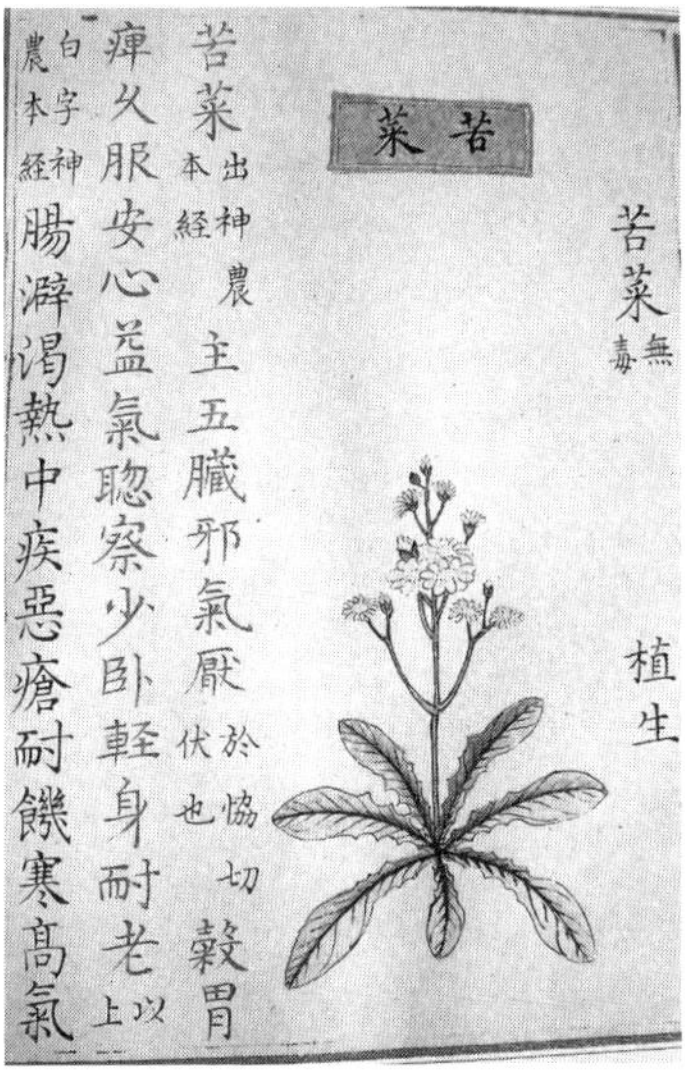

図 50 『本草品彙精要』苦菜図

一方、「苦菜」（巻之三八、菜部上品）に、

薬書として始めて図を掲載した。それまでの本草書では「茗（茶）」には図が掲載されても、「苦菜」の図を載せたものはなかった。図が中心で図鑑といえるような『紹興本草』ですら掲載していない。それは『神農本草経』上薬「苦菜」に該当する植物を、特定することが困難だったためであろう。『神農本草経』に記載される薬効と、後世「苦菜」と称されるものの効能が一致しなかったためと考えられる。しかし『本草品彙精要』は、前ページ図50のようなキク科の植物に限定してしまった。一層大きな誤解を生ずることとなってしまったのではないだろうか。

## 『本草綱目』

中国の本草書といえば『本草綱目』というほど、世界中でよく知られる。明代の市井の医師・李《り》時珍《じちん》（一五一八〜九三）がおよそ三〇年の歳月をかけて独力で編纂した。万暦六年（一五七八）にほぼ完成したが、刊行は難航し、その後も校正を続け、李時珍没後の万暦二四年（一五九六）に刊行されたという。全五二巻図二巻、二一八万余字に及ぶ、中国の本草書中最大の巨冊である。

江戸末期の日本の本草学者・森立之は「綱目の杜撰《ずさん》妄改《もうかい》、拠るに足らざる」（『重輯神農本草経』序）と、『本草綱目』の引用にはいい加減なところがあるので典拠には出来ないと厳しい。確かに『証類本草』に比べると古文献の引用には誤謬があり、憶断偏見も至るところに見られ、注意を要する。しかし茶に関する記事のみを見ても、内容の豊かさ、面白さは比類を見ない。薬書としての利便性も高く、これまでにない分類（妥当とは言い切れないが）をし、先行書の記述も工夫して整理している。さらに薬書の枠を越え、歴史・農学・文学・地方の逸話などまで盛り込んで、実に魅力的である。そのためであろうか、多くの人々を魅了し、中国や日本では版行を重ね、西欧でも翻訳されている。

**『本草綱目』百病主治薬**

『本草綱目』の中で、茶が最初に見えるのは、薬図である。次に茶が現れるのは、百病主治薬（第三・四巻）である。百病主治薬は、症状別に治療薬をまとめたものである。今日の『家庭の医学』のように症状別に薬を索引できるため、医師や医療関係者、一般人にとって、便利であったろう。六世紀初めの『本草集注』序録にも病症別の用薬名があり、茶は「好眠」の治療薬「茶茗」として記されていた。その後、歴代の主要薬書の集大成である『証類本草』は巻二に、病症別用薬を列挙する。しかし茶については『本草集注』序録をそのまま踏襲するのみであった。実際の治療では、唐・宋の医薬書に茶は散見するため利用されたと思われる。

ところが『本草綱目』の「百病主治薬」を見ると、三二の病症の治療薬に茶が挙げられる。病気の原因を除き、体内の余分な水分を吐かせ、発汗させるために茶を用いる。下痢に茶が効くことはよく知られ、生姜と煎じ、あるいは酢と一緒に飲むと良いとする。消化不良・ひどい咳・膀胱炎・

便秘・頭痛・デキモノ・口臭・のどの熱・月経不順・小児のひきつけなどの病症にも、茶をどのように用いるかが示される。宋代の『聖済総録』や『太平恵民和剤局方』では、茶を薬剤として利用するより、他の薬剤を茶で飲むといった例が多かった。しかし『本草綱目』の「百病主治薬」を見ると、明代に茶が何に効くと考えられていたかが分かる。ただ、「茶湯に砂糖を少し入れ、一夜露にさらして服用すると妊娠三か月でも堕胎する」といった療法まで含むのだが、その効果はどの程度であったろう。民間ではそのような薬としても利用したのかもしれないが。

## 『本草綱目』本文の茶

『本草綱目』本文で、茶は第三二巻果部味類に見える。細字双行で七ページに及ぶ長文である。項目名は「茗」、本草書における茶の初出を『唐本草』つまり唐代の『新修本草』から茶は採録されたと従来の説を踏襲する。それが誤りであることは述べた通りである。以下、「校正」「釈名」などに分けて解説が続くので、項目ごとに新たな文を見ていこう。

「校正」では「木部よりここに移入」とある。従来の本草書は茗を「木部中品」に分類していたが「果部味類」に移したことを言う。薬品を上中下に分類することは、薬品と効能が増えれば増えるほど難しくなり、分類する意味もなくなる。そこで上中下の分類を廃止したことは納得がいく。しかし果実ではなく葉を利用する茶をなぜ「果部」としたのか、その点は理解し難い。こうした李時珍の分類について、日本の貝原益軒は『大和本草』の「本草書を論ず」で、「本草綱目に品類を分かつに疑う事多し」と疑問を呈している。けれども『本草綱目』の影響は非常に大きく、疑問と考えられながらも、この分類は中国・日本の多くの本草書や博物書が踏襲している。

「釈名」では、茗の異名「苦樣・檟・蔎・荈」を列挙する。異名について『図経本草』と『茶経』の引用文の後、李時珍の注記がある。

時珍曰く、楊慎《ようしん》が『丹鉛《たんえん》（余《よ》）録《ろく》』で次のように言う。「茶は古くは茶の字で、音はトであった。詩経に［誰か茶を苦しと謂うか。その甘きこと薺《なずな》の如し］というのがこれだ。漢代に始めて茶陵の茶をト音から夕音に転じたと顔師古《がんしこ》は云う」と。或いは『六経《りくけい》』には茶の字が無いというが、まだ深く調べてはいない。

明代の官吏・楊慎の『丹鉛余録』巻一四の「茶」を引用して、「茶」文字が「茶」から出て、古音はトであったが、漢代から夕音となったと伝える。音の変化は意味の変化につながると考え、漢代に「茶」を夕と発音するようになり、茶を意味するようになったと言うのであろう。『六経』（詩・書・礼・楽・易・春秋）には茶の字が無いとするが、確かに茶文字の成立は唐代とされるから、漢代以前に成立したとされる『六経』には無いはずである。こうした考察を加え、未調査のところは未調査として述べた点は誠意が感じられる。

「集解」では、薬品の産地・形態・収穫方法などについて諸家の説を集める。『神農食経』・『新修本草』・『本草図経』・『重広補注神農本草幷図経』・『本草衍義』からの長い引用文に続けて、李時珍の文がある。

茶には野生と種生とがあり、種《う》えるには子《たね》を用いる。その子の大きさは指頭ほどの球形で色は黒く、その仁を口に入れると初めは甘く後に苦く、人の喉をひどく刺激する。閩《びん》（福建）人はその油を搾って食用とする。二月に種を蒔く。一つの坎《あな》に百顆を入れると一株生じる。恐らく空殻が多いのだろう。水のやり過ぎと日照に気を付け、傾斜地の日蔭のあるところが最適地だ。茶を摘む時は、清明節の前が上等で、穀雨の前はそれに次ぎ、その後ではみな老茗ばかりとなる。摘んでから、蒸し揉み焙じて造る。それぞれの方法は『茶譜』に詳しい。茶税は、唐の徳宗に始まり、宋・元及び明朝で盛んとなった。西番（チベット）との貿易では馬と易える。そもそも茶は一つの木であるが、下は人々の生活の日用の資となり、上は朝廷の賦税の助けとなる。その利益はなんと博《ひろ》いことだろう。

昔の賢者が言うには、およそ唐人が茶を尚《とうと》び、茶の品級もいよいよ多くなった。雅州蒙頂の石花・露芽・穀芽を第一とし、建寧の北苑龍鳳団を皇帝への献上品とした。蜀の茶には東川の神泉獣目、硤州（峡州）の碧澗明月、夔《き》州の真香、邛《きょう》州の火井思安、黔《けん》陽の都儒、嘉定の蛾《が》眉《び》、瀘《ろ》州の納渓、玉壘《るい》の沙坪、楚の茶には、荆州の仙人掌、湖南の白露、長沙の鉄色、蘄《き》州の蘄門団面（黄か）、寿州の霍山黄芽、盧州の六安英山、武昌の樊山《はんざん》、岳州の巴陵、辰州の溆浦《じょほ》、湖南の宝慶茶陵、呉越の茶には、湖州の顧渚《こしょ》紫筍《しじゅん》、福州の方山生芽、洪州の白露、雙井《そうじん》の白毛、廬山の雲霧、常州の陽羨《ようせん》、池州の九華、丫《あ》山の陽坡、袁州の界橋、睦州の鳩坑《きゅうこう》、宣州の陽坑、金華の挙岩、会稽の日鋳《にっちゅう》などいずれも茶を産する。有名なものはそのほかにも多いが、これ以上は甚だ繁雑になろう。

陶隠居（陶弘景《とうこうけい》）の「苦菜」の註を見ると「酉陽・武昌・廬江・晋陵には、みな良い茗があり、これを飲むと体に良い。およそ飲み物には、茗や天門冬の苗、菝葜《ばっかつ》葉があり、皆人の益となる。それらはどれも冷利だ。また巴東県に真茶があり、焙じて巻結を作り、それを飲むとまた人を眠らせない。民間では、檀葉や大皁李《そうり》の葉を茶にして飲むことが多い。やはり冷利だ。南方には、瓜廬木があり、また茗に似る」とある。今の人は、楮《こうぞ》・櫟《くぬぎ》・山礬《さんばん》・南燭《なんしょく》・烏薬《うやく》などの葉を飲み物として茶を乱している。

李時珍は、茶の生産・産地・歴史など詳細に記す。茶の実を口に含むと、始めは甘いが後になると苦く、喉を刺激するといった形容は、自らの経験なくしては書けないだろう。播種について、時期や栽培の最適地、また茶の種は一箇所に百個を蒔いても、一株しか出てこないと記す。これらは書物からの引用ばかりでなく、自らの経験も踏まえた記述と思われ、従来の薬書の範疇を越えた内容となっている。

製造方法は「蒸し揉み焙じて」とあるから、釜炒りが主流になったという明代でも蒸し製があり、採捻したことも分かる。製法に詳しい『茶譜』とは何だろう、李時珍の引用書目には見えない。

これまでの薬書で触れられず、ここで明確になった事項は、茶税と中国貿易における茶の重要性である。茶税は安史の乱の後、国庫の不足を埋めるため、徳宗の建中三年（七八二）に始められた（『旧唐書』徳宗本紀）。またご存じの通り、イギリスは後に多量の茶を輸入し、莫大な貿易赤字を解消するためアヘンを輸出し、アヘン戦争を起こす。それ以前にも西北外民族との交易で、茶は軍事に欠くことのできない良馬と換えられていた。茶を生産しない人々にとって、茶がいかに魅力を秘めた物であったかを、こうした事実が何より実証している。

次いで名茶の数々が、現在の四川・福建・湖北・安徽・浙江省などの地域ごとにアトランダムに記される。なかでも最高とされるのは、四川省の蒙山茶である。蒙山は最古の茶産地で、その茶は唐代にも最高の品質を誇る茶として知られた。また献上茶として記される建茶は、宋代に福建省北部にある皇帝の茶園で作られた龍鳳団茶で、すこぶる手の込んだ高級品として有名である。そのほか各地の茶名が、それまでの薬書と比較にならないほど多く記されている。名茶については、唐代の『唐国史補』や『膳夫経』にも記録があるが、明代では茶書でもこれほど多くの茶名を記していない。それだけに、貴重な情報である。

なお陶弘景の『本草集注』「苦菜」の注を引用し、六世紀の頃から明代まで、櫟などの木の葉を茶に混ぜたことを述べる。茶葉でない植物の葉の利用を、その薬効を期待して飲むとは考えず、李時珍は茶を乱すものと考えていた。

次に「気味」は、茶の薬としての性質を『新修本草』『本草拾遺』などの本草書から引用する。李時珍自身の言葉として「威霊仙《いれいせん》や土茯苓《どぶくりょう》を服用する者は茶を飲んではいけない」と、服薬中に茶を飲むなと提言する。威霊仙はキンポウゲ科のサキシマボタンヅル、土茯苓はユリ科のケナシサルトリイバラで、どちらも鎮痛薬として神経痛・リウマチに用いられる。具体的にどのような副作用があるのか分からないが、一七世紀すでに李時珍は薬と茶の飲み合わせを指摘している。

「主治」は、『神農食経』、『新修本草』、『本草拾遺』、『湯液本草』などから薬効をまとめ、引用する。「茶を炒り煎じて飲めば、熱によって血や粘液の混じった下痢を治す。芎藭《きゅうきゅう》（セリ科のヲンナカヅラ、川芎《せんきゅう》）や葱と共に煎じて飲めば頭痛を止める」（元・呉瑞《ごずい》『日用本草』）は、主流本草では見なかった茶の処方である。また「濃く煎じたものを飲めば、外気の刺激で出た熱によって生じた痰（胃内停水）を吐かせる」というものは、李時珍自身の処方とするが、『千金方』の厥頭痛の処方に近い。

「発明」は、薬の効き目がどのように現れるかの解明・解釈である。抜粋してみよう。

・頭目がスッキリしないのは、熱がくすぶって上るからだ。苦で熱を排泄すれば、スッキリする。しかし茶の本質は軽い。茶摘みのときは、まさに芽が萌え出し、春の陽気が昇る。そこで茶は苦と言っても効果はやわらかく、陰中の陽のため、ノボセにも、下痢にもよい。頭目に良いのはこうした理由だ。（明・汪機、『本草会編』〔佚書〕か）

・生姜茶は下痢を治す。生姜は陽を助け、茶は陰を助け、どちらも良く暑気中《あた》りを治し、酒食の毒を消す。また一つ（茶）は寒、一つ（生姜）は熱で陰陽を調整する。赤白冷熱いずれを問わず、下痢には茶を用いると良い。生の生姜を細く切って、真茶と同じ分量を新しい水で濃く煮出して服用する。蘇東坡《そとうば》（宋代の文人）はこれで文潞公（文彦博《ぶんげんはく》）を治療して効果があった。（宋・楊士瀛《ようしえい》、『仁斎直指方《じんさいじきしほう》』か）

・茶は苦にして寒、陰中の陰、沈であり降であり、最もよく火を下す。火によるあらゆる病は、火が下れば上は清する。しかし火には五火（心火・肝火・脾火・肺火・腎火）があり、虚実（虚火・実火）がある。少壮の胃の丈夫な人の場合は、心肺脾胃の火が多く盛んなので茶と相性が良く、温飲すれば火が寒気によって下降し、熱飲すれば茶は火気をかりて昇散する。また酒食の毒を消し、精神を爽やかにして、眠気を覚ます。これは茶の功である。しかし元気不足で寒気がし、血のめぐりの悪い人の場合は、茶を長く常用すると脾胃（消化器官）が悪寒し、さらに元気がなくなり、土が水を制し切れず、精気がなくなり血行が悪くなり、痰（胃内停水）がたまり、膨満感があり、麻痺し痩せ、嘔吐したり、下痢したり、腹痛が出たり、前立腺炎になったり、種々の内傷となる。これは茶の害である。一般民衆が日々用いてその弊害が積もるのは、往々にして害の方で、殊に中年以上の婦人は一層害を受けやすい。一般世間の習慣となっているので自覚しないだけである。まして真茶は少なく雑茶のほうが多いのだから、その害たるや言うに及ばない。世間には茶を嗜んで癖となるものがあり、常に飲んで止めず、長らく気血を傷め、精気をなくし、血流を悪くし痩せ、病に伏してもなおその害を後悔しない。嘆かわしいことである。（李時珍）

・晋・干寶《かんぽう》の『捜神後記《そうじんこうき》』に「武官は流行病の後に茗を啜り、一斛《こく》二升まで啜ると止め、僅かに升合を減らすとそれでは不足としたが、ある人がさらに五升飲ませたところ一物を吐き出した。物の形状は牛の脾臓のようで口がある。茗を注いでみると一斛二升まで飲み干した。さらに五升注ぐとあふれ出した。これを世人は斛茗瘕《こくめいか》と呼んだ」とある。茶を嗜むものはこれを見て戒めとすべきである。

・陶隠居（陶弘景）の『雑録』に「丹丘子や黄山君は茶を服して身軽になり、骨を換えた」とあり、壺公の『食忌』に「苦茶を、長く摂取すると羽化する」と言うのは、いずれも方士の間違った考えで、世を誤るものである。

・また宋の学士・蘇軾《そしょく》の茶説に「茶は煩いを除き、脂を取る。そこで世に茶は無くてはならない。しかし密かに人の体にダメージを与えることが少なくない。空腹時、茶に塩を入れて飲めば、直ぐに腎の経に入り脾や胃を冷やす。つまり賊を引いて部屋にいるようなものだ。けれども飲食後に濃茶で口を漱《すす》ぐのは煩いや脂を取るもので、脾や胃には関係ない。また苦みは歯を堅くし、虫歯を防ぐ。」とあるが、実に飲茶の妙を言い得ている。古人は茗を酪奴《らくど》と呼んで賎しんだ。

・私李時珍は若くして血気盛んな頃、常に新茗を飲み、必ず数杯に及んだ。すると軽い汗がでて肌骨が清く、頗る痛快であった。中年になると胃が弱り、飲むとムカツいたり、冷えて下痢をした。そこで同好の人々に警告する。また濃茶は吐き気を催させるが、これは酸や苦が排泄を促し陰となるためで、上る性質ではないからである。

李時珍は、金元医学の理論体系にそって、茶の効用を説明する。金の劉完素は、諸病はみな「火」に属するという病理論を立て、体内の火気を滅却するため、峻烈な薬剤たる寒涼の剤を主に用いた。張従正はそれを継承し、汗・吐・下（発汗と吐瀉）によって、病邪を攻撃する治療法を編み出した。彼らに対して、身体の陰陽の気を滋養して補完し、元気を充実させることを治療の根本とし、劉・張らの寒涼剤の弊害を主張したのが、張元素とその弟子・李杲《りこう》らであった。李杲はその『脾胃論《ひいろん》』で、「土を万物の母」とし、脾胃を重んじ、脾胃を傷めると百病の原因となると考えた。そうした理論を基に、李時珍は茶が体に及ぼす効果を説明する。また茶に消化の促進、虫歯予防などの長所も多く認めつつ、害についてもかなり厳しい評価をする。若いときに飲めば利点も多い。けれども中年以降、ことに女性の場合注意が必要と説く。自らの体験を踏まえた意見だけに説得力があり、茶の害を警告して、人を助けたいと願う李時珍の愛情も読み取れる。

蘇東坡は、宋代の文人・蘇軾（一〇三六～一一〇一）である。東坡の生誕地は茶の飲用を開始したとされる四川省で、東坡は茶を愛し、多くの詩文に茶を詠んでいる。宰相であった文潞公の下痢を治したという話は、元祐二年（一〇八七）、文潞公が下痢に苦しみ、どんな薬も効き目が無かったときに、蘇東坡が生姜と草茶を同量煎じる処方を伝えたところ治癒したというもの。『蘇沈《そしん》良方《りょうほう》』に見える。「宋学士蘇軾茶説」は、蘇東坡の茶説として、中国の茶書や日本の上田秋成《うえだあきなり》の『清風瑣言《せいふうさげん》』などに引用される。趙令畤《ちょうれいじ》『侯鯖録《こうせいろく》』巻四「東坡論茶」、『蘇軾文集』巻七三にも類似の文がある。

李時珍は陶隠居『雑録』や壺公『食忌』の説を方士の説と退けた。宋代までの医薬書は、道教の方術などにまだ大きく紙面を割いていただけに、李時珍のこの意見はなかなか近代的である。この「発明」は、読み物としても楽しく、書物を博捜した李時珍の面目躍如たる文章である。

「附方」として、旧来の処方と新しい処方を、病状別に諸書から引用して整理する。症状別の処方箋は実用面から大変に便利で、こうした書き方の工夫も『本草綱目』をベストセラーに押し上げ、広く長く用いられた理由と考えられる。病状は、元気不足による頭痛、熱毒による下痢、排便時の出血、産後の便秘、長年の心痛、腰痛で動けないもの、茶を嗜んで癖となったもの、中毒症状を消す、天然痘の痒《かゆ》み、陰嚢に瘡《かさ》のできたもの、脚の股のただれ、ゲジゲジの尿かぶれ、風邪のひどい痰による頭痛、吐き下しによる苦痛、月経不通、喘息によるひどい咳というものである。中に「茶を嗜んで癖になったもの」という病状がある。病気といえるか、またその治療法は靴に盛った茶を食べよ、男性ならば女性用の靴に茶を盛れなどとある。このように荒唐無稽なことが、一六世紀になっても論じられている。一方、いろいろな中毒、咳やデキモノに活用されている。このような利用法は、清代の『本草綱目拾遺』においても見られる。

第九章

# 中国　清代

## 清代の様相

清は、中国大陸最後の王朝である。中国東北地方（満州）から起こった満州族の皇帝は、漢文化の集大成ともいえる文化事業を精力的に行った。康熙《こうき》帝は、漢代の『説文解字』以降の歴代字書の集大成として『康熙字典』を、また中国最大の類書（百科全書）『古今図書集成』を編纂させた。『古今図書集成』全一万巻のうち、医部は博物彙編《いへん》芸術典に五二〇巻（巻二一～巻五四〇）ある。古代から清初までの医薬書の治療方法などを時代順に引用し出典も明記するが、引用書のほとんどは明代のもので、残存しているものも多く、量も膨大だったために、一般の医師はあまり利用しなかったという。

また康熙四〇年（一七〇一）康熙帝は『本草品彙精要続集』（補遺本十巻と付録）を作成させたが、『本草品彙精要』と同じく刊行されず秘蔵された。同書には、茗（茶）についても苦菜についても記載がない。

### 『医宗金鑑』

乾隆《けんりゅう》帝は、先秦から清初までの主要書物をおさめ、経・史・子・集の四部に分類した最大の漢籍叢書『四庫全書』を編纂した。医薬書も含まれるが、すべてを皇帝の蔵書とした。一方、乾隆帝の勅命による『医宗金鑑《いそうきんかん》』九〇巻は、実際の医療に役立てることを目的として編集され、発刊当時から現在に到るまで、臨床医に最も重要な標準テキストとして利用され続けている。乾隆七年（一七四二）に刊行され、中国医学の全書として最後のものとなった。内容は、実用を重視したため、当時の治療の実態が盛り込まれたといえよう。

巻三九の頭痛の処方「川芎《せんきゅう》茶調散」は、宋代の『太平聖恵方』を出典とし、今日でも一般の漢方薬として売られるものである。巻五四には小児の内熱頭痛の処方「加味茶調散」があり、巻七七、七八の眼科では、「空腹時に薬を茶清で服用」という処方が頻出する。内因・外因を問わず眼病の場合、薬の服用に茶清を用いるケースが多く見受けられる。清代の「茶清」は、末茶の上澄み液ではなく、今日のような葉茶に湯を注いだ浸出液の茶であろう。

『医宗金鑑』の中で、「茶」文字が最も多く検出されるのは外科巻六二である。そこに薬剤の「児《じ》茶《ちゃ》」「孩児茶《がいじちゃ》」がある。「児茶」は、マメ科の高木阿仙薬木《アセンヤクノキ》のエキスで作った薬で、ペグ阿仙薬ともいう。タンニンやカテキンを含み、下痢に効くという薬効が茶に似る。

「孩児茶」には、二つの意味があるようだ。一つはアカネ科のつる性常緑低木ガンビールノキから作る収斂作用の強いもので、下痢や口内清涼剤として用いられる。百薬煎、ガンビール阿仙薬、また日本で阿仙薬と言っているもので、現在でも正露丸や仁丹に使用される。

もう一つは、香茶の別名である。前述の清の『福建通志』香茶の割注に「一名孩児茶」とあり、清の郭柏蒼《かくはくそう》『閩産録異《びんさんろくい》』（一八八六）にも、「孩児茶　脳麝《のうじゃ》（香の名）諸香と合わせて造る。泉州

（福建省）産の優れたもので、香茶とも言う」としている。元代の『飲膳正要』にあった香茶と同じものであろうか。

正骨巻八八には、打撲し皮膚が紫黒色になり治らないときの貼り薬「芙蓉膏《ふようこう》」がある。芙蓉・独活《どう》・赤芍薬《せきしゃくやく》ほか三種の生薬を粉末にして、生姜汁と茶清で調え、温めて貼るといった処方である。しかし『医宗金鑑』に見る限り、清代に茶を実際の医療で利用することは、明代に比べて少ないと見受けられる。

## 『本草綱目拾遺』

清代の本草書の中で見るべきものは、趙学敏《ちょうがくびん》の『本草綱目拾遺』のみと言われる。現行漢方の研究において不可欠の好著とされ、お茶の歴史の上から見ても、たいへん興味深い著書である。『本草綱目』から一七五年後の乾隆三〇年（一七六五）、その遺漏を拾う目的で書かれ、同治一〇年（一八七一）に刊行された。著者・趙学敏は銭塘《せんとう》の人、銭塘つまり浙江省杭州市は、中国緑茶を代表する龍井《ロンジン》の故郷である。浙江省には茶産地が多く、ことに杭州の風光明媚な西湖のほとりには茶館が遍在し、文人が集った。現在もなお茶の研究施設や博物館が集中している。銭塘の趙学敏が、お茶について述べた内容は詳細で、当時の茶事情を極めてよく語っている。

『本草綱目拾遺』巻六木部に、茶に関する記述がある。まず「茶樹根」は、煎じて飲むと口の爛《ただ》れに効き、茶の出し殻の古くなった「爛《らん》茶葉」は、デキモノに貼るとたちまち治ると述べる。「霜を経て古びた茶葉」は、茶葉をむやみに嗜好して食べる病状に効くと言う。肉のスープに入れ、蒸した茶葉を食べる処方である。続けて「雨前茶」を含めて二二種の茶を記す。他の植物から作る「茶」と称する飲料も含むが、ここでは現代の中国茶につながるものを取り上げよう。

**雨前茶**

銭塘の趙学敏が第一に挙げる茶は、郷里を代表する緑茶・龍井《ロンジン》の雨前茶《うぜんちゃ》である。杭州の龍井に産するものが良い。蓮心が第一、旗槍《きそう》がこれに次ぐ。土地の人は穀雨の前に摘んで製茶するので、雨前茶と名付ける。三年以上の古いものを薬にいれる。新しいものには、亢《こう》進《しん》作用がある。

喉《のど》をさっぱり、目をすっきりさせ、元気を補い、意欲を増し、七竅《きょう》（顔にある目・耳・鼻の孔の各二つと口の七つの穴）の通りを良くする。性質は寒だが激しくなく、味が甘く胃などの消化器に良い。沈静させる性質だが激しくなく、春先の気を含む。消化不良を治し、落ち着かせ、ゲップを押さえ、熱病を予防する。

龍井は、もともと浙江省杭州の西南・風篁嶺《ふうこうれい》の麓の地名で、そこに龍泓《りゅうおう》（井）と称する名泉があり、その周囲に産する緑茶も龍井と称した。明・田芸蘅《でんげいこう》の『煮泉《しゃせん》小品』（一五五四）宜茶《ぎちゃ》に、「龍井は茶と泉と共に絶品で、浙江でこれに並ぶものは稀である」という。許次紓《きょじしょ》の『茶疏《ちゃそ》』（一五九七）採茶にも、「呉淞《ごしょう》の人は極めて吾が郷の龍井を喜《この》み、奮発して高い値段で雨前の細かいものを購う」とある。田芸衡、許次紓どちらも銭塘の出身である。同じく銭塘出身の美食家・清の袁枚《えんばい》『随園《ずいえん》食単《しょくたん》』（一七九二）茶では、一位は武夷《ぶい》の茶、二位は龍井として「龍井に及ぶものはない」「雨前が良く一槍一旗で緑色は碧玉のようだ」と郷里の銘茶を誇こっている。

龍井は萌え出たばかりの茶芽で茶を作る。「蓮心（芯）」は、一芯（出たばかりのまだ開かない茶芽）のみで作った茶である。レンコンから出たばかりの芽、あるいは蓮の実の芯に譬える。「旗槍」は、一芯一葉の嫩葉《わかば》で作った茶である。まだ開かない茶芽を槍に、開きかけた葉を旗に譬える。

雨前茶は、穀雨（新暦四月二十日ころ）の前に摘採した茶葉で製茶したものである。穀雨とは、百穀を潤す春雨の意、二十四節気のひとつである。春は茶葉が、一年のうちでも最も元気良く芽吹く季節、その春に摘む茶を春茶といい、さらに明前・雨前などと区分することもある。明前は立春から清明（四月五日ころ）の前、雨前は清明から穀雨の前までに摘んだ茶葉で作る茶である。

趙学敏は薬として雨前茶を用い、その場合三年以上たった古いものを使うと言う。緑茶の古くなったものは香味が変質し、賞味するには劣ると思われる。しかしそれを薬用にしたことが分かる。雨前茶を使う処方として、梅毒による陰部のできもの、偏頭痛などの頭痛、腹部の張り、三日熱、マラリア、長年の下痢、五色痢などを治すもの、痰を消し咳を止める練り薬、胸のつかえ、熱病で汗の出ない症状、ひきつけ、皮膚の爛れた流行り眼、頭全体が痛む、楊梅瘡《ようばいそう》（梅毒）、発熱し汗が無く元気も無い頭痛、肩や背の筋骨痛、病因が体表にあり、汗が出ず咳をするといった症状を治す処方、さらに千杯酒を飲んでも酔わない方法が列挙される。『医宗金鑑』に茶の処方例が少なかっただけに、雨前の緑茶を用いる処方の多いことは予想外であった。

**普洱茶**

十八世紀半ば緑茶の本場・杭州にいる趙学敏は、緑茶・龍井の次に普洱茶《プーアル》を挙げる。

雲南の普洱府《ふじ》に産する。円盤型に成型し、大中小がある。

『雲南志』によれば、普洱山は車里（現・雲南省景洪市）の軍民宣慰司《ぐんみんせんいし》（役所）の北にあり、山の上に産する茶の性は温で、味は香しく普洱茶と名づける。『南詔備考《なんしょうびこう》』には、普洱府の攸《ゆう》楽《らく》・革登《かくと》・倚邦《きほう》・莽枝《もうし》・蠻耑《ばんたん》・慢撒《まんさつ》の六茶山で茶を産するが、倚邦と蠻耑の味がやや優れている。普洱茶は、味苦く性質が強いので、脂肪を解かし、牛や羊の毒を消すけれども、虚弱な人が用いることは禁ずる。にが渋く、痰が出て、腹が張り、下痢をする。普洱茶の大きいものは一個で五斤（約三キロ）あり、人の頭の形なので人頭茶とも名付けられる。毎年入貢するが、民間では手に入れ難い。ニセモノがあり、川茶と呼ばれる。四川省と雲南省境の土地の人が作り、その餅（固形茶）は堅くなく色も黄色で、普洱茶の清香独絶には及ばない。普洱茶は漆のように艶があって黒く、酔いを醒ますには一番である。緑のものはさらに良く、消化を助け、痰を取り、胃をすっきりさせ、唾液が出て、効力がもっとも大きい。『物理小識』（明・方以《ほうい》智《ち》）によると、「普雨茶は蒸して丸く固め、狗西番《くせいばん》（チベット）で売る。もっとも良く効果のあるのは、六安茶と同じ」とある（原注…普雨はつまり普洱である）。普洱茶膏（煮詰めたエキスを固めたもの）は万病を治す。腹が張り、冷えたならば、生姜湯で（飲み）発散し汗を出せば治る。口が破れ、喉や額に熱があり痛むときは、五分（約二グラム）を口に含み一晩過ごせば治る。日焼けして皮が剥《む》け血が出たときには磨って貼ればすぐに治る。

普洱府（雲南省シーサンパンナ地区）産の普洱茶について、産地、形状、異名、薬効など、大変詳しく説明している。当時から杭州でも普洱茶を飲み、その薬効と美味しさを十分評価していたからであろう。普洱茶は微生物による後発酵茶で、黒茶ともいう。現代でも痩身効果が有名で、特に陳年といって年月を経たものは、まろやかな甘みが魅惑的なお茶である。

薬効が同様という「六安茶」は、安徽省六安県に産する茶で、後述するように、明代にはよく知られていた。

普洱茶の処方としては、悶疾《もんしつ》（意識が混迷し、四肢が冷え、雨のように発汗するなどの症状）の治療法も挙げる。なお文中の『南詔備考』の南詔は、雲南の大理・昆明を中心に七〜一〇世紀ころまであった王国である。同書は明・楊慎らの著書というが、『雲南志』共に未見である。

**武夷茶**

今日の日本でもよく飲まれる武夷《ぶい》茶についても書かれている。

福建の崇安《すうあん》に産し、色が黒く酸味があり、茶の中では最も消化を促進し、気を落ち着かせ、内臓を活性化し酒の酔いを醒ます。

単杜可《たんとか》は「多くの茶は性質が寒のため胃弱の者が飲むと消化不良を起こすが、武夷茶は性質が温のため胃を傷めない。胃腸に水が停滞して起こる胃下垂や胃アトニーなどに効果的だ」という。

武夷茶は、福建省武夷山の茶葉で作る半発酵の茶である。茶樹が岩場に生育するため、岩茶・武夷岩茶とも言う。半発酵の茶とは、摘んだ茶葉を萎れさせ、葉の周辺を少し酸化発酵させたものを、釜炒り・揉捻・乾燥して作るものである。

明の許次紓《きょじしょ》は『茶疏《ちゃそ》』で「武夷の雨前が最も勝れている」とし、清の袁枚《えんばい》は『随園食単《ずいえんしょくたん》』で武夷茶を一番の茶と推挙し、「清香は鼻を撲《う》って、舌に甘味が残る。一杯の後、重ねて一〜二杯を試みると、人の心を平静にし、情性を悦楽《たのしま》せる。始めて悟った。龍井は清くはあるが味が薄い…（武夷茶は）三煎点れても、その味がなお尽きない」と評価する。

効能について引用する文の単杜可とはどのような人物か未詳。武夷茶の効能は、消化促進、酔い覚まし、また茶の性質が温であるため、胃を傷めず、胃腸病に効くことを述べ、間歇《かんけつ》性の下痢に効く処方も記す。

武夷岩茶は、今日でも中国国内はもとより、日本やヨーロッパにまで知られ飲まれているが、「大紅袍《だいこうほう》」と名づけられた茶種は、わずか四本の木から取れた茶葉で作り、世間に殆ど出回らない稀少の品で、今日はその子孫の茶樹から作ったものが出回っている。

**松蘿茶**

松蘿《しょうら》茶は、安徽《あんき》省に産する緑茶である。

徽州（安徽省）に産する。『本経逢原《ほんけいほうげん》』（巻三　清・張璐《ちょうろ》）に「徽州の松蘿は食物の消化を促す」と言う。

『秋登叢話《しゅうとうそうわ》』（清・王椷《おうかん》『秋燈叢話』巻六）に「北方の商人が貿易で江南に来た時に、豚の頭の肉を数人前もよく食べていた。医術に詳しい者が商人の従僕に尋ねると、いつもあの通りよく食べ、もう十年にもなったという。医者は〔おそらく病気になって、あらゆる薬でも治すことができなくなるだろう〕と言い、北方まで尾行して、これは良い治験になるに違いないと喜んだが、なんの音沙汰もない。そこで従僕に尋ねると、〔主人は食後に松蘿茶数杯を必ず飲んでいる〕と言う。医者はハッとして、〔松蘿がその毒を消し得るのだ〕と、がっかりして帰って来た」とある。

姚《よう》希周の『経験方』（未詳）に「眼疾で羊肝を服用するものは松蘿茶を飲んではいけない。沙《しゃ》苑蒺藜《えんしつれい》（ハマビシ）を煎じて茶に代える。消化不良を解消し、脂肪を溶かし、熱を下げ、気持ちを落ち着け、痰（胃内停水）を除く」と言う。

消化を助け、脂肪を溶かすと書かれる松蘿茶について、明の羅廩《らりん》『茶解』製に「松蘿茶は休寧《きゅうねい》の松蘿山に産する。僧の大方は茶の筋を取って、銀の鍋で炒る製法を創造した」とある。明の聞龍《ぶんりゅう》『茶箋《ちゃせん》』にも「茶摘みのとき、枝の硬い老葉を選び去り、嫩葉《わかば》だけを取る。葉の先の尖ったところと柄は除く。焦げやすいことを防ぐためで、これを松蘿の製法という」とあり、明の謝肇淛《しゃけいせい》『五雑組《ござっそ》』巻一〇にも「松蘿茶を製作するものは、毎葉みな尖った先と蔕《へた》を取り、中間部分だけを残すので、均一にできる。手間は掛かるが、値段は高くなる」という。松蘿茶の製法は、葉先の細いところや茎の太いところを除去し、葉の中間部分のみを炒り、製茶するものであったようだ。

この松蘿茶を用いる処方として、病後の便秘、傷口がなかなか収まらない、或いは汚くなって口が収まらないデキモノ、羊児瘋（てんかん）、腹部の膨満感、繍毬風《しゅうきゅうふう》（インキンタムシの類）、黄疸《おうだん》、あらゆる頭痛で熱もあるもの、甲状腺肥大などを治す処方、下痢を治す神方、五臌《ごこ》験方（未詳。臌は腹が膨れること）、半身不随、小児の歯茎の腫れ、尿の白濁、急性伝染病の苦痛を救う丹、まぶたの爛《ただ》れを治す方、髪を黒くする方など数多く列挙される。中でも、興味深いのは、「急性伝染病の苦痛を救う丹」である。この丹は薬の意味だろうが、「急性伝染病や傷寒（熱病）・感冒を問わず、感染、未感染を問わず、百発百中である。有力者がこの薬を作り、人を救済すれば、陰徳は最大となろう」と注記している。

なお、松蘿というものにはサルオガセもあるが、この「松蘿茶」は緑茶であろう。現代でも「休寧《きゅうねい》松蘿」という茶名の緑茶がある。

### 六安茶

六安茶は安徽省六安県で産する緑茶である。

張処士《ちょうしょし》（清・張璐《ちょうろ》）の『本経逢原』に「六安茶は骨髄中の熱を冷ます。古いものが良い」と言う。年希堯《ねんきぎょう》の『経験方』（未詳）に、「痘瘡《とうそう》（天然痘）に罹《かか》らない方法として、選別し洗った金銀花（スイカズラ）七両と、純正の古い六安茶三両とを粗い粉末にし、湯を差して茶の代わりに毎日数回飲む。すると、一生痘瘡《とうそう》にならぬ。なっても非常に稀で、極めて効果がある」と言う。

六安茶は、現伝の『本経逢原』には見えないが、明・許次紓の『茶疏』冒頭には、生産量最多の名茶とある。『茶疏』にはまた、「よく口中の垢《かす》や膩《あぶらけ》を消し、胸の積滞を去ると北方の人々にまで知られ、愛飲されている」と記される。明の屠隆《とりゅう》『考槃余事《こうばんよじ》』巻三にも「六安　品質が精《すぐ》れ、薬に入れ、最も効果がある。ただよく炒らないと、香りを発せず、味も苦い。茶の本性は実に佳い」とある。

趙学敏は六安茶を用いる処方として、千金不易方、稀痘丹《きとうたん》、太上五神茶、できものを治す練り薬を列挙する。なお安徽省六安には、今日でも「六安瓜片」と称する緑茶がある。

**普陀茶**

普陀《ふだ》茶は、今日でも知られる浙江省普陀山に産する緑茶である。

『定海《ていかい》県志』（未詳）に定海の茶は山谷に多いが、野生のものは製法も悪く香味は園茶に及ばない。五月に遅く出た芽は二烏《う》と言い、苦く湿潤で役に立たない。普陀山に産するものを薬とするが、多くは取れない。赤痢や肺炎を治す。

定海は浙江省舟山《しゅうざん》市で、中国四大名山の一つ普陀山がある。それは寧波《ねいは》沖に浮かぶ舟山群島の中にあり、航海安全を祈願する信仰の島で、来日した一山一寧も隠元も住した地であった。その地で出来る茶のため「普陀仏茶」ともいう。

## 江西岕片

江西岕片《こうせいかいへん》は今日、どのようなものか不明の茶である。

『宦遊筆記《かんゆう》』（清・納蘭常安《ならんじょうあん》）に「贛州《かんしゅう》府寧都《ねいと》県に産するものは、製法が江南の岕片とは違う」と言う。『茶疏』に「茶は炒らず、甑《こしき》で良く蒸した後に乾燥する」とあるのは、江南産のもののことだ。江西産のものは葉が大きく、茎が多い。生で日に晒し火を使わないため、若芽が伸び伸びと新鮮で美しい。性質は消化を促進するので、残り飯をこの茶に漬けて半日置くと、ご飯が膨張せず減少する。そこで飽食したときは、この茶を飲むと良い。別に極細の炒《しょう》岕《かい》があるが、それは他山で取って炒り焙じたもので、物好きを欺く似せものだ。このように茶は外見だけで判断してはならない。

江西岕片は、江西省に出来る大葉種で作り、蒸したり炒ったりせず日干製であったようだ。消化作用が顕著で、残りもののご飯にかけて置いておいただけでも減るという。江西省は現在でも茶産地で、緑茶の銘茶も数多いが、この江西岕片に該当するものが何であるのか、現在でも存続しているのかは不明である。

## 羅岕

次に羅岕については、次のように記している。

『茶疏』に「長興の羅岕は、古人が言う顧渚《こしょ》（浙江省長興県の山名）の紫笋《しじゅん》（筍）茶ではないか。山に挟まれた地を岕と言い、羅氏が隠居したので、羅と名付けたのだろう」と言う。

『西呉《せいご》枝乗《しじょう》』（明・謝肇淛《しゃけいせい》）に「湖人（浙江省呉興の人）は茗について、顧渚ではなく羅岕を評価する。顧渚の良いものも風味は龍井に劣る。羅岕の梢（茎の部分）は清く優れているが、葉は粗く草の気がある」と言う。

『嘉靖《かせい》長興志《ちょうこうし》』（清・朱鎭《しゅちん》か）に「羅岕は互通山の西の土地、廟の後にできる茶が最上で、呉人（江蘇省の人）はこれを珍重する。茶はだいたい穀雨の前に初めて出たものは佳いが、羅岕だけは立夏（五月五日ころ）に開園する為、茎が太く葉が厚く微かに蓬《よもぎ》や笹の気があり、立夏前六〜七日に採れる雀舌《じゃくぜつ》が最良で得難い。廟後の山は西向きなので佳いと言うが、洞山の南向きで陽気を受け仙品と称される数十畝のものには及ばない。およそ茶は平地で出来たものは、土気が多く質が濁る。羅茗は高山の岩石にでき、純粋で風露清虚の気があるため尊い」と言う。

『長物志《ちょうぶつし》』（巻一二　明・文震亨《ぶんしんこう》）に「浙江の長興産は佳いが非常に高価で、近ごろ珍重される。荊渓《けいけい》産はやや下る。茶を採るには極細のものに限らない。細ければ萌え出たばかりの芽で味わいに欠ける。また濃い緑のものに限らない。緑の濃い茶はとうが立って味わいに若さが欠ける。ただ葉は緑色を帯びて肉厚のものが上等だ。日に晒し、炭火で焙じ過ぎ、扇で冷ましたけものは良くない。笹の葉をカメに敷き高所に貯える。茶は温燥を好み、冷湿を嫌うものだ。味は甘く気香しく性質は平（寒でも温でもない）である。痰を取り、肺を清潔にし、煩いを除き、膨満感を消す」と言う。

羅岕は近年貴ばれる茶として、明の許次紓が『茶疏』に挙げ、ここに引用した文を続ける。羅氏は、五代の文学者・羅隠である。羅岕茶は、明代に非常に尊重され、この茶に関する著述も多い。しかし現在、羅岕と称する浙江省長興産の茶は聞かない。許次紓は羅岕茶を顧渚紫筍茶のこととするが、筆者は立証する資料をまだ得られない。

顧渚紫筍は唐代から知られた名茶で、唐の陸羽は『顧渚山記《こしょさんき》』二巻を著し、親友の皎然《こうねん》上人らと茶を論じ、顧渚山の茶を第一としたと伝えられる。今日でもその名を冠した茶が出回り、羅岕茶と同じく浙江長興顧渚山地区に産する緑茶である。なお羅岕茶については「咳を治す秘方」が、紹介される。

『本草綱目拾遺』には、そのほか東莞《かん》地方（広東省広州）産の「研茶」、広西壮族自治区産の磚《せん》（ブロック状）の「龍脊《りゅうせき》茶」、湖南省の鉄色茶とも呼ばれる濃く黒い茶で、性質は温、味は苦く少し甘く、消化を良くし、滞りを解消し、冷え性を治す「安化茶」、雲南省産の地衣類のムシゴケで作る「雪茶」などが記される。

また台湾の水沙連《すいされん》茶や紅毛茶、妊娠を断つ第一の妙薬・角刺茶《かくしちゃ》、石楠花《シャクナゲ》の葉で作る欒茶《らんちゃ》、石衣《せきい》

（ミズゴケ）で作る雲芝茶《うんしちゃ》、広西壮族自治区産の紅花茶、烏薬茶《うやくちゃ》、四川省瀘県に産する瀘茶《ろちゃ》、福建省産の瘟茶《おんちゃ》、湖北省武昌県の楽山茶などの薬効を紹介する。それらは茶でない植物から作るものも含まれ、詳細は不明である。

龍井茶や武夷茶など今日でも作られ、飲まれているものの歴史や効能を知るうえで、貴重な記述がある一方、今では実態の分からないものもある。ところで『本草綱目拾遺』に書かれる茶の性質には、温また大温とあるものが多い。お茶の性質はもともと寒であった。にもかかわらず温の茶が現れ、その性質が重要視されるようになる。茶の性質の寒と温とはどのようなものだろうか。検討したい。

**『植物名実図考』**

その前に清代の本草書として、呉其濬《ごきしゅん》『植物名実図考』三八巻、『同長編』二二巻について触れよう。呉其濬は河南省固始《こし》の人、進士となり湖南・浙江などの地方官を歴任した。各地で実際に接した一七一四種の植物について写生図と説を『名実図考』に、八三八種の植物について古今の本草や諸家の説を『長編』に収録した。同書は著者没後の道光二八年（一八四八）に刊行された。『図考』の写実的な図は高く評価され、『本草綱目』の張紹棠《ちょうしょうどう》本の薬図にも多く転載された。さらにヨーロッパのエミール・ブレットシュナイダー（Emil Bretschneider）は同書から八点の挿図を著書に転載したという。日本でも植物学者・伊藤圭介がその内容の充実に感銘を受け、植物に和名をあて明治二〇年（一八八七）に『重修植物名実図考』として刊行した。

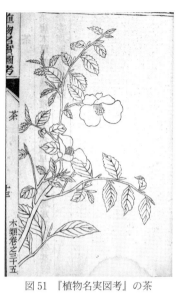

図51 『植物名実図考』の茶

『図考』巻三五に茶の図（図51）があり、『同長編』巻二一「茗」には『爾雅』『唐本草』『図経』『本草綱目』そして『茶経』の全文を掲載するが、呉其濬による新たな意見はない。

## 寒の茶・温の茶

『茶経』一之源に「茶の用たる、味は至って寒」とある。茶の効用は、味が「寒」のところにあるという。「寒」は、本草の用語で、本草では全ての薬物を温薬と寒薬に分け、寒は沈静の効果また身体を冷やす効果を言う。

現在知られる最古の本草書『神農本草経』の序に、「薬に酸・鹹・甘・苦・辛の五味あり、又寒・熱・温・涼の四気あり」とある。この「寒・熱・温・涼の四気」という気の性質は非常に重視され、各薬の説明の冒頭には必ず「寒・熱・温・涼」、あるいは「平」つまり寒でも温でもなく中庸とある。気の性質は中国医学の実際の治療に重要な意味を持ち、『神農本草経』序では「寒を治すには熱薬を用い、熱を治すには寒薬を用いる」とある。実際の治療において、寒証には温薬を、熱証には寒薬を使うのが原則で、今なおその意義は失われていないという。ここで寒証とは冷感、冷え、血流低下、局所温度の低下をいい、熱証とは熱感・充血・局所温度の上昇をいう。中国医学において、健康とは偏りのない、バランスのとれた状態をいう。そこでこのように薬を用いて、バランスの回復をはかるのであろう。

さて茶は一般に寒薬とされ、湿熱を去り、暑気あたりを治す薬とされてきた。しかし微寒のものもあり、反対に温茶もある。唐の『新修本草』で、茶は「微寒」の薬剤とされた。陳蔵器《ちんぞうき》の『本草拾遺』では「(茶の)寒が熱気を取る」とあり、『茶経』では前述のように「至寒」と書かれる。宋の『図経本草』では「真茶の性は極めて冷で、ただ雅州蒙山に産するものは温で疾病を治す」とある。明の李時珍《りじちん》は『本草綱目』で、「苦く甘く微寒」としている。清の趙学敏は『本草綱目拾遺』で、二二種の茶を取り上げている。そのうち茶以外の植物から作る雪茶・雲芝茶は例外として、普洱茶・安化茶・濾茶・武夷茶の性は温、雨前茶つまり諸種の緑茶は寒とある。香港でよく飲まれる普洱茶は、後発酵茶である。後発酵茶とは、釜炒り・揉捻・乾燥した茶葉を堆積し微生物によって発酵させたもので、水色から黒茶とも言われる。安化茶と言えば、湖南省安化に産する安化松針という緑茶が有名だが、『本草綱目拾遺』には「葉の大なるもので…色は濃黒、味は苦中に甘を帯び」また「潭州の鉄色茶《てっしきちゃ》といふは即ち安化県の茶であって、いま京師ではみな湘潭茶《しょうたんちゃ》と称している」とあるから、緑茶の安化松針ではなく湘尖茶《しょうせんちゃ》や花磚茶《かせんちゃ》といった圧縮茶を指すと考えられる。圧縮茶とは茶葉を重ねて緊圧したもので、代表的なものは普洱茶である。湘潭茶も色は濃黒とあるから、普洱茶と同じ後発酵茶であろう。また前述の六安茶も、おそらく竹籠に入った笠仔六安《りゅうしろくあん》のような後発酵茶と推察される。

ついで武夷茶は武夷山の岩山に生える茶樹から作られる半発酵のお茶である。半発酵茶とは、前述のように、茶葉を少し酸化発酵させて作るものである。

さて普洱茶や武夷岩茶といった温のお茶は飲むと、たしかに身体が暖かく感じられ、たくさん飲むと発汗する。またこれら温の茶に共通して言われている「胃を傷めない」ことは、飲み過ぎた場合は別として、緑茶より胃に優しいと体験からも納得できる。

ではどうしてお茶の性質には、寒のものと温のものがあるのだろうか。もともとカメリア・シネンシスという同じ茶樹の葉から作られながら、何によって変化するのだろうか。

### 熟成と発酵

江戸時代の文学者上田秋成は、『清風瑣言《せいふうさげん》』という茶書を著した。その続編とも言う『茶瘕酔言《ちゃかすいげん》』に「茶も寒冷の性、熟制（成）して温物となるを、我試《ため》しこと清風瑣言に既に云《い》へり。」とある。現伝の『清風瑣言』に、秋成が実際に試した記述を見つけることはできなかったが、秋成の主旨は、「熟成によって茶の性質は寒から温になる」ことである。では、茶を寒から温に変化させる熟成とは何だろう。

温の茶の水色《すいしょく》はどれも茶色である。お茶が緑から茶色になるのは、お茶の成分であるカテキン類が、ポリフェノールオキシダーゼという酵素によって酸化し、褐色に変化するためである。更に酸化したカテキン類同士、あるいはカテキン類以外の成分と結合してできたカテキン化合物・テアフラビンの水色は紅色を、さらに酸化重合が進んだテアルビジンは黒褐色となる。つまり茶葉が酸化発酵すると緑から橙、茶色になるというわけである。リンゴを切って置いておくと、切り口が赤くなるのと同じ作用である。

後発酵茶の黒茶は、緑茶（茶葉を摘んですぐ釜炒り或いは蒸すことで酵素の働きを止め、酸化発酵していない茶）を堆積し微生物で発酵させたものだが、葉や水色が黒くなるのも茶葉のカテキン類が自動酸化したり重合することによる。日本の番茶（焙じ茶）が茶色いのもカテキン類の酸化重合による。これで水色の説明は解決する。濃黒の安化茶が緑茶でなく、発酵茶であることもわかる。また酸化したカテキン類は苦渋味を帯びるので、味辛く性は熱という四川省の濾茶も、具体的に実際どんなお茶かわからないが、水色や味から考えて発酵茶と推察される。

つまり、熟成というのは、「発酵」ではないだろうか。秋成はさらに「物は皆熟成して、本味は変化し、かつ熟味に功があることも少なくない」とも書いている。人間は発酵（微生物、または酸化）によって、食生活を豊かにしてきた。酢・味噌・醤油・漬物・酒ｅｔｃ、旨みや香りを出し、長期保存を可能にしてきた。秋成の言うとおり、まさに熟味に功ありである。「熟成」とは、「発酵」の完熟・完成に違いない。

**温になる原理**

それでは温になるのは、なぜなのだろうか。ある日、マスコミ報道が、ウーロン茶ポリフェノールが体脂肪を燃焼させ、体温を上げる様子を、サーモグラフィーを使って示していた。茶を飲む前の体は全体が青・緑・黄であるのに、飲んだ後では体が黄・橙・赤となって体温上昇の様子をみせていた。温の茶とはこのことではないかだろうか。ウーロン茶が体を温める理由について、愛知医科大学の中野昌俊氏は、このように解説された。

ウーロン茶ポリフェノールは、脂肪分解酵素であるリパーゼを活性化させる。脂肪が分解してエネルギーとして使われると、代謝が促進されエネルギー（ＡＴＰ）が出て、その結果体温が上がる。またお茶を飲んで血流量が増すことも体温上昇に繋がる。

つまり、お茶を飲むことで脂肪が燃焼し、体温が上がるわけである。中国の薬書では、お茶が脂肪を溶かすことも、効能として挙げていた。その理由もここで納得がいく。

次に、ウーロン茶ポリフェノールとは、なんだろうか。ポリフェノールは多くの植物に含まれる化学分子の呼び名で、フェノール性OHというベンゼン環にヒドロキシル基が二個以上（「ポリ」とは二個以上あること）ある化合物の総称である。ポリフェノールは酸素や紫外線などから身を守るために植物が自ら作り出したもので、それぞれの植物や部位によって種類も機能も違う。カテキン類もポリフェノールのひとつである。ウーロン茶はご存じのように半発酵茶で、発酵によってカテキン類がいくつも結合したり、それ以外のものと結合し、出来たカテキン類のうちウーロン茶に含まれるものをウーロン茶ポリフェノールと呼び、生の茶葉にはなかった別の機能を発揮すると言われる。紅茶に多く含まれる酸化重合を重ねたカテキン類は、前述したテアフラビンやテアルビジンとして知られているが、ウーロン茶ポリフェノールは、僅かにデハイドロカテキンAやウーロンテアニンなどが特定されただけで、その特定や機能の研究にはまだまだ時間がかかると言う。

また徳島大学医学部栄養学科教授の山本茂氏は、「ウーロン茶の抗肥満効果　〜エネルギー代謝亢進作用」という講演で、水・緑茶・ウーロン茶を飲んだ場合のエネルギー消費の差を実験結果で表示した。安静な状態で呼気ガスを比較すると、水を摂取してもほとんど変化を示さないが、緑茶は一時間あたり四キロカロリー、ウーロン茶は九キロカロリー、エネルギーの消費量が増加する。つまりそれだけ安静な状態でも体が燃焼し、発熱したことになる。これで温になるメカニズムが理解できる。また微生物発酵茶（普洱茶など）の発酵に作用する黒麹菌《くろこうじきん》には、脂肪分解酵素（リパーゼ）が含まれるから、体内の脂肪の燃焼を促進し、発熱させる。緑茶とウーロン茶の比較実験は行われたが、普洱茶や紅茶でも今後行われると、お茶の発酵の意味が一層明らかになるのではないかと、期待される。

## 寒の意味

しかし茶の性はもともと寒なのである。お茶は「南方の嘉木」というように亜熱帯性常緑樹で、南方の人々が飲み始めた。「寒」は暑気中《あた》りを治す効果だというから、南方の人々にとってその効果は重要だったに違いない。緑茶に多く、発酵茶になると減少するものに、ビタミンCや葉緑素、緑茶独特の香り成分がある。ビタミンCが口中を爽やかにし、疲労回復に効果のあることは周知のことである。葉緑素と言えば緑黄色野菜、血液の浄化作用が効用として想起される。緑茶の香り成分も、気分を爽快にリフレッシュしてくれる。「寒」とは、気分を沈静化させる、こうした効果を言うのだろうか。あるいは覚醒を促すカフェインの効果だろうか。先程の実験結果では体内のエネルギー消費量がウーロン茶に比べて緑茶は少なかったが、熱証を下げる効果はやはり重要である。

また古来の医薬書に「苦」には排泄作用があると書かれてきた。利尿・排便の促進は、体熱を下げる効果につながろう。

寒の茶と温の茶、お茶が体に与える効果を理解し、利用していた先人の知恵には本当に驚かされる。風邪の時には、番茶に梅干しと言った昔からの伝承もナルホドと頷ける。本草学では、寒を治すには熱薬を、熱を治すには寒薬をと言うから、今日は風邪っぽく寒い時には温の茶を、仕事で緊張が続いた時や暑くてだるい時には寒の茶がよいということになるのだろう。体を動かさず、冷えていると言われる現代人にとって、体を暖める温の茶はじつに貴重である。しかし本草学では極熱には熱薬を極寒には寒薬をとも言う。そこでいろいろなお茶を飲んでその時々、体が真に欲するお茶、飲みたいお茶を飲む、それが体にも心にも一番良いお茶ということになるのかもしれない。

# 第十章　日本　江戸時代

## 江戸時代の様相

一六〇三年（慶長八）、およそ二七〇年間にわたる江戸幕府が始まる。将軍・徳川家康は文治政策にも熱心で学問を奨励したため、官学の朱子学をはじめ陽明学・古義学などの儒学が盛んとなった。また鎖国の影響もあろうか、学問や芸術など多方面で日本独自の文化が育まれ、やがて中国の影響から脱し、西欧の学問体系を受け入れていくようになる。

慶長年間（一五九六〜一六一五）には活字印刷も開始され、古活字版で刊行された医薬書は二〇〇版種を下らないと言う。多数を占める和刻版中国医薬書が、中国文化の受容に果たした役割は極めて大きく、それによって日本の医薬が培われた。

和刻版中国医薬書のうち、『本草綱目』と『食物本草』は特筆しなくてはならない。明の李時珍『本草綱目』は一六〇四年以前に日本に渡来してから、江戸時代に十四回は和刻本が出版され、日本の本草家でその影響を受けないものはなかった。

また明刊本『食物本草』の和刻本が慶安四年（一六五一）に刊行された。原本の『食物本草』一〇巻は、明の万暦四八年（一六二〇）に刊行され、元・李東垣《りとうえん》撰と称している。ところが実際は、前半七巻が明の汪頴《おうえい》『食物本草』、後半三巻は呉瑞《ごずい》『日用本草』の合冊であった。さらに汪頴本は明の盧和《ろわ》『食物本草』四巻を自らの著書のように装ったものという。その『食物本草』巻七（汪頴『食物本草』）と巻十（呉瑞『日用本草』）に「茶」の記事がある。

『食物本草』にはこのような複雑な経緯があるにも係わらず、その和刻本が出てから『食物本草』に倣った食養生の本が江戸初期の日本人によって次々と著された。それらを含む博物学関係の本は、江戸以前とは比較にならないほど多数刊行された。医薬書の数も多く、そこに茶に関する興味深い記述も多く見える。

江戸時代前期一六〇〇年代の著作には中国本草の影響が強いが、中期一七〇〇年代になると中国本草の影響を受けつつも日本の実情を取り込んだ著作が現れ、後期の一八〇〇年代になると、薬用目的ではなく動植物そのものの総合的な研究である博物学へ、さらに西洋科学の影響を受けた生物学や植物学へと内容は変化していく。そうした様子を、医薬書の茶の記事から具体的に見ていこう。

## 『延寿撮要』

江戸初期は前代に引き続き、曲直瀬《まなせ》一門が医学界の主流だったが、道三《どうさん》の養嗣子・玄朔《げんさく》(一五四九〜一六三二)の著述には時代の変化が認められる。玄朔の著書『延寿撮要《えんじゅさつよう》』は養生を説き、その飲食編には「喫茶の慎《つつしみ》」があり、道三の書に見られなかった茶の薬効を一項目として取り上げる。戦乱が収まるにつれ日々の健康の重要さが認識され、さらに朱子学が官学となり儒教的な養生観(身を慎み天寿を全うする)が次第に浸透してきたため、健康保持に役立つ茶が見直されたのだろうか。「喫茶の慎」は、こなれた和文で五か条が記される。頭目をすっきりさせ、消化を促し、利尿作用があり、多飲すると痩せるなど、喫茶の功罪を述べ、喫茶も適度に慎むことを勧める。同書の総論には「貴賤男女を問わずよく理解し、心身安楽に長寿となるよう願う」と述べ、簡要懇切に説いている。後にこれは後陽成天皇の叡覧に入り、慶長四年（一五九九）に活字印刷され、更に後年整版本で覆刻され江戸前期に広く流布した。

**『多識編』**

中国明の『本草綱目』は、江戸時代の日本に多大な影響を及ぼした。林羅山《はやしらざん》（一五八三〜一六五七）は、刊行間もない『本草綱目』を長崎で入手しその価値を認識して、慶長一二年（一六〇七）四月徳川家康に献じた。羅山は『本草綱目』の薬品名を書き抜いて、それぞれに和名を付け、慶長一七年（一六一二）に辞書として完成した。漢名対訳辞典『多識編《たしきへん》』二巻は寛永七年（一六三〇）に古活字本として、翌八年（一六三一）には王禎『農書』にある漢名も加えた『新編多識編』五巻として整版本が刊行され、以後たびたび刊行された。広く利用され、『本草綱目』普及の先駆けとなり、『倭名類聚抄《わみょうるいじゅしょう》』と並び称される辞書となった。

『多識編』自筆稿本の「果部」に「茗」があり、「チャノハ」とカタカナが振られている。羅山が和名としたのは「チャ」であった。刊本では万葉仮名で「知也乃幾（チャノキ）」としているが、

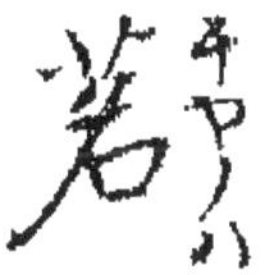

図 52　『多識編』自筆稿本「茗」

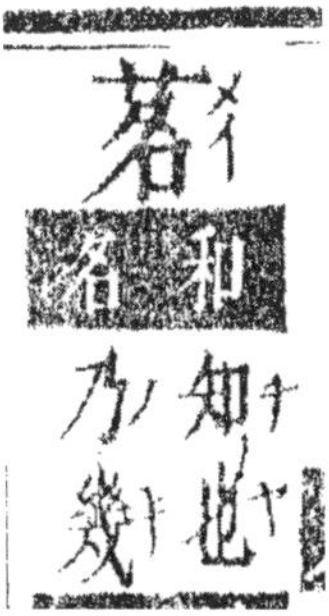

図 53　『多識編』刊本「茗」

やはり「チャ」である。

また羅山は、『本草綱目』の王世貞はじめ夏良心《かりょうしん》らの序文に注釈を加え、『本草綱目序註』一巻（一六六六年）を刊行して推奨した。それを受けてか、『本草綱目』和刻本も次々に刊行された。ここから日本の本草学が急速に隆盛となる。

**『閲甫食物本草』**

寛文一一（一六七一）年、名古屋玄医《なごやげんい》（一六二八～九六）は『閲《えっ》甫《ぽ》食《しょく》物《もつ》本《ほん》草《ぞう》』を刊行した。同書の果部に「茶」があり、その本文は『本草綱目』を節録した漢文である。同書は日本人による初の体系的な食物本草として、またわが国の学術的な刊本本草の第一書と評価される。

『閲甫食物本草』の自序に、「天は物を生じて人を養う。何を食べるべきかというと、味も形も偏りのあるものや怪しいものは、選び出して避けなければいけない。選んで避ける方法は、李東垣《りとうえん》の言うとおりである」とする。名古屋玄医は、後漢の名医・張仲景《ちょうちゅうけい》の説を信奉する古方派の始祖とされ、金・元の李（東垣）・朱《しゅ》（丹渓《たんけい》）医学を祖述した曲直瀬道三や玄朔らの説を排したと言われる。しかし食物の選択については、李東垣の説とされるものに賛意を表している。

**『庖厨備用倭名本草』**

加賀藩主前田綱紀《まえだつなのり》は、養生に注意深く油ぎった物や塩気の強いものは、ことごとく避けていた。それでは栄養に乏しいと心配した老臣は、多くの医療に功績のあった医師・向井元升《むかいげんしょう》（一六〇九〜七七）を京都から金沢に招き、庖厨（料理場）に備え、食物の良否を見分ける書の執筆を依頼した。そこで著されたのが『庖厨備用倭名本草《ほうちゅうびようわみょうほんぞう》』である。元升の自序は寛文一一年（一六七一）、刊行は元升没後の貞享元年（一六八四）であった。

茶は、全一三巻中の最後の巻一三すべてが充てられ、藤村庸軒《ふじむらようけん》の序文、茶部目次、本文、「中郎先生茶譜」で構成される。項目名は「茶」とし、『本草綱目』の「茗」を踏襲しない。本文は『和名類聚抄』、林羅山の『多識編』、『証類本草』と『本草綱目』の抄訳、そして「酒食を過ごした場合に極上の濃茶を一服すると、口舌もノドも胸膈《きょうかく》も清快になり、腹部も和順になるが、空腹に濃茶を服すと不快になる」と、茶の功罪を述べた元升のコメントがある。

巻末に「中郎先生茶譜」を収録する。中郎先生とは、明代の文人、中郎・袁宏道《えんこうどう》（一五六八〜一六一〇）であろうが、実際の内容は明の張源《ちょうげん》による『茶録』である。おそらく書肆《しょし》が本を売るため、著名な袁中郎の名を冠したものと考えられる。

『茶録』の著者・張源は在野の文人で、出自や経歴は不明、『茶録』のほか著書も知られない。しかしその内容たるや張源自身の体験から出た言葉で、無駄なく茶の真諦を捉えたもので、明代の茶書として、許次紓《きょじしょ》の『茶疏《ちゃそ》』とならぶ名著と評価される。こうした名著を選び、また難解な『本草綱目』に適確明快な訳を付けた向井元升の著書は、貴ばれてよい業績であろう（庸軒の序文と張源『茶録』の訓読・注・通釈は、『茶の湯文化学』第一八号に収録）。

**『古今養性録』**

『古今養性録《ここんようじょうろく》』は、元禄五年（一六九二）刊行の養生書である。著者は竹中通庵《たけなかつうあん》、名は敬敬、字は昌また瑞伯、奥美濃の人で、生没年は未詳である。初め京都で修業し、のち江戸に移り半井瑞堅《なからいずいけん》の門人となり、半井家の家塾で中国医学の基本古典『黄帝内経霊枢《こうていだいけいれいすう》』などを講じた。やがて半井瑞堅の父祖二代が名乗った「通仙院」から一字を与えられ「通庵」と名乗り、『黄帝内経素問要語《こうていだいけいそもんようご》集《しっ》註《ちゅう》』『医病問答』等々を著した。

通庵は少壮期に病気がちであったためか、養生に役立つ記事を中国文献から抜粋して集成した。それを門人山田巽と息子の厚が整理・校勘したものが、『古今養性録』である。その引用書は医薬・養生・儒仏道にわたる五五四部を数え、引用書の数では後述の益軒の『頤生輯要《いせいしゅうよう》』を超える。『古今養性録』全一八編中の第八編すべてを茶に充て「飲茶第八編」とする。引用書数は三五種

（出典名不明を除く）を超え、文章は二五ページに及ぶ。錯簡は多いけれども、中国の医薬書や茶書を引用し、これまでに見た中日の医薬書になかった引用文も多い。さらに上田秋成の『清風瑣言』の百年前に、医家でありながら中国の文人趣味的な茶の楽しみにふける様子もうかがわれ、じつに興味深い。

「飲茶第八編」は、「『素問』に酒漿《しゅしょう》ありて茶飲なし。『周礼《しゅらい》』に六清ありて茶清なし」と始まる。中国最古の医学書『黄帝内経』は、『素問』と『霊枢』で構成される。『素問』は医学理論、『霊枢』は鍼灸など実践の基本的な書である。通庵はこの二書を「修養の宗祖」（凡例）と位置づけ、『古今養性録』の各編は必ず両書の引用文から始めた。

『素問』の内容は前漢時代とされ、そこに茶飲はなく、また戦国頃の成立という礼書『周礼』の「六清」（六種の飲み物　水・漿《こんず》・醴《あまざけ》・梋《すみざけ》・醬《ひしお》・酏《きびざけ》）にも茶は無い。しかし食物の穢《けが》れから腸や胃を潔めるため、一日も茶を欠くことは出来ない。その損益をこれから記すと、語り始める。その中で興味深い引用文を挙げよう。

『鶴林玉露《かくりんぎょくろ》』（宋・羅大經《らだいけい》）茶は心身を清め、学問や政治の勤めの助けとなる。湯が嫩《わか》ければ茶の味は甘く、老いれば苦いため、松風澗水のような音のする沸き加減で速やかに茶を浸す、或いは火を消して暫く待ち沸騰が収まってから茶葉を浸すと美味しい。

『邵真人経験方《しょうしんじんけいけんほう》』（原典未詳）みだりに薬を服用するよりは、睡魔を流す茶のほうが良い。

『闘茶記』（宋・唐庚《とうこう》）茶は形を問わず新を貴び、水は川でも井戸でも活水を貴ぶ。

『茶譜』（明・顧元慶《こげんけい》刪校《さんこう》の銭椿年《せんちんねん》『製茶新譜』が原著）木犀《もくせい》、茉莉《まり》、薔薇《ばら》などの花は皆茶とすることが出来る。花が半開きで蕊の香気が完全なものを摘み、茶葉も量って、花と合わせて茶とする。花が多すぎれば茶韻を失い、少なければ美を尽くさない。

『本草綱目』（明・李時珍）茶の性質は最も寒だが、顧渚茶や蒙山茶は温である。

【出典不明】茶は湿気を呼ぶので、紙を嫌う。（通庵注―日本で茶は皆紙袋に入れるが、極上のものは、紙に包むことを省いた方が良いのではないか。）

『宋陳輔之《ちんほし》詩話』水を煮るには緩火《ゆるび》とする。（通庵注―蘇東坡の言った通り茶は緩火で炙り、活水は活火で煎じるべきである。）

『文苑英華』（宋・李昉《りほう》ら撰）巻八三「唐・顧況《こきょう》の茶賦」茶は質素な食事の精《よ》さを滋《ま》し、肉食の羶《なまぐさ》い膩《あぶら》を取り除く。暑い中でも清吟を発し、夜通し眠けを振り払う。杏の樹や桃の花の咲く深い洞、竹林草堂の古寺の中で（茶を飲み）小船に乗って海上に来たり、錫杖を飛ばし雲の中に至る。こうして茶は（上は天子にも達するが）下は世俗を離れた風流人にも届く。

『茶寮記』（明・陸樹声《りくじゅせい》撰）に収録されている徐渭《じょい》の『煎茶七類』）茶を口に入れまず漱いで、徐《おもむろ》に啜るべし。甘い唾が舌に満ち真味を得る。

『養生仁術』（不明）穀雨（四月二十日ころ）に、摘み、炒り貯蔵した茶はよく痰咳を治し、百の熱病を治療する。

『摂生要録《せっせいようろく》』（沈仕《ちんし》）善く生を養うものは先ず渇いてから飲み、飲んでも多すぎない。多ければ気を損じ、渇けば血を傷める。

『清暑筆談』（明・陸樹声）早朝汲んだ井戸水を沸かして飲む。

『夢余録』（明・唐錦《とうきん》）蘇東坡は茶の性質が寒のため普段は飲まず、食後濃い茶で歯を漱ぐだけであった。百三十歳を越える僧は、茶を好み百杯も飲み、少なくとも四～五十杯は飲む。（通庵注—僧が茶を多飲して長寿を得た理由は、蘇東坡は茶を嫌ったが、僧は好んだからではないか。）

『煮泉小品』（明・田芸蘅《でんげいこう》）活火というのは炭火に焔のあるものをいう。寒月には松の実を多く拾い、煎茶を煮るのも雅びである。湯が若ければ茶味が出ない。

『不求人』（原典不明）茶を烹《に》る要諦は火加減にあり。（通庵注—末茶が食毒を消すというのは、熱毒を清和するのみ。胃が寒く消化できない人にどうして末茶が良いだろう。末茶でなく煎茶でなければ欝畳《うつじゅう》を消化できない。）

『本草通玄』（明・李中梓《りちゅうし》）茗は天地清養の気を得るため、頭をすっきりさせ、胸を爽やかに、神情を爽快にする。洞山の上品だけがその効力があるが、俗用の雑茶では、性味が良くなく常用すると痩せ、ひどい場合は下痢や嘔吐を催し、胸が痞《つか》える。

『巌棲幽事《がんせいゆうじ》』（明・陳継儒《ちんけいじゅ》）茶を味わうときに一人ならば神を得、二人ならば趣を得、三人ならば味を得、七八人ならば施しの茶と名づける。呉の人は十月小春茶を摘む。このとき特に花のある枝を別にせず、日光晴暖を喜ぶ。

『瓶史《へいし》』（明・袁宏道《えんこうどう》）花のもとに香を焚いてはいけない。茶中に果実を置いては良くない。茶には真味があり、甘苦ではない。茶を喫しつつ花を観賞するのは上、物語りしつつはそれに次ぎ、酒を酌みつつは下である。（通庵注―類いない極上の茶は、甘くも苦くもない。口舌が清然、気味は淡潔、快さは言葉にできない。これを真味というのだろうか。また茶のもてなしほど厳しいものはない。今の俗諺に一人に供するのは上客、二〜三人は中客、四〜五人を招くのは会茶という。まして数人においてをや。陳氏〔『巌棲幽事』〕の説に適うものではないか。）

引用文を読んでいると、医師でありながら、医薬書以外にも広く深く茶書や花書にまで通暁し、会意の文に出逢っては引用した、そんな通庵の喜びが伝わってくる。

**『炮炙全書』**

『古今養性録』と同じ元禄五年（一六九二）に、本草書『炮炙全書《ほうしゃぜんしょ》』が刊行された。「炮炙」とは「炮製《ほうせい》・修治《しゅうち》」とも言い、生薬を炒めたり、蒸したり、煮たりなどして、薬の価値を高めるために行う加工操作を言う。

著者・稲生宣義《いのうのぶよし》（一六五五〜一七一五）は、号を若水《じゃくすい》と言い、のち稲若水《とう》と改名した医師・本草学者である。『炮炙全書』は一〇年後に新増版が、若水没後には『本草喉襟《こうきん》』と題名を変えて新版も刊行された。

『炮炙全書』巻之二「果之属」に「茶葉」があり、「新芽は一度伸びれば三〜四分程となり、針のように細かく味は甘く、気が芳しい上品を、薬とすることが出来る」とする。また明末・清初の医家・李中梓《りちゅうし》（一五八八〜一六五五）の『医宗必読《いそうひつどく》』一〇巻（一六三七年成立）の「茶葉」から「茶葉は味甘く渋からず、気芳《かんば》しく蘭の如く色は白く玉のようなものを良しとし、薬として、上品を択べば正しく利益がある」を引用する。

のちに若水は自ら願い出て加賀藩前田綱紀に仕え、『庶物類纂《しょぶつるいさん》』の編纂を開始した。これは中国の書物から動植物の記事を収録したもので、若水は三六二巻まで書き上げたところで逝去し、後半は幕命で丹羽正伯《にわしょうはく》らが完成させた一、〇〇〇巻に及ぶ大著である。この書は幕府の紅葉山《もみじやま》文庫に蔵されたまま刊行されなかった。

『庶物類纂』巻四八〜四九の木部に、若水の編纂した茶の項目がある。内容は、茶の異名に続けて、『爾雅《じが》』から清朝の『秘伝花鏡《ひでんかきょう》』まで引用書数は七〇余点、総頁数は一二四ページに及ぶ。途中三か所若水自身の意見があり、『本草綱目』の誤謬に厳しい口調で攻撃する。それ以外は膨大な量の漢籍を引用する。いささか魅力に乏しい感が否めないのは、通庵に比べて若水には風雅な茶に傾倒しなかったためかもしれない。しかしこうした漢籍の膨大な知識を吸収した人々のおかげで、日本の学問の土壌は豊かなものとなり、本草学は博物学へ、やがては自然科学へと展開したのであろう。

**『本朝食鑑』**

江戸の食物本草の頂点にたつ『本朝食鑑』一二巻は、元禄一〇年（一六九七）に刊行された。巻四果部に茶の記事があり、項目名は「茶」である。著者・人見《ひとみ》（小野）必大《ひつだい》（一六四二〜一七〇一）は国産品には漢名ではなく、和名を挙げるようにしたという。ここでも「茶」が和名と見なされたと理解できる。内容は『本草綱目』に従って「釈名・集解・気味」などの項目に分けるが、『本草綱目』の受け売りや紹介ではなく、著者自身の体験や聞き書きを基としている。

本文を見ると、茶を植える土壌は砂混じりの土がよく、九月か十月ころ茶の種二合を一か所に埋める。それを一叢《むら》（株《かぶ》）といい、続いて肥料の製法と与え方、茶の芽の等級、春先の寒気や霜よけの方法を述べる。

茶は宇治製抹茶を最上とするが、江戸では駿州ほか東の産地の煎茶を飲み、関東では朝食前に朝茶を飲む習俗がある。関西では煎茶で粥を作り奈良茶と称していると紹介し、また茶の貯蔵方法、製法についても蒸し加減などを丁寧に述べている。

特記すべきことは、『本草綱目』に書かれた茶の害に対して、日本では男女を問わず高齢者でも、朝食前に塩を入れた茶を飲み、胸をすっきりさせてから、食事をしている。それでも年寄りが長生きできるのは、茶に慣れ親しんだため、茶の苦寒も害をなさなくなったからであろうとする。中国の知識の受け売りではなく、『本草綱目』の内容についても自らの意見を明瞭に述べている。

## 『広益本草大成』

元禄一一年（一六九八）岡本一抱《おかもといっぽう》（一六五四〜一七一六）は『広益本草大成《こうえきほんぞうたいせい》』を刊行した。別名『和語本草綱目』と称するように李時珍の『本草綱目』の読み下しだが、所々に自己の意見を述べている。茶は、巻之一五果部「茶茗葉」の項目名にあり、末尾に「味が苦渋の雑茶を飲んではいけない。多くの人は日常、物の良否よりも値段の安いものを選び、病気になってから医者にかかるが、それは間違いである。普段から飲食するには値段が高くとも良いものを選べば、病気にもならず、たとえ病気に罹《かか》ったとしても軽く治りやすい」と述べている。ここに一抱の価値観と雑茶の存在を見ることができる。

一抱は世の啓蒙を自らの務めとして、多数の中国医薬書の諺解《げんかい》（日本語解釈）を刊行した。しかし兄の近松門左衛門《ちかまつもんざえもん》からの「原典を読まず諺解ばかり読む医者が増え、人命を誤るのではないか」との忠告を受け止め、それからは諺解を止め、師弟の教育に専念したという。だが一抱の諺解が多量に刊行され広まったのは、それだけの需要があったからに他ならない。日本の知識レベルの向上に寄与し、多くの人に裨益したとも言えよう。

### 日本に立脚した本草書『大和本草』

日本の博物学の先駆と評される『大和本草《やまとほんぞう》』一六巻は、宝永六年（一七〇九）に刊行された。著者の貝原益軒《かいばらえきけん》（一六三〇〜一七一四）は、福岡藩士であり、朱子学者であり、本草学者でもあった。『大和本草』は、大和の『本草綱目』、つまり『本草綱目』の日本版を目指した名称である。内容は、『本草綱目』を参照しつつも、『本草綱目』にない内外の書物からも取材し、実際に目にした日本の動植物でも重要と思われるものは収録した。和名についても、源順《みなもとのしたごう》の『和名類聚抄《わみょうるいじゅしょう》』など典拠とすべきものを選び、明らかにする必要を説く。さらに『本草綱目』の分類法に疑問を持って独自の分類法を立て、また薬としない動植物（『本草綱目』所載以外の国内外産を含む）までも、和文で記述している。こうして『大和本草』は、書物からの知識と共に自ら実見した知識も取り入れた革新的な博物書となっている。

「茶」は巻一〇木之上の冒頭「四木類」の一つとして記される。「四木類」とは、日常の衣食住に欠かせない樹木をいう。衣料では絹の養蚕に欠かせない桑と柘《のぐわ》、綿の原料の斑枝花《はんや》（きわた）、紙の原料の楮《こうぞ》とガンピ、茶と漆である。その四木の中で、最も多くの紙数を費やしているのが茶である。

まず『本草綱目』を引用し、茶は人を害すという『本草綱目』の説にも道理があると認めつつ、朝夕飲んで害の無い人も多い。老人や体の弱い人でも、食後に少し飲めば体を傷めることはないと、批判を加えながら論じる。

和名を「目サマシ草」とする。博学な益軒であるから典拠があると思われるが、現在のところ典拠不明である。『医心方』や『多識編』などは、和名を「チャ」としている。

次いで自説を展開する。酒と茶、点茶と煎茶、中国と日本の茶の違い、茶を美味しく淹れる方法を実際に試して述べる。中国や日本における飲茶の始まりを考察し、日本に茶を始めて将来したのは栄西ではなく、時期は不明とする。しかし『喫茶養生記』で茶の効能を誉めたため茶が普及したと、その功績を称え、栄西を日本の陸羽と言う。

当時の日本の茶産地として、宇治、和州の吉野、江州の政所、丹波、紀州の熊野、駿州の阿部《ママ》、豫《よ》州、日向などを挙げ、そのうち政所製法の茶は性質が温和で冷ではないとする。政所製法がどのようであったかは不明だが、興味深い。そのほか茶に混ぜる木ノ芽の種類、酒食の毒を消す生姜を入れた茶、奈良の茶飯、水のこと等々、順序立ってはいないものの茶に関する幅広いデータはまさに博物学と言うべきであろう。江戸時代のこうした文化レベルは、やがて本草の母国・中国を凌ぐまでになる。

益軒は元の辛文房《しんぶんぼう》『唐才子伝』に「茶は弱火で炒り、強火で煎じるべき」とあるものを、自ら実験検証して、強火で煎じて香味が出た煮えばなを飲むと香気が強く味も良いと紹介する。気分を爽やかにし虫歯を防ぐなどの茶の実利的な長所も述べる。既成の概念に拘泥せず現実に即して、事実を観察し確認していこうとする姿勢は、なかなかに近代的である。益軒は『慎思録《しんしろく》』巻五に「学者は須《すべか》らく旧習を除去して、日々新たに又日に新たにせんことを要すべし。旧陋《きゅうろう》（古く狭い考え）に因循すべからず」（原漢文）とも述べている。なお『大和本草』諸品図（一七一五刊）という図録があるが、そこに茶の図は見えない。図示するまでも無いほど、一般によく見る植物であったのだろう。

益軒は若いころから養生に心がけ、群書から養生説を収集していた。五十代の時に、それまで集めた中国の養生論を『頤生輯要《いせいしゅうよう》』五巻としてまとめている。その巻二の「節飲食」に茶について、唐・陳蔵器『本草拾遺』や蘇東坡の「漱茶説」などを引用している。

『頤生輯要』などを基に、八四歳の益軒は一般に向けて和文で『養生訓』八巻（一七一三刊）を著した。日本人の実生活に即した項目を立て、茶については「飲茶」として、その利害を噛んで含めるように説いている。食後に熱い茶を少し飲んで消化を促し、渇きを癒やすのが良い。『本草』には「暑い時期に茶を煎じて飲むと、胃を暖め、気血をます」とある。また奈良茶は食欲を増し、胸の通りをよくすると述べている。茶は、もはや江戸時代の日本人の養生に、欠かせないものとなったことが、ここから推察できる。この『養生訓』は、今日に至るまで訳書も多数刊行されている。

なお、七〇歳の益軒は『茶礼口訣《されいくけつ》』（一六九九刊）という著書も残している。武士社会に茶の心得は必要であると説き、宴席で恥をかかぬよう、喫茶の礼式を細かに述べている。益軒はいずれの書でも、つつがなく天寿を全うできるように、節度を持って合理的に生きる術を伝えようとした。『養生訓』の「総論」には「長生すれば、楽しみ多く益も多い」、そこで「養生の術を勧め学んで長く行えば、病も無く天寿を全うでき、長く楽しむことができる。それは間違いない」とする。本草学者・益軒は、若いころから養生を心掛けて長寿を得、そのために多くの楽しみを得たと自ら述べる。晩年に著作が多く、七九歳の『大和本草』『大和俗訓』、八一歳の『楽訓』『家道訓』『有馬名所記』、八四歳の『養生訓』など八五歳で亡くなるまで著作に励み、その総数はおよそ一〇〇部二百数十巻に及んだという。

**『巻懐食鏡』**

貝原益軒に儒学を学び、貝原家の主治医でもあった香月牛山《かつきぎゅうざん》（一六五六～一七四〇）は、通称・啓益である。著書も多く名医の誉れ高い牛山の食物本草である『巻懐食鏡《かんかいしょくきょう》』（一七一六刊）の付録に、茶がある。内容は益軒の『大和本草』と李時珍の『本草綱目』の抄録で、牛山なりの意見は、「点茶は、みな上品を用い、味は甘苦だが、点茶は病人に害がある。煎茶は、粗い葉を用い、味が苦いため、先ず炒り、後に煮るために、性質が和らかく、病人が少し飲んでも害がない」である。

病人に与える茶は点茶でなく煎茶が良いというのは、恐らく誰もが経験から理解できる。それを文章化した点が、中国や古人の医説を墨守せず、臨床経験を重んじた牛山らしく思われる。

## 『一本堂薬選続編』

日本人による日本の『本草綱目』を目指した益軒の改革をさらに推し進め、『本草綱目』から脱却した著書が現れる。香川修庵《かがわしゅうあん》（一六八三〜一七五五）の『一本堂薬選』（上・中巻は一七三一、下巻は一七三四ころ刊）である。修庵は伊藤仁斎《いとうじんさい》に古学を、後藤艮山《ごとうこんざん》に医学を学び、歴代医家の書を博捜するが、結局、師表と仰ぐ先人も、規範と仰ぐ書も見いだせなかったと嘆く。そして医学の基盤を孔孟の教えに置き、古今の医薬書から養生療病に役立つものを取り込み、さらに自分自身で試み実験することで新たな道を開こうと「儒医一本論」を唱えた。そして「我より古を作る」とまで言い放った。

修庵の『一本堂薬選続編』（一七三八刊）に茶の記事が見える。「古くから家常茶飯といい、朝晩常用し、飯とともに幼児から年寄りまで飲むけれども、傷害がない」に始まり、抹茶の流行による結社（茶の湯の流派か）によって、茶の製法も中国人の及ばないものとなったとする。茶は品質も値段も高い山州宇治を始めとして、江州信楽茶、京北の高尾茶、播州の仙霊《ママ》茶、江州の越渓茶、政所茶、山州の朝日山茶、勢州の川上茶、駿州の安倍茶、丹州の草山《ママ》茶を挙げる。そして「民間で常煎とする粗茶を、野翁村婦は朝から晩まで数十椀も喫むが、健やかである。しかし医家は茶は冷物のため、病人に飲ましてはならないという。だが茶に腸胃が慣れれば、幼児でもこれまで害がないため、病床でも茶づけ飯が食欲を増すきっかけともなる。とても害ありと言うことはできない」と述べる。また茶を飲むと寝られないというが、無病の人には決してそのようなことは無い、自分は抹茶でも濃く煮出した煎茶を多く飲んでも一度も眠れなかったことはないという。

いささか一人よがりな点もあるが、煮出した茶や茶づけ飯を健康増進に良いとする意見は、具体的独創的ともいえる。修庵は温泉療法や灸療法を説き、また彼の創案した処方には現在まで利用されるものもあるという。

### 『用薬須知』

日本の本草学を博物学へ導いた先人として評価される松岡玄達《まつおかげんたつ》（一六六八〜一七四六）に、『用《よう》薬須知《やくすち》』五巻（一七二六刊）がある。玄達は山崎闇斎《やまざきあんさい》に、のち伊藤仁斎に師事し、経書中の動植物名を釈明する必要から稲生宣義（若水）に就いて本草を修め同門の逸材として活躍、さらに小野蘭《おのらん》山《ざん》らを育てた。

『用薬須知』巻之五　附録　薬名考異に、次のようにある。

　複茶　複道の茶なり。複道は地名。方書（処方集）に見る。

　六安茶　保赤《ほせき》全書に即ち礶茶、俗に濃茶と呼ぶ。六安は県名。地名を以てする。

　臘茶　一臘を経る茶なり。張氏が医通の本草《（ママ）》逢原に云う。陳年の者を臘茶と名づく。本草述に建寧の茶を臘茶と名づく。これと異なる。混誤すべからず。

複道とは一般に、上下二重の廊下をいい、宮中の御殿を結び、上は天子、下は臣下が通るものを言うが、地名としている。

六安茶を記す『保赤全書』は小児の痘疹《とうしん》（天然痘）について述べた書で、下巻第一七五に「秘伝茶葉方」があり、巻末の痘疹の治療薬解説一覧にも「茶葉」は出てくる。六安茶は安徽省六安県に産する緑茶で、明・許次紓の『茶疏』冒頭では生産量最多の名茶とあり、『経験方』（『本草綱目拾遺』）では痘瘡に罹らない処方に利用されていた。

清の張璐『本経逢原』では、臘茶の語義が「臘（十二月）を一度経た茶」と変化したことが察せられる。また劉若金《りゅうじゃくきん》著『本草述』まで取り上げ、玄達の知識は実に幅広い。

また『用薬須知後編』四巻の巻之二（一七五九刊）では「芽茶」と「苦茶（下品の番茶）」、遺稿集『用薬須知続編』三巻の巻之二（一七七六刊）では「高茶（高州―広東省の茶）」「陳細茶（古く細かい茶)」「福建茶」「嫩茶（若芽の茶)」「江茶（江州―江西省の茶)」「蠟面茶」それぞれについて、玄達は中国の語義を明確に解釈しようとひたすら努めている。一八世紀半ばの用語例がここから理解できるが、当時の日本にこれら中国産の茶が実際にあったものかは、今後の課題であろう。

**『物類品隲』**

平賀源内《ひらがげんない》（一七二八〜一七七九）は、田村藍水《たむららんすい》らと宝暦七年以降、薬品会という博物標本展示会を行い、その出品物から選択した物の解説を『物類品隲《ぶつるいひんしつ》』六巻（一七六三刊）として刊行した。凡例に、品隲とは品定めの意味とある。源内は『本草綱目』の分類に疑問を抱きながらも、多くの学者が習熟した『本草綱目』の分類に従い、茶も巻之四果部に「茗」として記述する。カナ混じり文で著し、貝原益軒『大和本草』を推奨し紹介しつつ、益軒の茶樹将来説に反論し、日本に茶は自生していたとする。茶の自生説は、これまでの医薬書に見えない、源内独自の見解である。同書巻五に楠本雪渓《くすもとせっけい》の図絵があるが、茶の図はない。

**『廻国奇観』**

日本人に茶の知識で影響を与えたのは、漢籍と中国人ばかりではなかった。長崎出島に滞在した西洋人とその著作もまた、日本人に大きな影響を与えている。

元禄三年（一六九〇）長崎を訪れたドイツ人ケンペル（一六五一〜一七一六）は、日本の産物に深い関心を寄せ、大著『廻国奇観《かいこくきかん》』（*Amoenitates Exoticae* 一七一二）に、二七ページに及ぶ茶の論文を発表した。それはラテン語で書かれ、ケンペルの亡くなる四年前に刊行された。『廻国奇観』に出版を予告した『日本誌』は、ケンペル没後に英語で刊行され、付録に『廻国奇観』の茶の論文を「茶の話」として収録する。「茶の話」は、静岡の蘭学者・坪井信良（明治十三年訳了）がオランダ語版から、近年今井正氏がドイツ語版から翻訳している。

「茶の話」は「茶—Tsia」から始まる。まず植物としての茶の全容を述べ、次いで茶文字について、日本では漢字に音読みと訓読みの二通りあるのが普通だが、茶文字には訓がない。音だけで間に合わせ、日本人はこの潅木の効能を知るだけで満足していると述べる。確かに茶文字に訓はない。ケンペルのこの鋭い観察と記述は、茶の和名を考察する上で、じつに貴重である。

また達磨の瞼《まぶた》を切り取ったところから茶樹が生えた伝説や、茶樹の生態の描写、栽培法、畑の畦に茶樹を作り三年後に摘むことができ、年に三回に分けて摘むと記す。製茶法には、碾茶《ひきちゃ》、唐茶（釜炒り）、番茶の三通りを挙げる。釜炒り製法について、茶所の炒釜でどのようにするかを詳述し、その茶を作る連中は、製茶が面倒な仕事であるにもかかわらず、労多くして割に合わないと言うと報告している。貯蔵は真壺という陶器で行い、番茶は蓬やサザンカの嫩葉《わかば》と共に貯蔵すると風味を増すと信じられていたとある。喫茶法は、抹茶の方式が伝統的に守られ、上流階級では男女を問わず茶の湯を師匠に習っていたと伝える。抹茶のほかに中国方式の注湯法（泡茶法）と煮出して飲む庶民のやり方も記している。茶の湯と共に、煎茶の方式があると既にドイツ人にも知られていたことが分かる。

効能は「便通を良くし、血液を浄化し、痛風を予防し、体内の結石を溶かす」ものという。しかし強い茶を毎日飲むと生命の原動力を侵し、体温と血液のバランスを悪くする。一方、脂の多い料理や肉類を多食してもやはりバランスを崩す。ところが双方（茶と脂の多い料理や肉類）を一緒に摂ると、生命と健康を維持することになると報告している。今日の私たちの食生活は、肉食や油が多い。するとお茶を一緒に飲むことが食生活のバランス維持に貢献することになろう。興味深い示唆である。

ケンペルは当時の日本の茶の様相を適確に表現し、さらに道具も図示する。それらも貴重な資料であるが、何といっても、原著に添えられた茶の図（図54）の写実的な描写力が素晴らしい。

ケンペルのこの論文は、後に植物学者リンネの目に留まり、リンネは茶に学名を与え、幾度もの失敗を経てヨーロッパに茶を移植させ、さらに弟子ツュンベリーに渡日さえ勧めた。

## 『日本植物誌』

安永四年（一七七五）に、スウェーデン人ツュンベリー（一七四三〜一八二八）が来日した。彼は医学にも植物学にも、秀でた人物であった。翌年、ツュンベリーは江戸に行き長崎屋に滞在中、連日、医師であり蘭学者でもある桂川《かつらがわ》甫周《ほしゅう》と中川《なかがわ》淳庵《じゅんあん》の訪問を受けた。甫周と淳庵はオランダ語で十分に自分の意見を述べ、知識も持っていた。そこで彼らは互いに信頼関係を築き、帰国後ツュンベリーは中川淳庵にケンペルの『廻国奇観』を贈った。

後年、ツュンベリーは『日本植物誌』（一七八四刊）を著し、茶にリンネの学名を記した。ツュンベリーの著書『日本植物誌』を、後にシーボルトが伊藤圭介に渡し、そこから日本近代植物学の幕開けへとつながって行く。

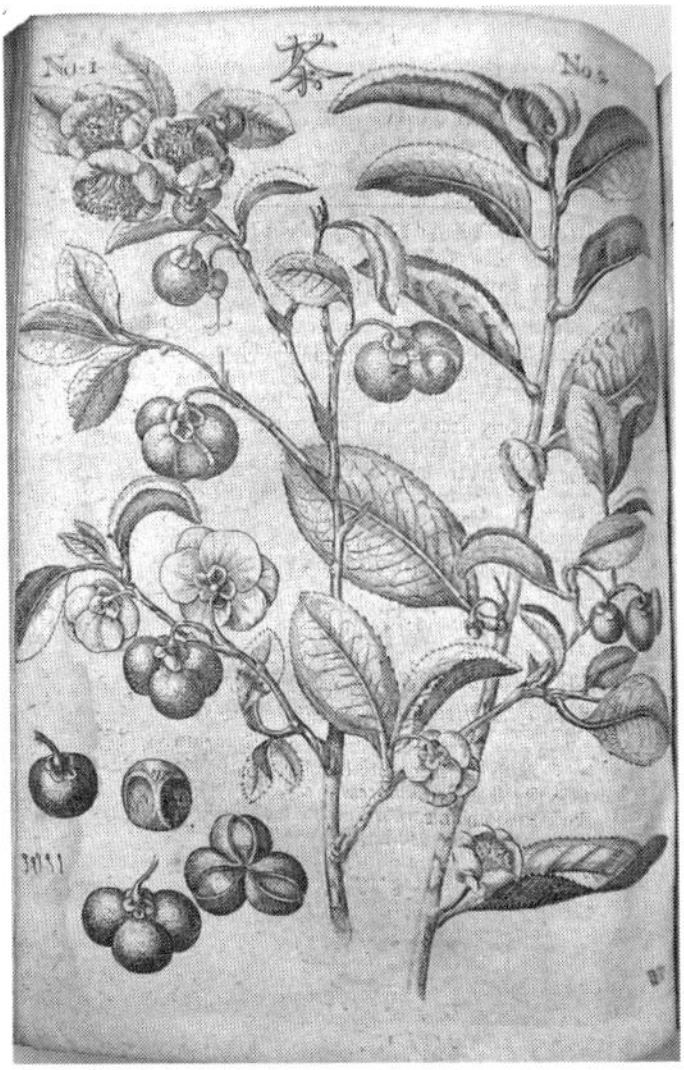


図54 『廻国奇観』の茶（ドイツ-日本研究所図書室蔵）

## 『日本』

出島三学者と呼ばれるケンペル、ツュンベリー、シーボルトの中で、日本に最も大きな影響を及ぼしたのはドイツ人医師・シーボルト（一七九六〜一八六六）であろう。シーボルトはオランダのカペレン総督から、日本の総合的かつ学際的な研究を依頼され、商館付きの医師として文政六年

（一八二三）に来日する。まず植物の研究に着手し、商館内の薬園を整備しケンペルとツュンベリーの顕彰碑を建てた。一八二五年には茶の種をジャワに送ることに成功し、一八三三年ジャワの茶は五〇万本にまで育ち、一時は（後に製造中止になるが）東インド会社の主要な輸出用産物となった。医学でも、シーボルトは鳴滝塾を開き西欧の最新医学を伝え、塾生たちにはオランダ語の卒業論文を課すという学問方法も伝えた。そしてシーボルトは後に大著『日本』を刊行した（一八三二～五九）。

シーボルトの『日本』Ⅵに、茶の論文が三つある。㈠日本における茶の栽培と茶の製法、㈡茶樹について、㈢日本の一茶園の土壌に関する化学的研究（エーゼンベック、マルクワルトとの共著）である。ほかにジャワで最初の日本茶栽培に成功したことを述べる「茶に関する付記」もある。論文のうち、「日本における茶樹の栽培と茶の製法」は、弟子の高野長英の論文を下敷きに、シーボルトが補足したものである。当時の茶の栽培や製法・品種の考え方・土壌の分析の化学などについての客観的な記述は、現代の私たちにとって往時の茶を知る貴重なよすがとなっている。

シーボルトは植物標本として茶の押し葉をオランダに送り、また当時の製品としての茶そのものまで持ち帰っていた。それは一九九六年、江戸東京博物館で開催された「シーボルト父子の見た日本」展で展示され、百年を越えて存在する茶は大きな感動を呼んだ。

現在もシーボルトの残した茶を所蔵するライデン国立民俗学博物館学芸部長のマティ・フォラー

氏によると、茶の包みは一三点、瓶入りの茶は一七点、圧縮茶が一点あるという。茶の包みには「はつはな」などの茶名がアルファベットで記され、中身は茶臼で挽く前の碾茶《てんちゃ》であろうという。

瓶入りの茶には、それぞれに茶のランクを示す鑑定書のようなものが付属する。最高品質の「白折《しらおり》」以下、品質順に「朝みどり」「せけの?」「折鷹」「こうばい」「相生」「たちばな」「いまでがわ」「上喜撰《じょうきせん》」「うすう《(ゆ?)》き」「はるさめ」「あおば」「みどりあらし」「初霞」「あすか」「はるのはな」（一六番目）と鑑定書の無い「池の尾」以上一七種である。また厚さ三㎝A4サイズほどの固形茶（A cake of pressed tea）が一つあるが、おそらく中国産の磚茶《せんちゃ》であろう。このほか、江戸本町四丁目角の「お茶所　大橋太郎次郎　茶師　松龍軒」の商品一覧がある。そこには薄茶濃茶の後に煎茶の値段がある。文政年間当時の茶の分類・茶名・値段を知る貴重な資料である。

シーボルトの『日本』に掲載された茶の図も、蕊《しべ》や実、芽や枝の付き方など、植物画として高い完成度を示しながら美しい。製茶用具を丁寧に描いたものも掲載される。更にオランダには、宇治の製茶の工程を描いた「宇治製茶図巻」が残る。茶については、近代的な論文と図、参考資料も揃い、シーボルトの日本研究の成果が最も良く認められる分野となっている。ただケンペルが茶の効用にかなりの字数を割いているのに、シーボルトはジャワへ移植し製品とすることが主要目的であったためか、効用には触れない。

出島の三学者は、日本の本草学に多大な影響を及ぼし、本草学から植物学へと展開して行く導き手となった。と同時に彼らもまた日本の学者たちの向学心や業績を敬い学び、日本の書物も彼らにとって新たな知識の源泉となった。彼らの残した大部の日本についての著書から、茶が彼ら、特にケンペルとシーボルトにとって、どんなに魅力的であったかを、窺うことができる。それは室町から安土桃山にかけて訪れたロドリーゲスら宣教師たちが感動した茶の湯文化のながれを受けながら、さらに広く日常生活に欠かせない、代替の効かない、香り高くおいしい飲み物として存在していたと思われる。ツュンベリーやシーボルトが、たとえ茶の効用を記さなかったとしても、少なくともシーボルトが茶に心と体を癒す効用を認知していたことは言うまでもない。

## 『泰西本草名疏』

わが国最初の理学博士・伊藤圭介（一八〇三〜一九〇一）は、名古屋の医家・西山玄道《にしやまげんどう》の次男である。本草学者・水谷豊文《みずたにとよふみ》の弟子となり、本草に詳しかった。文政九年（一八二六）三月二九日、江戸に向かうシーボルトに、師の水谷豊文に連れられて出会う。再び江戸から帰る途中のシーボルトに出会い、長崎に来るよう言われ、翌年八月長崎に出向き、シーボルトから教えを受けた。文政一一年三月、圭介が長崎を去るにあたり、シーボルトは日本に初めてもたらしたツュンベリーの『日本植物誌』とツュンベリーの肖像画を圭介に与えた。圭介はそれを後生大事に持ち帰り、ツュンベリーの『日本植物誌』の学名をアルファベット順に並べ替え、和名を付し、リンネの分類法と命名法を述べ、『泰西本草名疏《たいせいほんぞうめいそ》』（上下二巻と付録上下一巻）と題して、文政一二年（一八二九）に刊行した。二七歳の圭介はリンネの付けた学名を記し、茶の学名が日本に紹介された。

書名には「本草」とあるものの、内容は近代植物学へ踏み出したものであった。この書で名声を得た圭介は、明治一〇年（一八七七）七五歳で東京大学理学部員外教授、明治一四～一九年東京大学教授となり、八六歳で日本最初の理学博士の称号を受け、九九歳の生涯を閉じた。

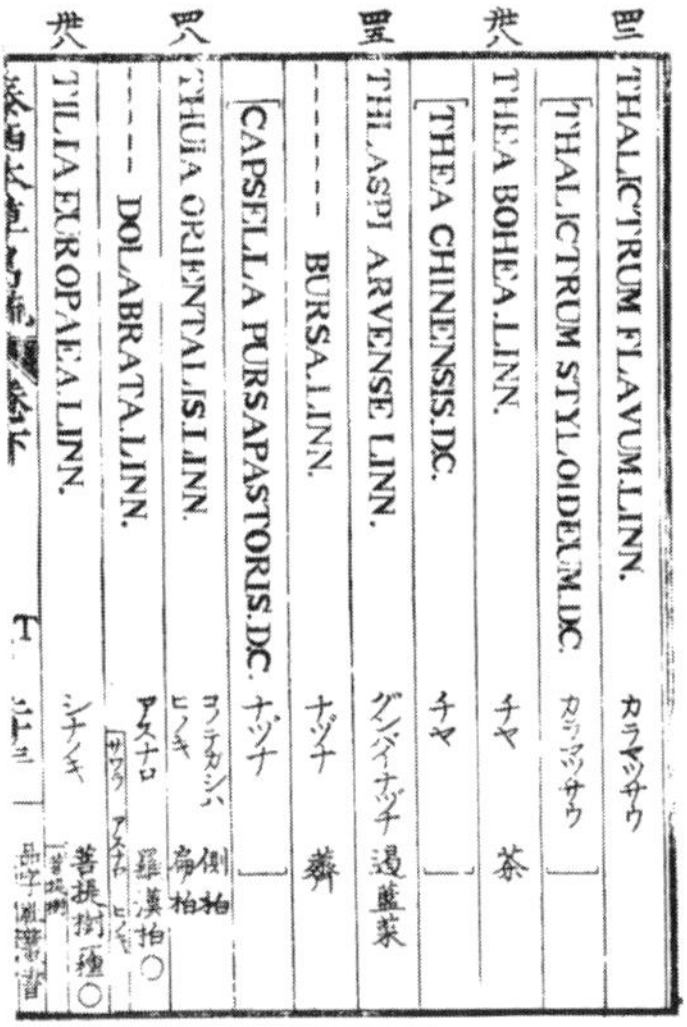

図55 『泰西本草名疏』

**『本草綱目啓蒙』**

江戸時代最大の博物誌と言われる小野蘭山《おのらんざん》（一七二九～一八一〇）の『本草綱目啓蒙《ほんぞうこうもくけいもう》』は、享和三年（一八〇三）から刊行を開始した。四八巻二七冊、分類や見出し語などは『本草綱目』に拠るものの、内容はすっかり蘭山自身のものとなっている。茶は巻二八　果部にあり、「茗　メザマシグサ　チャ」と始まる。項目名は『本草綱目』と同じ「茗」でありながら、「メザマシグサ」以下の名には『本草綱目』にない名も多く、出典は『大和本草』『本草和名』そして清代までの中国および朝鮮の書籍である。引用書目の幅の広さには驚く。

本文は、日本喫茶の始まりから述べている。『海人藻芥《あまのもくず》』の引用から始め、茶は上古よりあったとする。しかし貝原益軒が日本に茶が将来された時期は不明、茶種をもたらしたのは栄西が始めてではないとしたのに、蘭山は中国産の茶種の将来を栄西とし、日本の煎茶の始まりを栄西から茶種を贈られた明恵上人としている。

次に茶と茗の違いについて、茶は萌え出たばかりの開いてない芽を言い、濃茶や薄茶にするものとした。茗は葉の開いたもので煎茶や晩茶にするという。『爾雅《じが》』郭璞《かくはく》の注を引用して、日本の茶の実状と合わせて理解しようとしている。次に雨前茶、水揀《すいかん》茶、生揀茶、麁《そ》色茶等の名称について『事林広記《じりんこうき》』の文に基づいて述べ、日本の「初昔《はつむかし》」、「後昔《あとむかし》」の茶名についても解説する。そして挽茶は宇治、煎茶は信楽を上品とすると述べる。本草と言いながら効能についての言及はなく、歴史や言葉の意味などを中心とした博物誌となっている。蘭山は食品百科『飲膳摘要《いんぜんてきよう》』を翌一八〇四年に出すが、茶の気味や飲み合わせなど僅か二行記すばかり、また貝原益軒の『大和本草』を補訂した『大和本草批正』も著し、そこにも茶はあるが、九州産（おそらく釜炒り製）と宇治産（おそらく蒸製伸び煎茶）の違いや茶産地について書き、効能には触れない。蘭山も時代も、茶の効能より博物誌へと関心が移っている。

蘭山は七一歳で幕府に召され、京都を離れ江戸に上り医学館に住まい、『本草綱目』の講義をした。その自筆講義録が四冊残っているが、余白は朱墨の細かい文字で埋め尽くされている。袋綴じの折り目も切って紙の表も裏もびっしり書き込んでいる。蘭山は補充・訂正を重ね、晩年までその講義録を使用したという。こうした講義が好評で、蘭山七五から七八歳にかけて『本草綱目啓蒙』が出版された。それでもなお蘭山は飽き足らず、絶えず校訂していったようだ。高齢でも燃え尽きぬ学者魂、研究者魂の迫力には圧倒される。その『本草綱目啓蒙』を読み耽った後の本草家や博物学者、そして牧野富太郎《まきのとみたろう》らによって、博物誌はやがて日本近代の植物学・動物学・地質鉱物学へと展開していく。

**『本草図譜』**

蘭山を継いで、代表的な植物図鑑を残した二人が出る。一人は『本草図譜《ほんぞうずふ》』を著した岩崎灌園《いわさきかんえん》（一七八六～一八四二）、幕府の御徒《おかち》であった。『本草図譜』九六巻は、『本草綱目』の図譜の意味で、『本草綱目』の項目順に図を並べる。文政一一年（一八二八）に原稿が成り、文政一三年（一八三〇）に木版本の一部ができ、これを彩色して幕府に献上した。灌園没後も嫡子・信正《のぶまさ》によって刊行が続けられ、弘化元年（一八四四）に納本を終えた。

「茶」は巻七〇に描かれる。『本草図譜』では、項目名を「茗」、和名を「めざましぐさ」「ちゃのき」「艸人木《そうじんぼく》」と記し、その後に「テア（ラテン語）」と「テヌ（オランダ語）」を加えている。他の漢名や本文は『本草綱目啓蒙』を簡略にしたものだが、茶の栽培地について、「山土の黄黒色なる地」を選び「下田」では育てられないとするところは、灌園独自の見解であろう。また新種として花が淡紅色の茶（今日「ベニバナチャ」と称するもの）を図示・説明している。

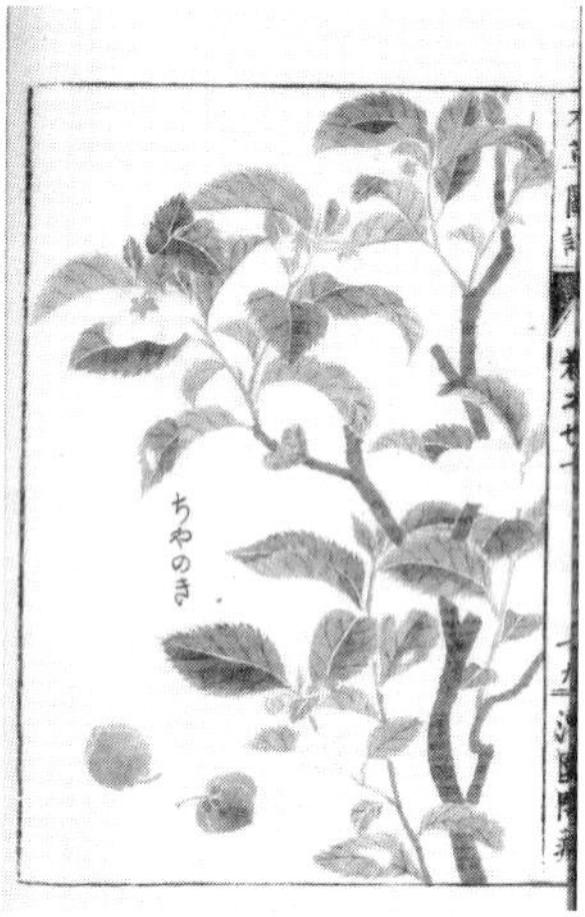

図 56　『本草図譜』ちゃのき

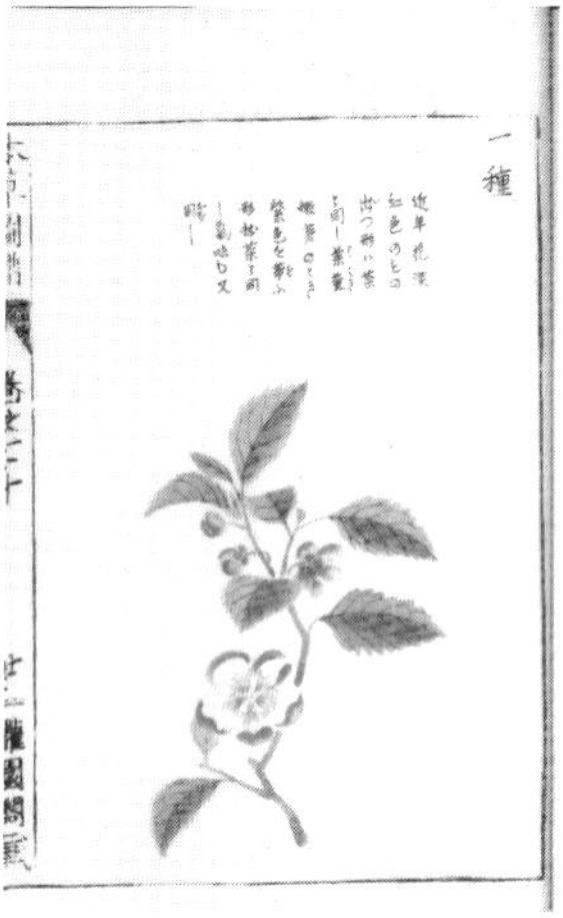
図 57　『本草図譜』新種

　いずれも効能には全く触れず、本草とは名ばかりになってしまったが、彩色された図は、化政文化の華ともいうべき、翫賞掬《がんしょうきく》すべき美しさ、刊行後海外にも渡り、高く評価された。

## 『草木図説』

蘭山を継いだもう一人が、『草木図説』を著した飯沼慾斎《いいぬまよくさい》（一七八二～一八六五）である。慾斎は伊勢亀山の出身で、美濃大垣の医・飯沼長顕の養嗣子となったが、五〇歳で家業を義弟に譲り、平林荘に引退して植物の研究に専念した。慾斎の『草木図説』には草部二〇巻と木部一〇巻があり、草部二〇巻は一八五六年から六二年に刊行され、その新訂第二版（一八七五）も、増訂第三版（一九〇八～一三）も刊行され、フランスのフランセーの著『日本植物名彙』（一八七五～七九）の各種に引用され、海外でも学術上の評価が高かった。ところが茶が掲載される「木部」は、慾斎の逝去によって未出版のままであった。一九七七年、北村四郎氏によってようやく刊行された。北村氏によると、『草木図説』は、科学史の上でそれまでに発達した日本の博物学の知識をヨーロッパの分類方法で分類し、またすぐれた観察と素晴らしい図で表したものという。

茶は木部の巻六にある。「Thea bohea 羅　Thee-Boom 蘭」とラテン語とオランダ語名も記す。ラテン語名（学名）は、圭介の『泰西本草名疏』に学んだのであろう。その他の記述は「葉は互生、形は卵円」というように、もはや植物学と言うべきものとなっている。このような植物学を慾斎はどこから学んだものであろうか。旺盛な知識欲には感嘆のほかない。

## 『烹茶樵書』

小野蘭山の系統とは別に、一九世紀の始め、島津重豪《しげひで》に仕えた曽槃《そうはん》（一七五八～一八三四）は、江戸時代の諸侯の藩臣の中で、本草学上最も幅広い活躍をした人と評される。名は槃・昌啓《しょうけい》・永《なが》年《とし》、字は子攷《しこう》、号は占春《せんしゅん》。医家として庄内侯に仕えたが一九歳で退任し、田村藍水《たむららんすい》に本草を、多《た》紀藍渓《きらんけい》（元徳《もとのり》）に医学を学ぶ。該博な知識を持ち、著書は『成形図説《せいけいずせつ》』など三四種、二八六巻に及ぶ。茶について著した『烹茶樵書《ほうちゃしょうしょ》』（一八〇三刊）は、上田秋成の『清風瑣言』以後の良書と評価され、古今・釈名・性味・択芽・品解・蔵茶・験水・択炭・湯候・選器の一〇章と、大窪詩仏の茶寮図賛で構成される。本文は漢字と変体仮名の行書で書かれ、翻刻は『日本庶民文化史料集成』第一〇巻（一九七六刊）に収められる。

『烹茶樵書』は、茶を「樵《そま》の春くさ・眼さまし草」と称するのは近世からとする。古代では大和言葉の異名は見えず、「茶（チャ）」とのみ言ったとしている。また南宋・魏了翁《ぎりょうおう》の『邛州先茶《きょうしゅうせんちゃ》記《き》』に、茶は始め茶の字を当てたとあることを紹介する。

茶は、「精良の品」を選び、程よい湯加減で喫すれば「あるかなきかの芳鮮甘冷の風趣が、余韻を呈し微冷を示す。甘さはその華、冷はその実である。苦渋みは茶の根底である」、「明の文人・袁中郎はその淡冷を金石の気に似るといった。それこそ茶の真味をよく識《し》るものといえよう。宋の文人・蘇東坡は清風に喩えた」と述べる。

茶は国産品であれ外国産であれ、どちらも静中の一友として、皆その清趣を楽しむよう薦め、水は清潔でさえあれば「茶神をみる」ことができ、芭蕉の雨水や竹の雪で茶を淹れれば「幽境やむことなき」とする。茶器は新古いずれでも、清趣であれば雅びと述べている。

茶宴の興趣は、同好の士と共に小さな庭から心を千峰の雲に馳せ、狭い部屋を茶の香で満たし、雨や風の音は閑を催すものと言う。医師・本草学者であり、中国文献の知識も豊富で考証も確かな曾槃にして、このように茶の豊かな情趣を詠じた書を残した。これは医薬書というより、むしろ茶書と言うべきであろうか。

## 『本草綱目記聞』

名古屋藩士・水谷豊文《みずたにとよふみ》（一七七九〜一八三三）は、前述の伊藤圭介の師である。文化二年（一八〇五）から藩の薬園御用を勤め、本草研究の同好の仲間と嘗百社《しょうひゃくしゃ》を結成し、本草学の振興に努め、圭介らを伴って、江戸参府途中のシーボルトと面談した。

『本草綱目記聞』は、天保初年（一八三〇）ころ成立した。天保以後、本草は急速に植物学へ急傾斜していくため、日本最後の本草書といえるかもしれないと宮下三郎氏は言う（「水谷豊文先生著『本草綱目記聞』の翻字・編集・出版」武田科学振興財団杏雨書屋編）。

巻三一味類に「茗」として茶の記事がある。内容は幅広く、『本草綱目』『本草和名』『大和本草』『本草綱目啓蒙』『用薬須知続編』『千金方薬註』等からの引用があり、更に聞き書きなども含まれる。

同書の中で貴重な茶の記録は、春日井の内津《うつつ》茶《ちゃ》製法の伝聞であろう。六月土用に茶の葉を全てこき取り、少しの湯でゆで、それを日に干す。また春三月に芽を摘み、湯煎あるいは釜で炒り上げる方法を記す。茶の実の蒔き方や茶樹の手入れ法も述べている。また茶を用いた処方、茶の歴史、そして味は良くないが花の美しい新種として赤花の茶があることを述べ、茶の木と花・実を丁寧に図に描く。「伊藤圭介」の印が図に捺されているため、茶の項目後半と図は弟子の圭介の追記かもしれない。

## 『(神農)本草経攷注(考注)』、『本草経薬和名攷』

江戸時代後期になると、本草が博物学や植物学に進む一方、江戸考証医家たちによって、中国をはるかに凌ぐ考証医学が開花した。江戸医学館の尽力で発見された平安時代の『医心方』や『本草和名』が公刊された。また仁和寺から中国唐の『新修本草』の奈良時代の写本が発見された。それを契機に、小島宝素《こじまほうそ》は『新修本草』を、森立之《もりたつゆき》らは『神農本草経集注(本草集注)』や『神農本草経』の復元を行った。そうした古本草の研究成果は中国の考証学者に絶賛され、楊守敬《ようしゅけい》らはそれらを中国に輸出するまでになった。

古本草復元の成果は、既に各項目で述べたので、最後に森立之(一八〇七～八五)の『神農本草経』の研究についてだけ触れたい。立之は復元にあたり、群書を博覧し、校勘し、『神農本草経』の各薬について詳細に検討を加え『本草経攷注』(一八五七)を著した。小曽戸洋氏によると、それは「著者・森立之が長年研鑽した本草考証学の精華で、日本伝来の関連分野の善本資料が駆使されている。現在に至るまで、中国を含め、『神農本草経』の注釈・研究書として本書を凌ぐものはない」（『日本漢方典籍辞典』大修館書店　一九九九）という。

『本草経攷注《こうちゅう》』「苦菜」を見ると、『詩経』『本草和名』『和名抄』『楚辞』『方言』『芸文類聚』『箋《せん》注《ちゅう》和名類聚抄』など資料の引用文がならぶ。そこで立之は、『神農本草経』「苦菜」の異名「選」は、茶の異名「荈」である。『神農本草経』成立当時に「荈」の文字がなかったために仮に「選」と書いたもので、また「荈」は、「蔎《せつ》」から出てきた文字とする。「蔎」は香草あるいは良い香りの草の意味で、茶の葉を煮ると良い香りが蔎蔎とする。そこで「蔎」が元《もと》で、「選」は借り、「荈」は俗字とする。

唐の『新修本草』で著者・蘇敬は「茶は木の仲間で、菜類ではない」として、陶弘景が『本草集注』で『神農本草経』「苦菜」を茗（茶）とした意見に反論したが、それは蘇敬が「選」の意味を理解しなかったためである。『神農本草経』の「苦菜」は、同味同効の苦菜（ニガナ）と苦檟（茶）の両方を言っているとしている。

同書の三年後の森立之『本草《ほんぞう》経《きょう》薬《やく》和名《わみょう》攷《こう》』三巻三冊（一八六〇）上巻でも、苦菜の異名の「選」は「荈の古字、茶樹である」とする。森立之は『神農本草経』の「苦菜」を、日本では「ケシ」「ケシアザミ」と同定するが、『神農本草経』の「苦菜」の項にある「選」は「荈」の古字として「茶樹」と同定している。

こうした考証医学もあったのだが、明治になると西欧化一辺倒の日本政府は、漢方医学廃絶の方針を採り、漢方医学・本草学は急速に衰微した。しかし西洋医学の限界にも気づき、三千年近く人々に受け継がれてきた伝統医薬の良さは見直され、今日再び評価され支持されるに至っている。

茶の効用は、今日、現代の医薬学の研究対象となり、『茶の機能』（二〇〇二）、また『新版 茶の機能』（二〇一三）として成果が報告されている。そこで明らかとなった健康機能には、坑肥満、抗炎症、坑アレルギー、肝機能保護、血圧上昇抑制、抗動脈硬化、高脂血症抑制、認知障害予防、抗ガンの作用など、なお多くの報告がされつつある。経験から認識し、文書に記されていた茶の効能が、これからも科学で明らかにされていくことであろう。

# あとがき

いまや世界の飲料となった茶は、もともと中国に発し、日本にもたらされた。茶は飲料としてのみならず、周辺に美術・工芸・文学など豊かな文化をはぐくんできた。またさまざまな効能があり、それは中日のほとんどの医薬書に記されてきた。日本の医薬は江戸時代まで常に中国に学び展開してきたが、茶もまた同様であった。

今日、茶は日常の飲料となり、薬とは思えない。今の私たちにとって、薬は病気を治すものだからである。しかし古代中国では、病気にならないよう日頃から健康を保つ食品こそ良い薬（上薬）であった。そうした薬としての茶から始め、神農と茶との関わり、中日医薬書に記された茶について語り、また『仁和寺御室御物実録』の中の茶具、茶托、日本にもたらされた蠟茶と香茶などにも触れ、中日の関連が見えるよう交互に、喫茶の歴史を述べてみた。

中でも『喫茶養生記』については、二〇一三年静岡県茶業会議所から栄西ゆかりの地を廻り、冊子にまとめる機会をいただき、また南宋時代の茶碗「木葉天目」に使われた木葉が桑で、桑は禅に通じるとした資料も見つかった。そうした経緯をたどって、なぜ栄西が『喫茶養生記』に、茶と桑による養生を述べたのか、ようやくその意図も明らかにできたのではないかと思う。折しも新著「鎌倉時代禅宗寺院の喫茶」（『東アジアのなかの建長寺』）で、祢津宗伸氏は『禅苑清規』に「参禅問道は戒律を先とす」とあるように禅宗の大前提は持戒にあり、『禅苑清規』には茶の規定が多いため、禅宗寺院の行事は茶が無くては十分に行えないと述べられた。だからこそ栄西は、『喫茶養生記』で茶を取り上げたと私も考える。

中国では二十世紀後半から揚子江流域の古代文明が次々と発見され、近年、浙江省の田螺山《でんらさん》遺跡では約六千年前の地層から世界最古の茶畑とみられる遺構も見つかったという。南方の嘉木である茶は、北方の黄河流域より揚子江流域が育成に適している。これから更に考古学分野での科学的な発展や古文献のデータ化が進むと、中日で新たな茶の資料の発見があると期待される。

本書の執筆に当たり、小曽戸洋先生はじめ多くの方々からご教示ご支援を賜った。熊倉功夫、高橋忠彦、真柳誠、小泊重洋、冨田勲、谷晃、坂出祥伸、名和修、芳澤勝弘、山口聡、竹内順一、田中秀隆、中村修也、関剣平、小林仁、榎本渉、ファリス、永井晋、高橋悠介、小田部家秀、雲林院宗碩、和田剛、久保輝幸の諸先生方、静岡県茶業会議所、思文閣出版、建仁寺両足院ほか、多くの方々に感謝申し上げたい。

そしてこのような機会をくださった大修館書店、特にご担当の木村悦子氏には、親身になってご尽力いただき、感謝の気持ちで一杯である。

喫茶の歴史は、茶の湯や煎茶道、また科学、農業、商業など多方面に関わり、幅広い。小著が述べたことはほんの僅かに過ぎず、思い違いなどもあろうと思う。今後も研究を重ね、少しでも真実を明らかにするよう努めていきたい。

一陽来復のおりに

岩間　眞知子

## ◆関連年表

各項目はおおよその年代を示す。

### 中国

〔茶〕

- 王褒「僮約」
- 『爾雅』
- 張華『博物志』
- 杜育『荈賦』
- 郭璞『爾雅注』
- 陸羽『茶経』
- 張又新『煎茶水記』

諸子百家の活躍
神農の名が記される

〔医薬〕

- 『黄帝内経』
- 『神農本草経』
- 『桐君薬録』
- 張仲景『傷寒論』
- 張仲景『金匱要略』
- 葛洪『葛氏方』
- 陶弘景『本草集注』
- 楊上善『黄帝内経太素』
- 孫思邈『千金方』
- 『新修本草』
- 孫思邈『千金翼方』
- 孟詵『食療本草』
- 陳蔵器『本草拾遺』
- 王燾『外台秘要方』

### 時代

| 中国 | 始まり |
| --- | --- |
| 殷 | 前1100頃 |
| 周 | 前770 |
| 春秋 戦国 | 前221 |
| 秦 | 前202 |
| 前漢（西漢） | 後8 |
| 新 | 25 |
| 後漢（東漢） | 220 |
| 魏晋 南北朝 | 589 |
| 隋 | 618 |
| 唐 | |

| 日本 | 始まり |
| --- | --- |
| 縄文 | 前300頃 |
| 弥生 | 270頃 |
| 大和 | 710 |
| 奈良 | 794 |

### 日本

〔茶〕

〔医薬〕

- 陶弘景『本草集注』渡来
- 『新修本草』渡来

毛文錫『茶譜』
蔡襄『茶録』
徽宗『大観茶論』
熊蕃『宣和北苑貢茶録』
趙汝礪『北苑別録』
林洪『山家清供』
顧元慶『茶譜』
張源『茶録』
許次紓『茶疏』

『開宝本草』
『太平聖恵方』
『嘉祐本草』
蘇頌『図経本草』
唐慎微『証類本草』
『大観本草』
寇宗奭『本草衍義』
『晦明軒本政和本草』
王好古『湯液本草』
忽思慧『飲膳正要』
王履『医経溯洄集』
朱橚『普済方』
朱橚『救荒本草』
『本草品彙精要』
李時珍『本草綱目』
『古今図書集成』
『医宗金鑑』
趙学敏『本草綱目拾遺』

907 五代十国
916 (南唐)
916 遼
960 北宋
1115 金
1127 南宋
1206 蒙古 1271
1234
1279 元
1368 明
1644 清

平安
1192 鎌倉
1333 室町
1573 安土桃山
1603 江戸

栄西『喫茶養生記』
『山上宗二記』
『南方録』
藤村庸軒『茶話指月集』
高遊外『梅山種茶譜略』
大枝流芳『清湾茶話』
上田秋成『清風瑣言』
井伊直弼『茶湯一会集』

出雲広貞『大同類聚方』
深根輔仁『本草和名』
丹波康頼『医心方』
惟宗時俊『本草色葉抄』
梶原性全『頓医抄』
梶原性全『万安方』
『康頼本草』
有林『福田方』
『医書大全』
曲直瀬玄朔『延寿撮要』
向井元升『庖厨備用倭名本草』
人見必大『本草食鑑』
貝原益軒『大和本草』
貝原益軒『養主訓』
小野蘭山『本草綱目啓蒙』
伊藤圭介『泰西本草名疏』

## ◆主要参考文献（入手しやすいものを選び、再引用は省略した）


［全体］

『青木正児全集』第八巻　春秋社　一九七一

岩間眞知子『茶の医薬史―中国と日本』思文閣出版　二〇〇九

岡西為人『本草概説』創元社　一九七七

小曽戸洋『中国医学古典と日本』塙書房　一九九六

小曽戸洋『漢方の歴史』大修館書店　一九九九

小曽戸洋『新版　漢方の歴史』大修館書店　二〇一四

小曽戸洋『日本漢方典籍辞典』大修館書店　一九九九

高橋忠彦『茶経・喫茶養生記・茶録・茶具図賛』淡交社　二〇一三

陳祖槼・朱自振『中国茶葉歴史資料選輯』北京・農業出版社　一九八一

鄭培凱・朱自振『中国歴代茶書匯編　上・下』香港・商務印書館　二〇〇七

布目潮渢・中村喬『中国の茶書』平凡社　一九七六

布目潮渢『茶経詳解』淡交社　二〇〇一

布目潮渢『中国喫茶文化史』岩波現代文庫　岩波書店　二〇〇一

布目潮渢『中国茶文化と日本』汲古書院　一九九八

布目潮渢『中国茶書全集　上・下』汲古書院　一九八七

［第一章］

『黄帝内経太素（上）』（『東洋医学善本叢書・一』東洋医学研究会　一九八一）

真柳誠「医食同源の道草一～四」（『vesta』第八六～八九号　二〇一二年五月～二〇一三年二月）

唐・賈公彦『周礼疏』巻一　京都大学図書館所蔵　重要文化財　31/87コマ

原田悦穂『訓読　周礼正義・一』二松学舎大学附属東洋学研究所　一九八七

本田二郎『周礼通釈・上』秀英出版　一九七七

中村喬「茶賛言―中国の茶における食薬法と雑和法―」（『立命館文学』四六三～四六五号　一九八四）

『国宝半井家本医心方　一～六』オリエント出版社　一九九一

『医心方の研究』オリエント出版社　一九九四

『茶の湯絵画資料集成』平凡社　一九九二

諸岡存・家入一雄『朝鮮の茶と禅』日本の茶道社　一九四〇

二条良基『百寮訓要抄』（『群書類従』第五輯　八木書店

二〇一三）
新村拓『古代医療官人制の研究—典薬寮の構造—』法政大学出版部 一九八三
源高明『西宮記』（『尊経閣善本影印集成 一～六』前田育徳会尊経閣文庫編 一九九三～九五）
銭超塵「『傷寒論』のルーツを探る～『湯液経法』考」（『中医臨床』第三三巻第二号 二〇一二年六月）
岡西為人著 郭秀梅整理『宋以前医籍考』北京・学苑出版社 二〇一〇
新潟県立近代美術館『唐皇帝からの贈り物』一九九九

［第二章］
真柳誠「目で見る漢方史料館（六四）」（『漢方の臨床』四〇巻八号 一九九三年八月）
上山大峻編『本草集注序録・比丘含注戒本』（『龍谷大学善本叢書』一六 法蔵館 一九九七）
顧炎武『唐韻正』巻四「茶」（『文淵閣四庫全書』第二四一冊）
陶弘景校注『本草経集注』小島尚真・森立之重輯 岡西為人 訂補・解題 南大阪印刷センター 一九七二
『経史証類大観本草』広川書店 一九七〇
森立之『本草経攷注』一八五七（『漢方原典攷注集』オリエント出版社 一九八六。郭秀梅ら翻刻 北京・学苑出版社 二〇〇二）
森立之『神農本草経・神農本草経攷異』有明書房 一九八〇
岩間眞知子「『神農本草経』の茶について—森立之『本草経攷注』「苦菜」の翻刻・訓読・注」（『研究紀要』第一九号 野村美術館 二〇一〇）
森立之輯 松本一男校補『神農本草経』巻上 昭文堂 一九八四
森立之『本草経薬和名攷』（『臨床実践家伝・秘伝・民間薬叢書・七』オリエント出版社 一九九五）
浜田善利・小曽戸丈夫『意釈神農本草経』増補第三版 築地書館 一九九三
坂出祥伸『中国古代養生思想の総合的研究』平河出版社 一九八八
唐・顔師古『匡謬正俗』巻八 苦菜（『叢書集成』初編）
矢野仁一『近代支那の政治及文化』イデア書房 一九二六
神農五千年刊行委員会『神農五千年』斯文会 一九九五
聞宥『四川漢代画像選集』中国古典芸術出版社 一九五六
元・王履『医経溯洄集』（『叢書集成』初編、文淵閣四庫全書 第七四六冊）
明・周游撰 明・黄黌釋『開闢衍繹』（新刻按鑑編纂『開闢衍繹通俗志傳』崇禎八序 古呉麟瑞堂刊）

清・陳元龍『格致鏡原』巻二一（雍正一三年〈一七三五〉序）清刊
関剣平『文化伝播視野下的茶文化研究』中国農業出版社　二〇〇九
清・孫壁文『新義録』巻九六「飲食」両湖訳書学堂　光緒二七（一九〇一）
周樹賦「神農得茶解毒」考評（『農業考古』第二期一九九一）
朱自振『茶史初探』中国農業出版社　一九九六
真柳誠「『医心方』所引の『神農経』『神農食経』について」（『日本医史学雑誌』三一—二五八　一九八五）
関剣平「茶：薬から嗜好品への道—技術史・医薬史の研究から見た喫茶の起源・道教の影響—」（『アジア・アフリカ言語文化研究』六二号　二〇〇一）
関剣平「「荈賦」から見る魏晋南北朝の喫茶」（『立命館史学』二〇号　一九九九）

［第三章］

熊倉功夫・程啓坤編『陸羽「茶経」の研究』宮帯出版社　二〇一二
程啓坤「論唐代茶区与名茶」（『農業考古』第二期　一九九五）
『義興県重修茶舎記』（宋・趙明誠『金石録』中華書局　一九九一）
高橋忠彦「盛唐の茶詩」（『茶の湯文化学』二一号　茶の湯文化学会　二〇一四）
『宋版備急千金要方』（『東洋医学善本叢書』第九冊　オリエント出版社　一九八九）
『千金方研究資料集』（『東洋医学善本叢書』第一五冊　オリエント出版社　一九八九）
『宋版新雕孫真人千金方』（『東洋医学善本叢書』第一二冊　オリエント出版社　一九八九）
『元版千金翼方』（『東洋医学善本叢書』第一三冊　オリエント出版社　一九八九）
坂出祥伸『道教と養生思想』ぺりかん社　一九九二
義浄『南海寄帰内法伝』巻三（『天理図書館善本叢書』漢籍之部　第五巻　天理大学出版部　一九八〇、『現代語訳南海寄帰内法伝』法蔵館　二〇〇四）
『宋版外台秘要方』（『東洋医学善本叢書』第四・五冊　オリエント出版社　一九八一）
諸岡存『茶経評釈』茶業組合中央会議所　一九四一
諸岡存『茶経評釈外篇』茶業組合中央会議所　一九四三
中尾万三『不可得斎茶事之序』附・茶と陶瓷　薬業往来社出版部　一九三九
唐・李勣等奉敕撰　小島知足補輯『新脩本草殘十巻』存

巻第四、第五、第十二至第十五、第十七至第二十（天保三）（羅振玉蔵、森立之氏旧蔵　上海古籍出版社　一九八一）
唐・李勣等奉勅撰『新修本草巻三―五、巻一二―一五、巻一七―二〇』（『籑喜廬叢書之二』清・傳雲龍編　光緒一五（一八八九））
唐・李勣等奉敕撰　岡西爲人輯併撰『重輯新修本草』学術図書刊行会　一九七八
森鹿三「新修本草と小島宝素」（『東方学報』第十一冊第三分　一九四一）
『重修政和経史証類備用本草（晦明軒本政和本草）』三〇巻（唐・慎微撰　艾晟等重修　曹孝忠重校　張存恵増訂　新華書店　一九五七）
藪内清『中国中世科学技術史の研究』角川書店　一九六三

［第四章］

山口聡「アジアにおける茶樹利用の伝播」（『アジアの茶文化研究』勉誠出版、二〇〇六）
神津朝夫『茶の湯の歴史』角川書店　二〇〇九
中村修也「栄西以前の茶」（『茶道学大系2』淡交社　一九九九）
福地昭助『平安時代の茶』角川学芸出版　二〇〇六
木村栄美「古代・中世における酒飯・茶飯の研究」（『平成二十年度茶道文化学術助成研究報告』財団法人三徳庵　二〇〇八）
大槻暢子「『仁和寺御室御物実録』の宝物」（原田正俊編著『日本古代中世の仏教と東アジア』関西大学出版部　二〇一四）
和田英松「仁和寺の宝蔵及び経蔵」（『国史説苑』明治書院　一九三九）
大神神社史料編修委員会編『大同類聚方』考註　一九七九
佐藤方定『奇魂』（一八三一）（槇佐知子『全訳精解大同類聚方』上　平凡社　一九八五）
深根輔仁撰『本草和名』（『松本書屋貴書叢刊・一』谷口書店　一九九三）
京都国立博物館『日本人と茶』二〇〇二
空海『篆隷万象名義』（『崇文叢書』第一輯之三三　一九二六）
僧昌住『天治本　新撰字鏡』京都大学国語学国文学研究室編　臨川書店　一九六七
京都大学文学部国語学国文学研究室編『諸本集成　倭名類聚抄』本文編・索引編　臨川書店　一九六八。馬渕和夫『和名類聚抄古写本・声点本本文および索引』風間書房　一九七三。『和名類聚抄』（『名古屋市博物館資料叢書』

二　一九九二）
『類聚名義抄』（『天理図書館　善本叢書　和書之部　第三四巻　観智院本　僧』天理大学出版部　一九七六）
『色葉字類抄』（『尊経閣善本影印集成　一八』三巻本　前田育徳会尊経閣文庫　一九九九）
『伊呂波字類抄』（学習院大学蔵『古辞書音義集成　一四』汲古書院　一九八六）
『延喜式』（『新訂増補　国史大系』第二六巻　吉川弘文館　一九三六。『国立歴史民俗博物館蔵　貴重典籍叢書』歴史篇　第一七巻　臨川書店　二〇〇〇）
関剣平「魏晋南北朝における喫茶の文化」（『国立民族学博物館研究報告』二七巻二号　二〇〇二）

〔第五章〕
石田雅彦『「茶の湯」前史の研究』雄山閣　二〇〇三
高橋忠彦『東洋の茶』淡交社　二〇〇〇
『太平聖恵方（一～六）』『東洋医学善本叢書』第一六～二一冊　オリエント出版社　一九九一
高橋忠彦「宋詩から見た宋代の茶文化」（『東洋文化研究所紀要』第一一五冊　一九九一）
『大徳重校聖済総録』（『東洋医学善本叢書』三五～四〇冊　オリエント出版社　一九九四）
『増広　太平恵民和剤局方』（『和刻医書集成』第四輯（2）エンタプライズ株式会社　一九八八）
宋・王継先等撰『紹興校定経史証類備急本草』（『紹興校定経史証類備急本草』春陽堂　一九七一）
寥宝秀『宋代喫茶法與茶器之研究』国立故宮博物院　一九九六
真柳誠「『素問』版本研究（その二）」（『季刊内經』一八九号　二〇一三年三月）
藪内清編『宋元時代の科学技術史』京都大学人文科学研究所　一九六七
祢津宗伸『中世地域社会と仏教文化』法蔵館　二〇〇九

〔第六章〕
森鹿三『喫茶養生記』（『茶道古典全集』第二巻　淡交社　一九五八）
季弘大叔『蔗軒日録』（東京大学史料編纂所編『大日本古記録　蔗軒日録』岩波書店　一九五三）
覚禅鈔研究会『覚禅鈔・一一』（勧修寺善本影印集成一一　親王殿堯栄文庫　二〇〇三）
覚禅鈔研究会『覚禅鈔の研究』（勧修寺善本影印集成第一期別冊　親王殿堯栄文庫　二〇〇四）
神奈川県金沢文庫『武家の都　鎌倉の茶』二〇一〇

薄井俊二『天台山記の研究』中国出版　二〇一一
戸田雄介「宿曜道祭祀についての一考察—北斗本拝供と北斗法」(『佛教大学大学院紀要』第三六号　二〇〇八)
大阪市立美術館『道教の美術』二〇〇九
奈良国立博物館『古密教』二〇〇五
堀池春峰『南都仏教史の研究・下』法蔵館　一九八二
和田萃『日本古代の儀礼と祭祀・信仰　中』塙書房　一九九五
安藤俊雄・薗田香融校注『最澄』岩波書店　一九九一
『仏説大孔雀呪王経』巻下(『大正新脩大蔵経』九八五、四七六頁下段)
元版『千金翼方』(『東洋医学善本叢書』第一三冊、オリエント出版社　一九八九)
『禅風與儒韻—宋元時代的吉州窯磁器』北京・文物出版社　二〇一二
橋村愛子「平安時代前期・中期における孔雀経法の形成と展開—空海請来から藤原道長による平産の祈りへ—」(『密教図像』第二九号　密教図像学会　二〇一〇)
『日本の対外関係　二～四』吉川弘文館　二〇一〇～二〇一一
榎本渉「『喫茶養生記』の時代における中国の文物・文化」(『鎌倉時代の喫茶文化』茶道資料館　二〇〇八)
岡元司『宋代沿海地域社会史研究』汲古書院　二〇一二

服部敏良『鎌倉時代医学史の研究』吉川弘文館　一九六四
大野栄人・伊藤光壽・武藤明範『天台小止観の訳注研究』山喜房佛書林　二〇〇四
池田魯庵『詳解　摩訶止観』人巻　大蔵出版　一九九五
奈須恒徳『本朝医談』(一八二三刊)国会図書館蔵本　四〇丁裏
藤原明衡『新猿楽記』(川口久雄訳注『東洋文庫』四二四　平凡社　一九八三)
*Confluences of Medicine in Medieval Japan : Buddhist Healing, Chinese Knowledge, Islamic Formulas, and Wounds of War* Andrew Edmund Goble, Univ of Hawaii, Pr ; 2011
永井晋「金沢文庫古文書に見る唐船派遣資料」(『金澤文庫研究』三二四号　二〇一〇)
惟宗具俊『本草色葉抄』内閣文庫　一九六八
惟宗時俊『医家千字文註』(『往来物大系』第七四巻　大空堂　一九九四。『続群書類従』三一・上　雑部巻第八九九)
梶原性全『頓医抄』科学書院　一九八六
梶原性全『万安方』科学書院　一九八六
季瓊真蘂『蔭涼軒日録一～五』(増補・続史料大成二一～二五　臨川書店　一九七八。大日本仏教全書一三三～一

三七　名著普及会　一九八七）
元木泰雄・松薗斉編著『日記で読む日本中世史』ミネルヴァ書房　二〇一一
伏見宮貞成親王『看聞日記一〜七』（明治書院　二〇〇二〜二〇一四）
『鎌倉市史』史料編第二　吉川弘文館　一九六七
橋本素子「中世における茶の生産について」（『茶の文化』九号　二〇一〇）

［第七章］
王好古『湯液本草』（『和刻漢籍医書集成』第六輯(2)　一九八九）
『三元延寿参賛書』（『正統道蔵』五七四冊　中華民国・芸文印書館　中華民国五一）
大塚恭男『東洋医学入門』第二版　日本評論社　一九八四

［第八章］
『救荒本草』中華書局　一九五九
浅見めぐみ・安田健『近世歴史資料集成』第四期第十巻　救荒(1)　科学書院　二〇〇六
明・劉文泰等纂『本草品彙精要』第二版　上海・商務印書館　一九五八。科学書院　一九九七。北京・華夏出版社二〇〇三年から刊行。谷口書店　二〇〇三。武田科学振興財団杏雨書屋　二〇一〇〜一四
明・李時珍『本草綱目』（『新註校訂国訳本草綱目』一〜一五　鈴木真海訳　白井光太郎校注　木村康一ら新註校定　春陽堂書店　一九七三〜七八）、同月報（一〜一五冊）春陽堂書店　一九七三〜七八
渡辺幸三「李時珍の本草綱目とその版本」（『東洋史研究』一二―四　京都大学東洋史研究会　一九五三）
宮下三郎「『本草綱目』の面白さ」（『本草綱目』金陵本　オリエント出版社　一九九二）
藪内清、吉田光邦編『明清時代の科学技術史』京都大学人文科学研究所　一九七〇

［第九章］
清・趙学敏『本草綱目拾遺』張氏吉心堂　同治一〇（一八七一）
清・張璐『本経逢原』一六九五
荒井健ほか訳注『長物志』（明・文震亨撰）第三巻　平凡社　二〇〇〇
岩城秀夫訳注『五雑組』（明・謝肇制撰）第六巻　平凡社　一九九八
明・方以智『物理小識』康熙三（一六六四）

『新訂原色　牧野和漢薬草大図鑑』岡田稔監修　北隆館　二〇〇二
『中国茶葉大辞典』陳宗懋主編　中国軽工業出版社　二〇〇〇
『中国茶経』陳宗懋主編　上海文化出版社　一九九二
『中国茶文化大辞典』朱世英主編　漢語大詞典出版社　二〇〇二
工藤佳治ほか『中国茶事典』勉誠出版　二〇〇七
『上田秋成全集』第九巻　中央公論社　一九九二
村松敬一郎編『茶の科学』浅倉書店　一九九一
山西貞『お茶の科学』裳華房　一九九二

［第十章］

上野益三監修　吉井始子編『食物本草本大成』四　臨川書店　一九八〇
上野益三『日本博物学史』平凡社　一九七三
曲直瀬玄朔『延寿撮要』（『近世漢方医学書集成』六　名著出版　一九七九。『続群書類従』巻第九百二）
小林祥次郎『古辞書大系　多識編　自筆稿本　刊本三種研究並びに総合索引』勉誠社　一九七七
向井元升『庖厨備用倭名本草』（『食物本草本大成』七　臨川書店　一九八〇）
人見必大『本朝食鑑』（『食物本草本大成』九　臨川書店　一九八〇。島田勇雄訳注『東洋文庫』平凡社　一九七六～八一）
岡本一抱『広益本草大成』（『近世漢方医学書集成』七名著出版　一九七九）
竹中通庵『古今養性録』上（影印版　自然と科学社　一九八五）
麥谷邦夫「竹中通庵『古今養性録』と貝原益軒『頤生輯要』『養生訓』」（『宮澤正順博士古稀記念　東洋―比較文化論集』青史出版　二〇〇四）
稲生若水『炮炙全書』唐本屋又兵衛　元禄五
明・李中梓『医宗必読』（『和刻漢籍医書集成』第一四輯〔二〕エンタプライズ　一九九一）
稲生若水『庶物類纂』第九巻（『近世歴史資料集成』第一期　科学書院　一九八八）
貝原益軒『大和本草』（『益軒全集』巻之六　益軒全集刊行部　一九一一）
香月牛山『巻懐食鏡』（『食物本草本大成』一二　臨川書店　一九八〇）
香川修庵『一本堂薬選続編』（『近世漢方医学書集成』六九　名著出版　一九八二）
松岡恕庵『用薬須知』『用薬須知後編』『用薬須知続編』（『近世漢方医学書集成』五五　名著出版　一九八〇）

平賀源内『物類品隲』（『平賀源内全集 上巻』平賀源内先生顕彰會編 一九八九）
ケンペル著 坪井信良訳『検夫爾日本誌』上・中・下 霞ケ関出版 一九九七。ケンペル著 今井正編訳『日本誌―日本の歴史と紀行』二冊 霞ケ関出版 一九八九。*Am Hofe des persischen Grosskonigs (1684-1685) : das erste Buch der amoenitates Exoticae* Engelbert Kaempfer ; herausgegeben von Walther Hinz. Leipzig : K. F. Koehler, 1940（ドイツ‐日本研究所 図書室所蔵）
木村陽二郎『シーボルトと日本の植物』恒和出版 一九八一
『ツュンベリー研究資料』日本学術会議・日本植物学会編纂 日本学術会議 一九五三
シーボルト著 石山禎一ほか訳『日本』第四巻 第九編「茶の栽培と製法」雄松堂書店 一九七八
緒方富雄「高野長英稿・日本に於ける茶樹の栽培と茶の製法」（『シーボルト研究』日独文化協会編 岩波書店 一九三八）
ドイツ日本研究所『シーボルト父子のみた日本 生誕二〇〇年記念』展図録 一九九六
マティ・フォラー「出島のオランダ人蒐集家と彼らの茶の嗜好」（斎田茶文化振興財団紀要『茗』第六集 二〇〇六）
シーボルト著 木村陽二郎・大場秀明解説『日本植物誌』八坂書房 二〇〇〇
伊藤圭介『泰西本草名疏』ツュンベリー来日二百年記念出版 井上書店 一九七六
水谷豊文『本草綱目記聞』一～四（杏雨書屋蔵 武田科学振興財団杏雨書屋編 二〇〇五～〇八）
小野蘭山『本草綱目啓蒙』（本文・研究・索引 杉本つとむ編著 早稲田大学出版部 一九八六。東洋文庫 平凡社 一九九一～九二）
岩崎灌園『本草図譜』九二冊（北村四郎 同朋舎出版 一九八〇～八一）
飯沼慾斎『草木図説』木部（上）（北村四郎編註 保育社 一九七七）
曾槃『烹茶樵書』（『茶匯』東京国会特1-2601）

## ◆図版一覧

図31 釜・火舎・椀（緑釉陶器） 大山崎町資料館蔵
図32 仁和寺御室御物実録
図33 『蕭翼賺蘭亭図』部分
図34 『医心方』「諸薬和名」
図35 『篆隷万象名義』巻42・巻46

［第五章］
図36 「五百羅漢図」部分（周季常ら） 大徳寺蔵
図37 「十八学士図巻」部分（伝・徽宗） 台湾・国立故宮博物館蔵
図38 『晦明軒本政和本草』「茗苦𣘻」の前半
図39 『晦明軒本政和本草』「茗苦𣘻」の後半
図40 『紹興校定経史証類備急本草』茶の図

［第六章］
図41 順忍書状紙背 称名寺蔵
図42 『別尊雑記』北斗法 部分 仁和寺蔵
図43 脊振山霊仙寺乙護法堂
図44 菩提樹（東大寺・大仏殿前）
図45 木葉天目茶碗（重要文化財） 大阪市立東洋陶磁美術館蔵
図46 インド菩提樹の葉
図47 桑の葉

［第七章］
図48 経絡図 長濱善夫『針灸治療の新研究』創元社 一九六一

［第八章］
図49 『救荒本草』和刻本
図50 『本草品彙精要』苦菜図

［第九章］
図51 『植物名実図考』の茶

［第十章］
図52 『多識編』自筆稿本「茗」
図53 『多識編』刊本「茗」
図54 『廻国奇観』の茶 ドイツ-日本研究所図書室蔵
図55 『泰西本草名疏』
図56 『本草図譜』ちゃのき 神宮文庫蔵
図57 『本草図譜』新種 神宮文庫蔵

［著者略歴］
**岩間　眞知子**（いわま　まちこ）
東京都生まれ。1978年早稲田大学文学研究科（美術史）修士課程修了。同年より81年9月まで東京国立博物館科学研究費特別研究員、また『日展史』編纂委員。
著書に『茶の医薬史―中国と日本』（思文閣出版）、『栄西と「喫茶養生記」』（静岡県茶業会議所）。共著に『集古十種』（名著普及会）、『日本美術襍稿』（明徳出版社）、『中国茶事典』（勉誠出版）、『新版　茶の機能』（農文協）などがある。

〈あじあブックス〉
喫茶《きっさ》の歴史《れきし》――茶薬同源《ちゃやくどうげん》をさぐる

NDC490/vi, 286p/19cm

初版第1刷――2015年1月30日
第2刷――2020年9月1日

著者――岩間眞知子《いわままちこ》
発行者――鈴木一行
発行所――株式会社大修館書店
〒113-8541 東京都文京区湯島2-1-1
電話 03-3868-2651（販売部）03-3868-2290（編集部）
振替 00190-7-40504
［出版情報］https://www.taishukan.co.jp

装丁者――本永惠子
印刷所――壮光舎印刷
製本所――ブロケード

ISBN978-4-469-23315-5　Printed in Japan

●大修館のユニークな歴史読み物

# 盆栽の誕生

依田 徹著

**世界の"BONSAI"その歴史を探る**

**盆栽はいつから日本の伝統文化になったのか。**

植物を鉢に植えて天皇に献上したという平安時代から、織田信長や徳川将軍家、明治天皇や大隈重信らの人物の愛好ぶりを追いながら、近代における「盆栽」の大転換を跡づける。巻末に盆栽ミニ用語集、鑑賞のポイント、盆栽展・美術館・庭園ガイドを付す。**四六判 一九四頁 本体一七〇〇円**

あじあブックス

**大小暦を読み解く**—江戸の機知とユーモア　矢野憲一 著　四六判 二一八頁 本体一七〇〇円

**中国 虫の奇聞録**　瀬川千秋 著　四六判 二四二頁 本体一八〇〇円

**天狗はどこから来たか**　杉原たく哉 著　四六判 二六四頁 本体一七〇〇円

**いきと風流**—日本人の生き方と生活の美学　尼ケ﨑彬 著　四六判 二八八頁 本体二二〇〇円

**相撲、国技となる**　風見 明 著　四六判 二四〇頁 本体一六〇〇円

**戦国 茶の湯倶楽部**—利休からたどる茶の湯の人々　中村修也 著　四六判 二五六頁 本体一七〇〇円

＊定価＝本体＋税

## 中国文化史大事典

［編集代表］

尾崎雄二郎、竺沙雅章、戸川芳郎

●B5判・1506頁　本体32000円

ISBN978-4-469-01284-2

中国文化を知るための決定版！
収録項目数7000余。第一線の研究者約500名が集結。

歴史・文学・思想はもちろん、考古学・科学技術・美術・芸能・服飾など、中国伝統文化を形づくるさまざまな分野の項目を収録。有史以前から20世紀初頭までを網羅。

## 小堀遠州　綺麗さびの茶会

深谷　信子　著

●A5判・288頁　本体2800円

ISBN978-4-469-22229-6

有能なる官僚、
茶の湯に新しい美の世界を切り拓く——

今に残る茶会記を、官僚としての活躍と、「綺麗さび」といわれる遠州の美の世界から読み解き、大きな時代の転換期に生きた遠州の実像に迫る。広く、明るく、色のある空間での遠州の茶会…その成り立ちと意味を、明らかにする。

＊定価＝本体＋税

アジアの言語・文化・歴史を見つめ直す

## [あじあブックス]

001 漢詩を作る 石川忠久著 本体一六〇〇円

002 朝鮮の物語 野崎充彦著 本体一八〇〇円

009 漢詩のことば 向島成美著 本体一八〇〇円

014 キーワードで見る中国50年 中野謙二著 本体一七〇〇円

022 花と木の漢字学 寺井泰明著 本体一八〇〇円

024 中国幻想ものがたり 井波律子著 本体一七〇〇円

026 アジアの仮面——神々と人間のあいだ 廣田律子編 本体一九〇〇円

027 山の民 水辺の神々——六朝小説にもとづく民族誌 大林太良著 本体一四〇〇円

029 養生の楽しみ 瀧澤利行著 本体一六〇〇円

032 中国の年画——祈りと吉祥の版画 樋田直人著 本体一八〇〇円

034 風水と身体——中国古代のエコロジー 加納喜光著 本体一六〇〇円

039 唐詩物語——名詩誕生の虚と実と 植木久行著 本体一八〇〇円

046 漂泊のヒーロー——中国武侠小説への道 岡崎由美著 本体一七〇〇円

048 不老不死の身体——道教と「胎」の思想 加藤千恵著 本体一六〇〇円

055 空海と中国文化 岸田知子著 本体一六〇〇円

065 環境から解く古代中国 原宗子著 本体一八〇〇円

076 新版 漢方の歴史——中国・日本の伝統医学 小曽戸洋著 本体一七〇〇円

077 針灸の歴史——悠久の東洋医術 小曽戸洋・天野陽介著 本体一八〇〇円

定価=本体+税